全国名老中医传承系列丛书

于志强 临证经验辑录

杜武勋·主编

于志强教授悬壶济世，恪守医德，活用经方、时方，屡起沉疴，不遗余力提携后学，享誉津门。明「非勤求苦读，不能有成」之理，走「读经典、拜名师、勤于临床」之路，为推动中医心病学科形成和发展及中医诊疗规范化，做出了重要贡献。

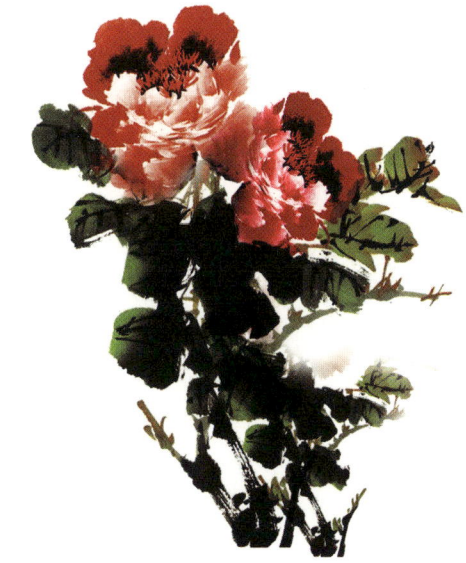

华夏出版社
HUAXIA PUBLISHING HOUSE

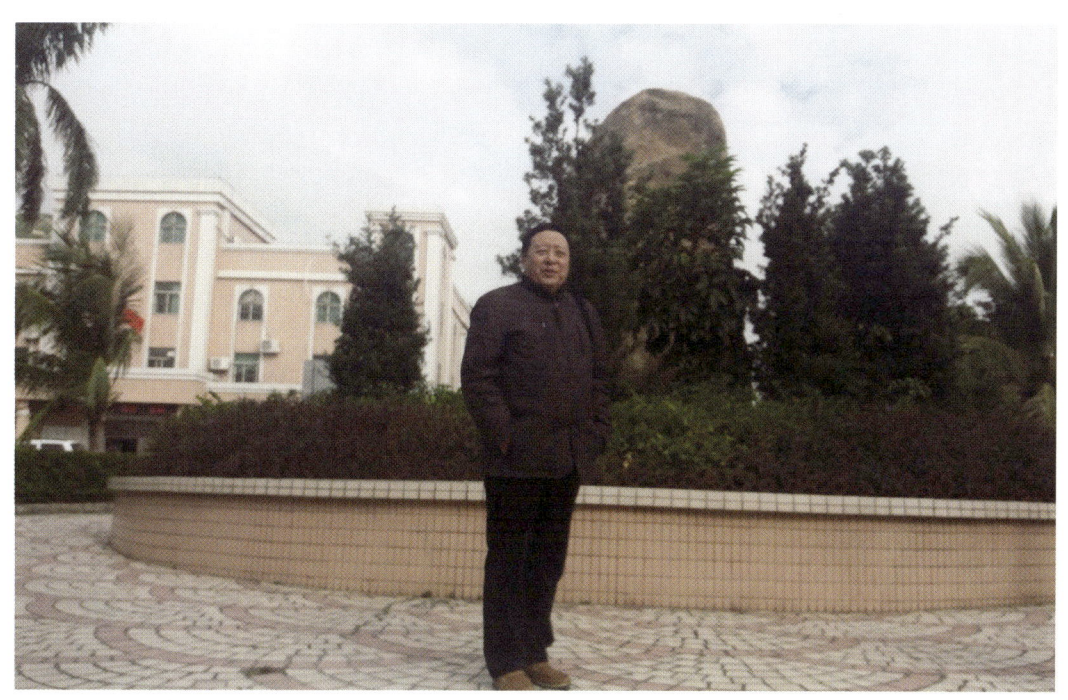

▲ 于志强近照

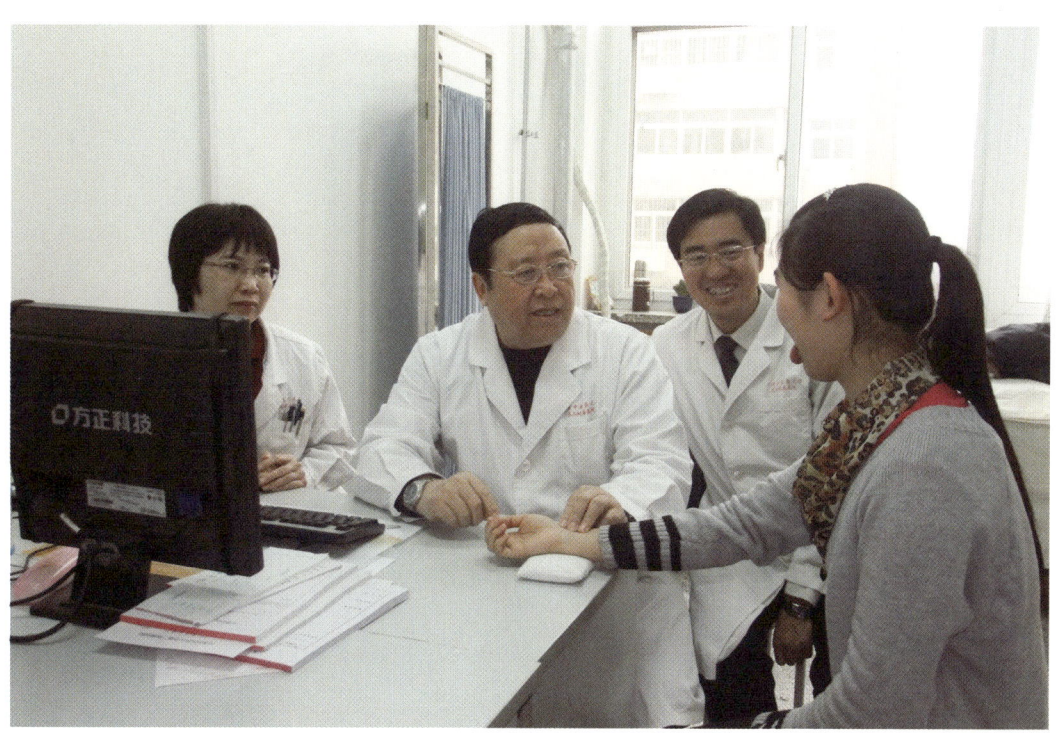

▲ 于志强临诊

《于志强临证经验辑录》编委会名单

主　编　杜武勋
副主编　刘长玉　刘　岩　王智先　孙非非
编　委　张建平　周　琪　张少强　丛紫东
　　　　　朱明丹　田　盈　冯利民　朱林平
　　　　　曹旭焱　林　扬　袁宏伟

前 言

中医药学具有数千年的历史，是我国人民长期同疾病作斗争积累的丰富经验的总结，是我国古代朴素唯物主义哲学思想与医疗实践相结合的产物，也是我国优秀民族文化遗产的一个重要组成部分，被誉为传统文化的瑰宝。老中医学术思想和诊疗经验是中医药知识的精华与载体，正是他们的传承，才使得历代医家的学术思想得以完整地保留下来；也正是他们的不断创新，客观上促进了中医学知识不断完善、丰富和发展。名老中医代表着当前中医学术和临床发展的最高水平，是当代中医学术发展的杰出代表，他们的临床经验、学术特长、学术思想是在其数十年的医疗实践生涯中反复酝酿积淀而形成的，是中医药学这个伟大宝库中的精华所在。积极挖掘、整理和研究名老中医临证思维和临床经验对发掘与传承祖国医学、加强自信与创新中医具有极其重要的意义。

随着大批老中医药专家年事渐高，中医药学术与文化传承日渐式微，危机日益凸显，许多学术流派的传承处于严重萎缩状态，甚至出现了断档。因此，对名老中医药专家学术思想和临床经验的抢救、整理和挖掘显得日臻重要，这对中医药学术流派的保护、传承、研究、发展具有极大的价值和重要的意义。为继承整理名老中医药专家的学术经验和技术专长，培养高层次临床人才，继承与发展中医药学术，1990年中华人民共和国人力资源和社会保障部、国家卫生和计划生育委员会、国家中医药管理局联合发布《关于采取紧急措施做好老中医药专家学术经验继承工作的决定》指出："鉴于当前有独到的学术经验和技术专长的老中医药专家年事已高，必须采取紧急措施予以继承。否则，这些经验和专长将会失传，从而造成不可弥补的损失。"我国已经连续启动了五批全国老中医药专家学术经验继承工作，并先后启动了"十五"国家科技攻关计划，"名老中医学术思想、经验传承研究"和"十一五"国家科技支撑计划，"名老中医临床经验、学术思想传承研究"等重大科研项目。可以说，由于时代的使命、政府的重视、政策的倾斜，名老中医临床经验与学术思想的整理、挖掘、继承工作已有了长足的进步。

于志强教授是全国较早从事中医心病研究的中医专家，是第四、第五批全国老中医药专家学术经验继承工作指导老师，从事中西医结合临床工作40余载，在治疗心血管疾病及内科杂症的研究、发展方面积累了丰富而宝贵的经验，在中医心病领域作出了许多开创性的工作，被尊称为于老。本书从治学之路、学术思想、临证思辨、用药经验、医案精选等方面进行整理，编辑成册，分别介绍了于老的成长经历和学术成就，并对其经典验案进行了收集整理，精选收录验案数十余则，每则医案分述辨证、治则、治法、方药等，医案涉猎广泛，旁征博引，按语精当，实用性强，不仅比较全面地展现了于老在内科杂病方面的诊疗经验，而且充分反映了于老融汇古今、独创新说的学术特点，全书内容丰富，法理俱备，可供各层次的中医临床医师、中医爱好者参考使用。

杜武勋

目 录

第一章 名家医事传略 1
    一、步入医林，孜孜以求 1
    二、津门儒医，学贯古今 2
    三、恪守医德，悬壶济世 3
    四、提携后进，不遗余力 4

第二章 学术思想概述 5
    一、郁滞论 6
    二、郁的病理基础及其疾病本质 11
    三、于志强教授对"郁滞论"的发挥 19
    四、内伤杂病从肝论治 23

第三章 临床诊疗经验 35
    一、冠心病从肝论治 36
    二、高血压病从肝论治 44
    三、慢性心力衰竭从肝论治 49
    四、过早搏动从肝论治 52
    五、失眠从肝论治 55
    六、甲亢从肝论治 60
    七、脂肪肝从肝论治 62
    八、糖尿病从肝论治 65
    九、带状疱疹从肝论治 69
    十、生殖系统疾病从肝论治 71
    十一、女子面部痤疮从肝论治 75

第四章 临床用药特点 78
    一、"药"尊五味，"方"法五行 78

二、化裁古方，自拟新方 ··· 79
三、精于配伍，善用药对 ··· 83
四、攻补兼施，善用虫药 ··· 84

第五章 心系疾病医案选 ··· 86
一、心悸医案 ·· 86
  1. 肝郁气滞，心脉瘀阻证医案 ·· 86
  2. 肝郁化火，木火扰心证医案 ·· 87
  3. 肝郁化火，痰火扰心证医案 ·· 88
  4. 痰火扰心，心神不宁证医案 ·· 90
  5. 肝血不足，心脉失养证医案 ·· 91
  6. 气血亏虚，心神失养证医案 ·· 93
  7. 心阳不振，心脉瘀阻证医案 ·· 94
  8. 阴虚内热，扰动心神证医案 ·· 95

二、胸痹医案 ·· 96
  1. 肝郁气滞，瘀血内阻证医案 ·· 96
  2. 痰热瘀结，心脉痹阻证医案一 ······································ 98
  3. 痰热瘀结，心脉痹阻证医案二 ······································ 99
  4. 气阴两虚，瘀血内阻证医案 ·· 100
  5. 痰瘀互结，心脉痹阻证医案 ·· 102
  6. 气虚血瘀，心脉瘀阻证医案 ·· 103
  7. 肝火亢盛，夹痰夹瘀证医案 ·· 104
  8. 肝血不足，心脾气虚证医案 ·· 105

三、眩晕医案 ·· 106
  1. 风阳上扰证医案一 ·· 106
  2. 风阳上扰证医案二 ·· 107
  3. 肝肾阴虚，肝阳上亢证医案 ·· 108
  4. 肝肾阴虚，风阳上扰证医案 ·· 110
  5. 肝肾阴虚，瘀血阻络证医案 ·· 111
  6. 痰浊中阻，风痰上扰证医案 ·· 112

7. 痰浊中阻，痰火上扰证医案 ·· 113

8. 痰浊中阻，痰饮内停证医案 ·· 115

四、不寐医案 ··· 116

1. 肝血不足证医案 ··· 116

2. 肝郁血瘀证医案 ··· 117

3. 肝郁化火证医案 ··· 118

4. 肝郁脾虚证医案 ··· 119

5. 痰热内扰证医案 ··· 120

6. 瘀血内阻证医案 ··· 121

第六章 其他疾病医案选 ·· 123

一、胃病医案 ··· 123

1. 胃痛肝郁气滞证医案 ·· 123

2. 胃痛肝火犯胃证医案 ·· 124

3. 胃缓脾虚下陷证医案 ·· 125

4. 胃痞寒热错杂证医案 ·· 126

5. 吐酸肝郁化火证医案 ·· 127

二、癃闭医案 ··· 128

1. 肝郁气滞，浊瘀阻塞证医案 ······································ 128

2. 肾阳不足，瘀血积聚证医案 ······································ 130

三、皮肤病医案 ·· 131

1. 蛇串疮肝火郁阻证医案 ··· 131

2. 蛇串疮肝胆湿热证医案 ··· 132

3. 蛇丹痛气虚血瘀证医案 ··· 133

4. 痤疮肝经郁热证医案 ·· 134

四、妇科病医案 ·· 135

1. 乳癖肝郁血瘀证医案 ·· 135

2. 带下过多湿热下注证医案 ·· 137

3. 月经不调肝郁证医案 ·· 137

五、脂肪肝医案 ·· 139

1. 气郁痰阻证医案 …………………………………… 139
2. 肝郁脾虚证医案 …………………………………… 140
3. 湿热瘀阻证医案 …………………………………… 141

六、消渴医案…………………………………………………… 142
1. 肝郁化火证医案 …………………………………… 142
2. 肝郁土壅，湿热内生证医案 ……………………… 144
3. 肝郁脾虚证医案 …………………………………… 145
4. 肝肾阴亏证医案 …………………………………… 146

七、瘿病医案…………………………………………………… 147
1. 肝郁化火证医案 …………………………………… 147
2. 阴虚阳亢证医案 …………………………………… 149
3. 肝郁脾虚证医案 …………………………………… 150
4. 痰气瘀结证医案 …………………………………… 151

第七章　论文汇编…………………………………………………… 153

第一章　名家医事传略

于志强，男，天津市人，天津中医药大学第二附属医院主任医师，研究生导师，全国第四批、第五批老中医药专家经验继承工作指导老师，于志强全国名老中医传承工作室指导老师，于志强天津市中医传承工作室指导老师。曾任天津中医药大学第二附属医院内科部部长，心内科主任，中医心病研究室主任，中医内科教研室主任等职务。曾担任全国中医学会心病专业委员会秘书长，全国仲景学会委员，天津市中西医结合糖尿病专业委员会委员，天津市卫生技术高级资格评审委员会专家。

一、步入医林，孜孜以求

于志强教授1948年11月出生于天津一个商人家庭，其叔父是一名西医主任医师，自幼受家庭熏陶，慧而明理，敏而好学。1968年高中毕业后，本想立志学医，但适逢当时知识青年上山下乡大潮，遂赴黑龙江省北安县长水河农场（劳改农场）工作，任知青连排长。此间，巧遇知青战友李英华（祖父为中医），二人志同道合，利用业余时间自学中医，对中医理论初窥门径，深感中医之博大精深。其间，对中医的阴阳五行、脏象学说、经络循行、中药功效、汤头歌诀等均有涉猎。1973年3月，于志强教授终于有了圆梦之机，荣幸地考入天津医学院（现天津医科大学）中医系，步入了高等医学殿堂深造学习。在校学习期间，聆听过郭霭春、王士相、王士福、包信、赵志新、张洪义、张大宁等多位津门名医的课程，受益匪浅。他深感祖国医学博大精深，奥妙无穷，非勤求苦读不能有成。遂勤学不辍，孜孜以求。

1977年于志强教授以优异的成绩毕业，并留校任教。至1984年，他先后在天津医学院中医系、中医教研室、第一附属医院（现天津医科大学总医院）中医科，从事中医教学、临床及临床带教工作。他虚心求教于前辈，切磋于同道，像一块海绵吸水一样，博采众长。他广猎群书，勤于临床，尤其在临证时，目睹老师发挥中医药优势，治愈诸多疑难杂症，更坚定了从事中医的信念。为了全面提升中医理论水平和西医诊疗水平，在各级领导安排下，于教授曾在天津南开大学中文系进修学习古汉语课程半年，并且在北京中医学院（现北京中医药大学）各家学说教研室跟随全国著名中医大师任应秋教授进修学习。此间，有幸聆听刘渡舟教授主讲的《伤寒杂病论》，王洪国教授主讲的《黄帝内经》，王绵之教授主讲的《方剂学》，拓宽了眼界，扩展了知识领域，并为其后期独到的中医思想体系的形成奠定了坚实的理论基础。而后，他又在天津中医学院中医基础教研室、中医青年提高班进修学习半年，并于1982年在天津医学院第一附属医院进修学习西医内科一年。

1984年，为了更好地在中医事业上发挥自己的力量，寻找更适合发展、提高中医整体水平的平台，于志强教授调任到天津中医学院（现天津中医药大学）第二附属医院内科工作，直至退休。在此期间，他一直坚守在临床第一线，锐意进取，精研医道，在医院领导的关爱和中医前辈们的培养下，于志强教授先后担任了心病科主任、心病研究室主任、中医内科教研室主任、内科部部长等职务。

二、津门儒医，学贯古今

于志强教授自从医以来，博览群书，学贯中西，在掌握复杂而深厚的医学知识的同时，也积累了大量的临床经验，擅治心血管疾病及内科疑难重病，临证时无门户之见，不讳中医之短，不嫉西医之长，视野广阔，诊疗思路灵活，对一些疑难杂症屡起沉疴，享誉津门。他广览经典，熟读历代医家典籍，尊古而不泥古，博采众家之所长，融汇新知，衷中参西，勤于临证。他白天看病，闲暇时即博览群书，努力钻研，研究中医经典著作，阅览历代医籍，利用业余时间熟读李念莪辑注的《内经知要》，张仲景《伤寒杂病论》《金匮要略》，朱震亨《丹溪心法》《格致余论》，赵献可《医贯》，叶天士《叶天士医案》，李中梓《医宗必读》，程国彭《医学心悟》，林佩琴《类证治裁》，王清任《医林改错》等经典古代医籍，午夜一灯，辰窗千字，习以为常，经年以往，学业大为精进，积淀了深厚的中医功底。在行医之时，将所学融汇于临床实践当中，选方精当，活用经方、时方，用药巧妙，颇具匠心；善于专病用专药，临床知行并重，治病屡起沉疴。他精通药性，勤于临证，讲究理、法、方、药运用规范，用药主张四两拨千斤，不投猛剂，不用大剂，平中见奇，善于洞悉病机转归，对疾病治疗过程中的证候变化，随证应变，游刃有余。他一贯重视实效，认为疗效是中医之生命，师古而不泥古，牢记各家之长，临证绝不按图索骥，强调一个"活"字，积累了丰富的中医理论和临床经验。于志强教授学术思想的形成，源于其严谨务实、事必躬亲的治学态度，以及坚定不移走"读经典、拜名师、勤于临床"的名医战略道路，学术上兼容并蓄，善于吸收各医家学术精华，形成了独特而珍贵的学术思想体系。

从上世纪 80 年代初开始，于教授便注重现代医学实验与中医心病临床结合研究，先后研制了降压护心煎Ⅰ号、降压护心煎Ⅱ号、冠心煎Ⅰ号、冠心煎Ⅱ号、强心冲剂、甲亢煎等一系列院内制剂，广泛应用于临床，收到非常理想的疗效，1994 年被评为天津中医药大学第二附属医院"高血压的希望之星"，他主持完成了"强心冲剂治疗充血性心力衰竭临床与实验研究"，荣获天津科委科学技术进步三等奖。于志强教授从医 40 余年来，探求岐黄，辛勤耕耘，笔耕不辍，著立新说，建树颇丰，先后发表学术论文 40 余篇，参编《临床中医内科学》、《中医病症诊疗全书》两部专著。

三、恪守医德，悬壶济世

于志强教授品性清雅，医德高尚，行医时处处以"术以辅仁"的祖训要求自己，充分体现"医者仁心"、"医乃仁术"、"仁者爱人"的大医精神，于教授常道："做学问要博极医源，精勤不倦；诊病情要胆大心细，智圆行方；对患者要言信事敬，一丝不苟。"他为人温和、待人和蔼，对待患者亲切细致，对待家属有礼有节，有如亲人一般，使前来就诊的患者及家属非常信服，他努力提高中医诊疗水平，精心地为患者服务，是一位名副其实的中医楷模。

于志强教授临证时处方严谨，用药不杂掣肘之剂，崇尚仲景方药法度，常提到"有是证用是药"，认为"用药如用兵"，兵家一向以"兵在精而不在多"为宗旨，医家用药也应遵循"药在精而不在多，量不在大而在中病"的原则，处方用药自成一格，药少力专，其处方君臣佐使配伍精当，遵循辨证规范，而且拣选精良，一药多用，布阵有方，直达病所，驱除痼疾，不仅避免了群药相互抵消，减损药力的情况，还能够提高药物疗效。于教授强调，医之伐病，药不贵繁，但宜精湛，方简力专，克敌制胜，他反对临证组方用药不辨证就盲目堆砌，最忌凑合敷衍，杂乱无章，应深入探求，辨证准确，制方严谨，遣药得当，主次分明，既可取得良好疗效，又能节约药材，避免药物不必要的浪费，减轻患者医疗负担。如遇有经济困难的病人，于教授还会在保证疗效的基础上少用贵重药，深受患者的好评，曾两次被评为天津中医药大学优秀共产党员，1998 年被评为天津市教卫系统优秀共产党员，2004 年被评为天津市"十五"立功奖章获得者。

于志强教授为让中医走出国门，让世界了解中医，于 2000 年、2001 年两次公派赴德国波思布卡尔皇帝医院中医科以专家身份指导工作，为德国医生讲解中国传统医学，让他们全面、准确地了解中医药，并在当地医院开诊，为德国患者解除病痛，充分发挥中医方药、针灸的优势，突出中医特色，深受当地医院领导及患者的好评，医疗成绩卓著，为中医药国际交流作出了突出贡献，有力扩大了中医学在世界上的影响力。

于志强教授从医40余年来，勤奋治学，广撷博采，扶微探奥，遵古而不泥古，勇于创新，重视经验及理论的整理、归纳和总结，在治疗心血管疾患及一些疑难杂症、急危重症方面造诣颇深。他发挥中医辨证论治特点，从总体上把握病情，尤擅从气血痰瘀论治，其中又以调畅气机为先务，用方精于识辨类方的异同，选药讲究从同类药中寻求个性及其配伍关系，对许多疑难重症病人进行治疗，常能创造奇迹，声誉卓著。

四、提携后进，不遗余力

于志强教授为人师表，品德高尚，严于律己，宽厚待人，兴学重教，终身致力于中医心病的临证、教学工作，为中医心病学科培养了大批人才。于教授十分注重中医人才梯队建设，在担任天津中医药大学第二附属医院中医内科教研室主任期间，完成了《中医内科学》统一的电子版讲稿、题库及"临床带教须知"，他非常注重中医内科学教师队伍的梯队建设，对身边工作的每个中青年教师都精心培养，在备课、试讲、编修讲义、制作幻灯、临床治疗及实验研究等方面悉心指导，把自己的经验毫无保留地传授给年轻一代，使年轻教师迅速成长。2004年天津中医药大学第二附属医院中医内科教研室被天津中医药大学评为精品课程教研室。

于志强教授在担负繁忙临床研究的同时，悉心培养学生及后备人才。2008年起，担任国家中医药管理局第四批、第五批全国名老中医药专家学术经验继承工作指导老师，2012年担任天津市名老中医药专家学术经验继承工作室指导老师，2014年担任全国名老中医药专家学术经验传承工作室指导老师。在学业上力求于严，在生活中宽厚仁爱，待学生如慈父，认真指导学生从事科研工作，不断总结临床经验，积极撰写论文和论著，他多次强调理论培训和专科教育是学科建设的重要保证，人才梯队建设是学科发展的根本保障，先后培养、指导硕士研究生5名，师带徒学生8名，临床带教本科生、研究生、留学生不胜枚举。

（刘岩、王智先）

第二章 学术思想概述

于志强教授从医40余年,始终怀揣着一颗慷慨博施的仁爱之心,秉承着悬壶济世的理念,从专业理论知识到临床实践,从临床实践到理论学习,经过实践、认识、再实践、再认识的循环往复,在这种螺旋上升的认知过程中,不断夯实和提高了自己的中医理论水平和处理中医内科疾病的实际工作能力,进一步增强了中医理论素养和临床诊疗服务能力。作为一名医生,于志强教授时时严格要求自己,对工作高度负责,对医术精益求精,为患者的康复倾注了自己满腔的心血与热情,在广大患者中享有盛誉。

他在临床工作中崇尚"病证结合"作为心血管疾病诊疗的指导思想,推崇"气机条达为本"的"调和平衡观",以"调畅气机,恢复气机平衡"为主旨;在辨证方面,他勤求古训,博采众方,勇于创新,在"八纲辨证"的基础上,重视气血辨证,认为中医辨证核心是"八纲辨证",八纲之中,虽无气血两字,但气血内容却尽贯于八纲之中,气血是维持人体正常生命活动的主要物质,藉此分析和归纳人体种种生理现象。同时,气血不和也是各种疾病的病理基础,脏腑经络的病理变化无不影响气血,内外妇儿临床各科的病证无不涉及气血。因此,于志强教授认为气血病理变化在八纲、卫气营血、脏腑等辨证方法中占首要地位。《灵枢·脉度篇》谓:"气之不得无行也,如水之流,如日月之行不休,故阴脉荣其脏,阳脉荣其腑,如环之无端,莫如其纪,终而复始,其流溢之气,内灌脏腑,外濡腠理。"即气运行机体内外表里,相互贯通,像圆环一样,周而复始循环着,以供给人体脏腑组织活动的动力。《灵枢·经脉篇》里说:"经脉者,所以能决生死,处百病,调虚实,不可不通。"这里的不可不通,即是强调人体经脉之气必须畅通,若经络不通,则气血不和,百病丛生。

气血阴阳是构成人体和维持人体生命活动的物质基础,产生于脏腑又荣养于脏腑。人体的脏腑、经络、形体等组织器官,都是由气血阴阳所构成,都依赖气血阴阳等养料以维持各组织器官的生理活动。《素问·生气通天论》指出:"陈阴阳,筋脉和同,骨髓坚固,气血皆从。如是则内外调和,邪不能害,耳目聪明,气立如故。"陈者,列也,这里可引申为等比、相等的意思。陈阴阳,即阴阳相等,各无偏胜,亦即阴阳调和之意。而阴阳调和，即可达到人体筋脉和顺，骨髓坚固，气血顺从。这样，内外就能调和，邪气不能侵害，耳聪目明，正气运行如常。《济生方》说："夫人一身，不外乎阴阳气血，相与流通焉耳。如阴阳得其平，则疾不生。"这里的疾不生，是指不生病，而人体不病的关键又在于"阴阳得其平"。平，即气血阴阳平和，不偏胜不偏衰。《寿世保元》亦说："人生之初，具此阴阳，则亦具此气血。"认为气血冲和是健康的前提和基础。气血温煦、濡养脏腑组织，使其能发挥各自的功能，是人体进行生理活动的基础。气血充盛，运行畅达，邪气不易侵犯人体，为正气之本，在生命活动中发挥着重要的作用；气血失和可直接引起各种疾病，人体产生的一切病理变化均与气血相关。气血的运行有赖于气机的调畅，气的通畅表现为"升、降、出、入"四种运动方式，通过脏腑的功能活动体现出来。血液循行于血脉之中，由气推动，周流全身，血脉为血液循行的管道，故称为"血府"。《三国志》曾引华佗语："血脉流通，病不得生。"血液的正常流动，既需要有健全周密的脉管，又需要气的推动。人体脏腑经络的功能活动，脏腑经络以及气血阴阳的相互联系，无不依赖于气机的升降出入。机体各脏腑组织疾病的形成与转化与气机失调息息相关，从发病学来讲，气机郁滞、升降紊乱、气血失调是疾病产生的基本机制。

因此，于教授在辨证过程中重视"气机升降理论"及"郁滞学说"，其学术思想上溯《内经》"气机升降论"、"五郁论"，中取《丹溪心法》、《王旭高临证医案》等医家治郁心得，下阅明清医家著述而兼采其长，并融会贯通于一体，有很深的学术造诣。于教授认为"郁滞"乃百病之始，贯穿疾病发生发展全过程，并依据病邪深浅，将"郁滞"分为"气机之郁"、"水液之郁"、"血络之郁"、"痰瘀为郁"、"正虚而郁"五阶段。此五阶段相互之间不是孤立的，界限也不是完全分明的，但总体不外气的壅滞、津液的凝结、血络的瘀积等几方面，最终成为诸病发生的土壤，其中气机之郁滞尤为重要，贯穿疾病始终。故而，在内科杂病的治疗中，强调气机升降出入是人体生命活动的基本形式，升降出入失常是疾病发生的根源，疾病无论外感内伤，均可运用气机升降出入理论辨证施治，遣方用药当升中有降，降中有升。

一、郁滞论

"郁"是秦汉时期众多医学著作中的一个重要概念，是对病理产物聚集体内的一种描述，"郁"的概念在《内经》中频繁出现，特指积聚、阻滞之义，系疾病过程中气机不畅，升降出入失常，病邪结聚不化，运行障碍，蕴结聚积不得发越，机能阻滞的一种病理变化，亦是继发性致病因素之一，不论病证、症状、脉象、病机，凡具有积聚、阻滞之义者均可概称为"郁"。郁证是临床常见的疾病，其变证丛生，故有"百病皆生于郁"之说，临床常见因病致郁或因郁致病，其临床表现异常复杂。

（一）郁滞论源流概述

"郁"本意为"芳草繁盛"、"气味浓烈"，《说文解字》解释为"郁，木丛生也"，《淮南子·氾论》有"譬犹不知音者之歌也，浊之则郁而无转，清之则燋而不讴"的论述，意指沉滞的、凝滞的、不畅的，引申为集聚不得散发。受先秦朴素的唯物辨证法思想的影响，运用天人相应的观念和取类比象的认知方法，中医学将积、滞、蕴结等不得发越之证称为"郁"。由郁为病，立论渊久，中医学郁证学说发展经历了理论源起、辨治雏形、认识深入、学说形成、体系完善5个不同阶段。

1. 《内经》"五郁"之说

《内经》为"郁滞论"之祖源，其论"郁滞"，以"郁"为主，主要论述"五气之郁"。《素问·六元正纪大论》中以五行生克之理提出木郁、火郁、土郁、金郁、水郁，五气之郁，提出了五常之气太过或不及可致五郁之发，故有"郁极乃发，待时而作"之说。即天地运气失常，自然界的异常变化影响人体，使之易受病邪侵袭，而产生相应的各种疾病。表明了天地五气运化失常，生长化收藏不行其令，则发作逆乱。总而言之，五郁者，即言五行之化，气运有乖和，则五郁之病生矣。五气之太过或不及，"乃致当升不升，当降不降，当化不化，而郁病作矣"。并确立"木郁达之，火郁发之，土郁夺之，金郁泄之，水郁折之"的证治法则。五郁之说奠定了"郁滞论"理论发展的基础。

《伤寒杂病论》被历代医家尊为经典，其中虽无"郁证"的概念，但在六经病的辨证论治中，都可见郁证之身影，描述了多种相似疾病和证候。如三阳之病多因阳气通行受阻，表现为表郁、半表半里之郁、里郁诸证，在论治中主要以通阳为法；三阴之病，则以阳气之体不足，阳气之用不彰为要，论治以温阳与通阳两法相结合，保护、调理、振奋阳气。在脏躁、百合病等篇章中也有所描述，如百合病者，"意欲食复不能食，常默然，欲卧不能卧，欲行不能行，饮食或有美时，或有不用闻食矣，如寒无寒，如热无热"，形象地描述了患者的焦虑状态。脏躁首见于《金匮要略·妇人杂病脉证并治》篇："妇人脏躁，喜悲伤欲哭，象如神灵所作，数欠伸，甘麦大枣汤主之。"该篇描述的"妇人咽中如有炙脔"是"梅核气"的典型症状，其病机在于上焦闭郁，津液不行而积为痰涎，遇七情至而不决，则火郁不发。《伤寒论》小柴胡汤证"胸胁苦满，嘿嘿不欲饮食，心烦喜呕，或胸中烦而不呕，或渴，或腹中痛，或胁下痞硬"；柴胡加龙骨牡蛎汤证"胸满，烦惊"等经典论述，丰富了中医治疗情志之郁的手段和方法。

2."五郁"之说的发挥

后世众多医家对"五郁"之说进行过解释探究，亦在此基础上进行延伸发挥，使"五郁"的内容更加丰富深刻。

金代医家刘完素注重"热郁"，他在《素问玄机原病式·热类》里说："郁，怫郁也。结滞壅塞而气不通畅，所谓热甚则腠理闭密而郁结也。如火炼物，热极相合，而不能相离，故热郁则闭塞而不通畅也。"此中之郁是指热盛气郁的病症，热邪结滞壅塞，以致气机不得通畅。

金代医家李杲对于火郁证的认识尤为深刻，尤以脾虚火郁为著。他指出火郁乃"热伏地中"或"胃虚过食冷物，郁遏阳气于脾土之中"。根据这一病机，他创制了火郁汤和升阳散火汤，以升腾阳气、发散郁火。东垣认为，脾胃的升降功能不仅体现在饮食物的受纳与水谷精微的输布，更重要的是作为人体气机升降之枢纽。只有脾气得升，胃气得降，阴火才会收敛潜藏而不妄动。中焦气机阻滞，火气运行阻遏，火热内生。可见气虚发热的病机，其实质也是火气郁遏，故补中益气汤用补脾胃之药以治本，用风药引清气上升，助脾气升发之力，又用理气之品以和胃行气。这样，使升降调和，火气郁遏得解，火热自清。

明代医家对于"五郁"学说有进一步发挥。赵献可尤重"木郁"，他在《医贯·郁病论》中指出："凡病之起，多由乎郁。郁者抑而不通之义。《内经》五法，为五运之气所乘而致郁，不必作忧郁之郁。忧乃七情之病，但忧亦在其中。"根据"五行相因"理论，赵氏提出五郁相因为病之说，即五脏之郁往往相因为病，其中以木郁而引起诸郁者最为常见，认为木郁是引起诸郁的关键，并提出"一法代五法"的治郁方法，治其木郁使肝胆之气舒展，诸证就会自解，体现了其重视气郁证治的思想。

明代医家孙一奎明确提出五郁之病为五脏之郁的论点，认为"夫五脏一有不平则郁"，"木郁者，肝郁也"，"火郁者，心郁也"，"土郁者，脾郁也"，"金郁者，肺郁也","水郁者，肾郁也"，并且认为五郁或由他脏传变，或本脏自病而发，首次将《内经》中的五郁具体化。也就是说，以人之脏腑言，则木应肝胆，木主风邪，畏其滞抑，故宜达之，或表或里，但使经络通行，则木郁自散，是即谓之达也。火应心与小肠，火主热邪，畏其陷伏，故宜发之，或虚或实，但使气得升扬，则火郁自解，是即谓之发也。土应脾胃，土主湿邪，畏其壅瘀，故宜夺之，或上或下，升降得宜，则浊秽得净，土郁可平，是即谓之夺也。金应肺与大肠，金主燥邪，畏其秘塞，故宜泄之，或清或浊，但使气液得行，则金郁可除，是即谓之泄也。水应肾与膀胱，水主寒邪，畏其凝溢，故宜折之，或阴或阳，但使精从气化，则水郁可清，是即谓之折也。

及至清代，温热病盛行，"火郁"之说得以进一步发展。清代著名医家杨栗山提出"热郁三焦说"，他认为，温病的发生乃"天地之杂气，由口鼻而入，直从中道，流布三焦。散漫不收，去而复合，受病于血分，故郁久而发。亦有因外感或饥饱劳碌，或焦思气恼，触动而发者，一发则邪气充斥奔迫，上行极而下，下行极而上……皆毒火也"。认为温病虽症状复杂，变化多端，"表里三焦大热，其证不可名状"，但总因"火郁三焦"而起，因此"热郁三焦"是温病的病理核心，即怫郁为重，郁而化热，阻塞气机升降，治疗上以"郁而发之"为原则，倡导宣郁清热为法则，以调节表里三焦气机升降，使周身气血流通，升降复常，阴阳平衡，独创"升降散"即是此意。

3. 丹溪"六郁"之说

元代朱震亨取法《内经》，并吸取刘完素、张从正、李东垣三家学说之长，认为郁主要与气机升降失常有关，并对"郁"进行了分类，提出气、血、痰、热、湿、食六郁，系统提出了六郁学说，并辟专篇论述六郁的脉症和治疗，可谓独树一帜，对后世影响很大。

朱震亨在《丹溪心法》中指出："郁者，结聚而不得发越也。当升者不得升，当降者不得降，当变化者不得变化也，此为传化失常，六郁之病见矣。"明确提出了气郁、湿郁、痰郁、热郁、血郁、食郁等六郁病证，同时指出"气血冲和，百病不生，一有怫郁，诸病生焉。故人身诸病，多生于郁"，进一步阐明六郁的病机关键是气血怫郁，并因此而产生多种病证。气、湿、热、痰、血、食之郁，并非孤立存在，而是互相关联，"气郁而湿滞，湿滞而成热，热郁而成痰，痰滞而血不行，血滞而食不消化，此六者相因为病者也"。六郁相因为病的关键是气郁，因此治疗皆当以顺气为先。

4. "六郁"之说的发挥

丹溪之后,后世医家对于"六郁"学说又有诸多阐述。朱震亨弟子戴思恭对于六郁脉证做了深入阐述:"气郁者,胸胁痛,脉沉涩;湿郁者,周身走痛,或关节痛,遇阴寒则发,脉沉细;痰郁者,动则即喘,寸口脉沉滑;热郁者,瞀闷,小便赤,脉沉数;血郁者,四肢无力,能食,便红,脉沉;食郁者,嗳酸,腹饱不能食,人迎脉平和,气口脉紧盛。"认为气机不畅,升降失司,传化失常是导致郁滞不通的关键所在。至于郁的病机与治疗,戴氏认为"中焦致郁多也"。脾胃居于中焦,上为心肺,下为肝肾。凡有六淫七情,劳役妄动,上下所属之脏气出现虚实克胜之变,必波及中焦之气,故四脏一有不平,中气必为之先郁。又因饮食失节,停痰积饮,寒湿不通,皆郁于脾胃,因此他指出诸郁以中焦致郁居多。

明代医家王纶尤对丹溪之学体会颇深,其论曰:"丹溪先生治病,不出乎气、血、痰,故用药之要有三:气用四君子汤,血用四物汤,痰用二陈汤。久病属郁,立治郁之方,曰越鞠丸。盖气、血、痰三病多有兼郁者,或郁久而生病,或病久而生郁,或误药杂乱而成郁,故余每用此方治病时,以郁法参之,气病兼郁则用四君子汤加开郁药,血病痰病皆然,故四法者,治病用药之大要也。"

综上所述,《内经》中所论"五郁"是基于五运六气而论,而朱丹溪"六郁"则是从病因的角度而言,前者指病,后者言治。明清之后,除了重视情志因素在郁证产生中的作用外,还倡导外感内伤诸因素均可致郁。

(二)郁滞论的继承创新

关于郁证的认识可上溯到《内经》时代,《内经》中已有"五郁"之说,并提出了治疗郁证应"调其气"的法则。金元以前中医对郁证的认识,大多散见于相关医学文献中,还缺乏专门系统的论述。宋代陈无择的《三因极一病证方论》对历代的病因学内容进行了整理并加以总结,论述的三因均与"郁"相关。丹溪对《内经》治疗郁证的法则及前人的经验进行了深入的研究,在临床上将郁证分为湿、痰、火、气、血、食六郁进行辨证施治。他认为,气郁常为诸郁之始,日久则化生诸郁,六郁以气郁为主,强调气机通畅则诸郁皆舒,故创用越鞠丸以行气解郁,使中医治疗实邪郁证的理、法、方、药逐渐系统和完整。张景岳在《景岳全书》中更扩充了郁证的范围,把郁证分为"因病而郁"和"因郁而病"两大类,提出:凡气血一有不调而致病者,皆得谓之郁证。从五行之气太过及其对人体五脏的影响而论"郁"的病因病机，对五郁治法进行了全面而深入的解释和发挥，认为气机怫郁，玄府闭塞，则津液血脉、荣卫清气不能升降出入而为病。简而言之，气机升降失调，则脏腑功能失调，气血不和，郁而为病。郁证种类繁多，症状表现复杂，将其简单的归属为情志之郁确属谬误，明代医家赵献可曾指出："《内经》五法为因五运之气所乘而致郁，不必作忧郁之郁。忧乃七情之病，但忧亦在其中。"

于志强教授挖掘整理历代医籍，系统辨析了古代中医对郁证的认识，认为典籍中对郁的阐述，是把它作为一个病机，而不是一个独立的疾病，而当前中医内科学教科书中所说的郁证，多指神经官能症及心身抑郁症一类疾病，这也是郁证狭义化原因的关键所在，他认为应从病机角度理解郁证方为妥当。于志强教授将郁证归纳为脏腑气机阻滞，引起气血不和，而致湿、痰、火、气、食等病理产物郁结于体内而产生的病证。对于郁证的外延，他认为有广义和狭义之分，前者指的是人体在病理情况下所表现出的一种阴阳失和，气机运行不畅，人体气血、脏腑功能郁滞不通的病理状态；后者指的则是一类因情志怫郁导致气机郁滞而引起的病证，属于心身疾病的范畴。

于志强教授认为"气血冲和、万病不生"，若气机壅滞，气血郁滞，则"郁生百病"，应从广义的角度去认识郁证的内涵及外延，而非局限于"情志之郁"。情志致郁固然多见，但肝郁之形成又不仅局限于情志，盖肝秉性刚强，虽无精神刺激，也易激动肝气，造成肝疏泄失职，气血郁滞。

中医论治诸郁具有悠久的历史，涉及面又较广，证候表现及变化颇复杂，由于历代医家，甚至同时代的医家对于"郁"概念的病因、病机等内容观点不尽相同，不同医家的学术争鸣形成了不同的医学学派，使得中医理论的理法方药体系日趋完善。随着时代的延伸，诸多医家在不同的历史阶段不断继承创新，催生出了"郁生百病"、"因病致郁"和"因郁致病"等学说，理论日臻完善，治疗方法越来越成熟，开创了中医学发展的新局面。

二、郁的病理基础及其疾病本质

"郁"就其内涵而言，主要与气机运行失畅有关，即当行者不得行，当升者不得升，当降者不得降，当出者不得出，当入者不得入，当变化者不得变化，是一种以"结聚而不得发越"、"抑而不通"为特征的状态，泛指外感六淫、内伤七情引起脏腑功能不和，导致气、血、痰、火、食、湿等多种病理产物滞塞和郁结的一类病证。

（一）推崇"郁滞论"，诠释病变发生原理和辨证规范

1. 从气血流通立论

朱丹溪提出玄府气液流通学说，认为"玄府"乃人体之细微结构，乃人体脏腑气机升降出入的通道，保证一切生命代谢过程都得以正常进行。人体内气血津液等物质在输布及代谢过程中均有赖于玄府的畅通无阻。《丹溪治法心要》云："人身万病皆生于郁"，因此，玄府贵开通，忌闭阖。

在病理方面，刘完素认为玄府闭塞，诸病由作，主张开发郁结，宣通气液，用药要"以辛散结"。同时代的医中奇杰张子和从"气血壅滞"立论，阐发了"气血以流通为贵"的精义，善用三法攻邪去病，认为不论天之六气，地之六味，都可以造成人体上、中、下三部的气血郁滞不通，因而力主以汗、吐、下三法攻逐病邪，以"发腠理，致津液，通气血"，从而"使上下无碍，气血宣通，并无壅滞"。对于三法的治疗机理，他简洁地归纳为"开玄府而逐邪气"、"吐之令其条达"、"下者推陈致新"，其作用机理在于攻逐病邪，开通脏腑郁结，畅通表里上下之气液，使邪去正安，从而病者气血通畅、升降出入正常，人身达到阴阳平衡。子和以邪致"火""湿"郁怫，气血滞流为主要病机，以攻邪三法通郁滞、流气血，这对丹溪以"气血痰郁"为病机治疗杂病有很大启发。《医贯》也认为"凡病之起，多由于郁"，如《证治准绳·杂病》所说："郁之为病，外在六经九窍四属，内在五脏六腑，大而中风、暴病、暴死、颠狂、劳瘵、消渴等疾，小而百病，莫不由是气液不能宣通之所致。"沈金鳌吸收历代诸家对郁证总结说："郁者，滞而不通之义。百病皆生于郁，人若气血冲和，病安从作。有怫郁，当升不升，当降不降，当化不化，或郁于气，或郁于血，病斯作矣。"所以说诸病之起，多因脏腑的偏盛偏衰，或因气郁造成气不通畅，致使血行涩滞，而产生多种病证。

中医对血气流通的认识历史悠久。气血周流，畅通无阻，血气"贵流不贵滞"；一旦患病则气血壅滞，气机不畅，流通不利，邪气闭阻。因此，郁是疾病的高度概括。《素问·六元正纪大论篇》提出五郁之论，并对其治法方略做了提纲挈领的概括，但是《内经》五郁证治没有就五脏气机郁滞的常见证型给予说明，因发生五郁的原因复杂，不可简单概括，故治法也不能具体化，所以《内经》的五郁治法说的很宽泛，与其称其为治法，毋宁视其为治则，或不失经旨也。

2. 从气机立论

《丹溪心法》师承《内经》，认为郁证是指多种疾病过程中，表现出脏腑气机阻滞，气血津液运行紊乱，失其通调畅达的一类病证。从气机着眼认识郁证的病因病机，不仅完善了有关理论，也大大丰富了中医治疗疾病的内容，在理法方药一致的基础上充实了祖国医学有关郁的认识。何梦瑶言："丹溪分六郁，……大要以理气为主，盖气滞则血亦滞，而饮食不行，痰湿停积，郁而成火，气行则数者皆行，故所重在气，不易之理也。"人以气和为本，气和则病无由生。喜怒无常，忧思过度，或饮食失节，寒温不适等因素，均可引起气机郁滞。气滞则血行不畅，或郁久化火，或脾运失司，聚湿生痰，或食滞不化，遂发血、火、湿、痰、食诸郁。被誉为日本"古医道之开山祖"的后藤艮山（1659～1733年），倡言"一气滞留"说，这是汉方医学最早的较完整的病因学理论。艮山说："凡欲学医者，宜先察庖牺始于羲皇，菜谷出于神农，知养精在谷肉，攻疾乃藉药石，……而能识百病于一气之留滞，则思过半矣。"这种病理观同"百病生于气"的论点是一致的。

《证治汇补·郁证》提出："郁病虽多，皆因气不周流，法当顺气为先。"《医方论·越鞠丸》中亦说："凡郁病必先气病，气得流通，郁于何有？"清代林佩琴在《类证治裁》中认为"凡病无不起于郁者"。王安道在《医经溯洄集·五郁论》中同样指出"凡病之起也，多出乎郁。郁者，滞而不通之义。或因所乘而为郁，或不因所乘本气自病而郁者，皆郁也"。可见，"郁证"的发生与人体内气机升降出入失调有密切关系，气机升降失调是其发病基础。清李用粹言："郁乃滞而不通之义。或七情之抑遏，或寒暑之交侵，而为九气怫郁之候。或雨雪之浸淫，或酒食之积聚，而为留饮湿郁之候。"对于郁证的病机分析可谓入木三分，深得要旨。

王清任谓："周身之气通而不滞，血活而不瘀，气通血活，何患不除。"原创性提出了"活血化瘀、开通郁滞"的治疗法则，对后世影响深远。后学之士在此基础上提出了"通法"的治疗原则，即通过治气疗血来疏通脏腑血气，使血液畅通，气机升降有度，从而祛除各种致病因子。通法是种宽泛的治疗概念，不可局限于疏肝理气、移情易性等治法，但凡能活血化瘀、开通郁滞者，皆可谓之"通法"。当代名家赵绍琴先生认为："郁乃万病之始，郁不解，脏腑功能失调，气血不畅，必然生病。有郁就应调顺，但如何调顺，应当仔细研究。不是说凡郁皆当理气，皆当辛散，皆当活血，皆当芳化，必须看清郁之本质，然后根据情况，分别论治。"郁证是外感六淫、七情内伤等因素作用下致脏腑气机紊乱，气血津液怫郁，留而不去的一系列证候的统称。因此，郁证的病机特点大多都是：气机抑遏，虚实夹杂，多脏受累。于志强教授从气机着眼认识郁证的病因病机，认为诸多郁证主要可分为郁在脏腑、郁在气血和郁在情志三方面，处方用药多从"通"字着眼，以调畅气血而安脏腑为治疗原则，通过调畅气血，以达到"疏其血气，令其条达而致和平"的治疗目的。不仅完善了有关理论，也大大丰富了治疗内容，在理法方药一致的基础上充实了祖国医学的有关认识。于志强教授倡导的郁滞理论，开拓了郁病的病机，丰富和发展了郁病学说。

（二）运用升降理论阐明疾病的病理变化

人禀天之气而得以生存，人身之气也是天地气的一部分，万物皆是气所呈现的不同状态，"聚则成形，散则为气"，人体形成了以气为中心，以脏腑为载体，以经络为通道，以阴阳平衡消长，以五行生克制化，寓开放性与自控性于一体的升降出入的运动模式。气机运动是人体的基本生命活动，人体内脏腑气机升降有序、出入平衡，正常的生命活动才能得以维系，诚如《素问·六微旨大论》所云："出入废则神机化灭，升降息则气立孤危。故非出入，则无以生长壮老已；非升降，则无以生长化收藏。是以升降出入，无器不有。故器者生化之宇，器散则分之，生化息矣。故无不出入，无不升降。"反之，升降出入运动紊乱失常或者停止，其神机与气立两个方面则会出现危险或者终止。故升降者，乃天地之大道，人身之根本。人体每一脏腑的气机运动都有固定规律，包括气机运动的方向、循行部位和升降限度。如脾主升发，肺主肃降，心火下熏，肾水上奉，胃主降浊等。如当升不升，反而下降，或当降不降，反而上逆，皆为病态。同时，脏腑间的气机运动又相互协调，相互配合，升降相因，互为其用，如五脏贮藏精气宜升，六腑传导化物宜降。气机条达通畅，以维持机体内外环境的统一，保证机体的物质代谢和能量转换的动态平衡，不致出现气郁、气滞、气逆、气陷等气机紊乱的病理状态。

《黄帝内经》奠定了气机升降理论的学术思想，不仅使人们认识到自然界万事万物均存在气机升降运动，也阐明了人体气机升降理论的基本原理，升清降浊是机体的气血津液正常代谢的基础，"饮入于胃，游溢精气，上输于脾，脾气散精，上归于肺，通调水道，下输膀胱，水精四布，五经并行"。人体气、血、津液的生成、转化、代谢的生理过程，都需要在气机升降调节下才能顺利完成，一旦升降失调，水、湿、痰、浊、毒等病理产物就会产生，郁而为病。朱丹溪指出"气为阳宜降，血为阴宜升，一升一降，无有偏胜，是谓平人"，又论到"气血冲和，万病不生"，而当气血失其升降，则"一有怫郁，诸病生焉"。王孟英认为"人身气贵流行，百病皆由愆滞"，又提出"肺病则治节不行，肝病则冲和失司，脾胃病则升降悖逆，心肾病则交泰否塞，五脏为病各异，气失和通则一"之论。由此观之，气机升降出入的协调平衡是维持人体稳态的关键，而脏腑气机升降失常是产生疾病的重要因素。所以，气机升降一旦异常，轻则能影响脏腑、气血津液、经络等各方面的功能活动，重则在五脏六腑、形体官窍等各个方面产生多种病变。

气血是构成人体的两大基本物质，人体赖气血之温煦、濡润、滋养以维持生机，脏腑功能均赖气血为之调达，人体生理活动与病理变化无不涉及气血。气血运行与气机的升降出入密切相关，一旦气机升降出入失常，就会导致五脏六腑、阴阳气血的功能活动紊乱。《素问·调经论》言："人之所有者，血与气耳。"故人身之病，多气病与血病，既病之后，必然会发生气血偏盛偏衰的病理变化，即百病均可影响到气血，气血不调又可生百病，正如寇宗奭说："夫人之生，以气血为本，人之病，未有不先伤其气血者。"

气机升降失常是发病的根源，一旦气机升降出入的动态失衡，就会导致五脏六腑、阴阳气血的功能活动紊乱、障碍，从而产生相应的种种病理变化，而产生痰、饮、水、湿、浊、毒、瘀等代谢性的病理产物，气机升降失调、气化失司，体内代谢产物（痰、饮、水、湿、浊、毒、瘀）停聚、结聚于脏腑、形体、官窍而为病，在这一过程中，若生克制化功能失司，则为相乘相侮，就会导致痰、饮、水、湿、浊、毒、瘀等病理产物的产生，而这些病理产物的形成，也会进一步导致气机升降失常，气化失司，形成复杂的因果互制关系，并在机体阴阳作用下化寒或化热，从而打破机体阴阳、寒热的平衡，形成虚实不同的疾病状态。中药治疗的目的在于恢复人体正常的气机升降运动和脏腑的气化功能，因此中医学特别注重气机和气化理论，治疗中要紧守病机，着眼于"气机"、"气化"。以此观之，气机升降失常是临床诸多疾病的基本病机，治法惟宜疏瀹，开通郁滞，务使气机恢复和畅，正气宣布，邪气消弥，人即安和。

于志强教授推崇气机郁滞学说，重视郁证的研究，善于应用郁滞学说指导临床，对于疾病的理解，首重气机。他对周学海《读医随笔》推崇备至，周氏在《升降出入论》篇中开宗明义："升降出入者，天地之体用，万物之橐籥，百病之纲领，生死之枢机。"从运气学说的角度，探讨疾病病因病机，他对疾病有精准的描述，认为疾病的发生，无论外感、内伤，皆可用升降出入概之："内伤之病，多病于升降，以升降主里也；外感之病，多病于出入，以出入主外也。"他指出内伤杂证，多由脏腑气机紊乱，阴阳偏颇，气血不和所引起。升降出入是气运动的基本形式，升降不离出入，升降与出入、外感与内伤之间可互相影响，"升降之病极，则亦累及出入矣；出入之病极，则亦累及升降矣。故饮食之伤，亦发寒热；风寒之感，亦形喘喝"，并指出："此病机之大略也"，周氏谓"医者善于调肝，乃善治百病"。他认为"凡病之气结、血凝、痰饮、浮肿、臌胀、痉厥、癫狂、积聚、痞满、眩晕、呕吐、呃逆、咳嗽、咳喘、血痹、虚损，皆肝气之不能舒畅所致也。……故凡治暴疾、瘤疾，皆必以和肝之法参之"。"和肝之法"，即"顺其性而舒之"，"伸其郁、开其结也，或化血，或疏痰，兼升兼降"，丰富了气机升降失调致郁的病机，可谓深得病机之大略。

于志强教授悉心钻研中医经典著作，博采各家学术思想之精髓，潜心汲取其精华融汇于临床实践，提纲挈领，深入浅出地对"郁滞论"病机系统阐述，认为人体内脏腑气机升降有序、出入平衡，正常的生命活动才能得以维系，故升降者，乃天地之大道，人身之根本。气化是贯穿在人的生命活动全程的，各脏腑功能的正常运行，与气机的升降出入密切相关，一旦气机升降出入动态失衡，就会导致五脏六腑、阴阳气血的功能活动紊乱、障碍，导致痰、饮、水、湿、瘀等病理产物的产生，从而导致相应的种种疾病。于志强教授临床诊治疾病，注重中医气机升降出入理论及"制衡学说"，强调气机郁滞、气血失和、阴阳失调是疾病产生的根本原因，认为百病皆生于郁滞，将千般病机以郁滞概之，认为升降出入为临床辨证施治、遣方用药之准绳，提倡处方用药"惟以气血流通为贵"，是公认的"郁滞"治论的名家，对很多经典有深入的研究，力求做到宗经立旨，博采众长，勇于创新。他受《内经》中"五郁"和朱丹溪"六郁"说及"肝为五脏六腑之贼"的学术思想的影响，加之把"脏腑相关学说"和"经络辨证"的理论结合，秉《内经》"升降出入，无器不有"之旨，从气机升降角度辨析疾病病因病机、证治用药，发前人所未发，对于当代医家大多将郁证归于情志病范畴深为遗憾，他十分赞赏"百病皆生于郁"的观点，力主从肝论治内科杂病。肝位于右胁之内，其经脉络胆，与胆互为表里。肝主疏泄，畅达人体一身之气机，以推动血液、津液和各种物质的流通。气化不利，气血失和，忧思恼怒均可使肝失条达，气机不畅，发为郁病。

六郁之中，气郁为先，气郁一成，诸郁遂生。七情所伤，气郁为先。人体的各种生理活动，以气为动力，能推动脏腑气化，输布津液，宣畅血脉，消化水谷。若情志过极，忧思郁怒，首害气机。肝气郁结，疏泄失常，气机郁滞，气郁由是而成。所谓气郁，通常是指肝气郁结。肝司疏泄，以气为用，气之疏泄，则可使周身之气机，脏腑之功能活动条达畅茂。若肝气郁结，疏泄失司，木郁而致诸脏气机皆不得畅达。肝气郁结，其临床表现有二大类别，一是肝气郁于本经，证见胸胁胀满或胀痛，善太息，抑抑不乐。二是肝气郁结病及它脏，如肝郁乘脾，中气不运，腹满食少，呕恶痛泻；肝气犯肺，胸闷喘息；肝气犯胃，脘痛嘈杂，吞酸吐苦；肝气犯肾，藏泄失司，则小便淋漓不尽，或癃闭不通。气郁为六郁之始，肝气既郁，疏泄不利，气机郁结，则可导致其它五郁。气郁及血，则为血郁，血之运行听命于气，故气为血之帅。今气既郁滞，则不能帅血畅行，是以血郁。《丹溪心法·六郁》说："血郁者，四肢无力，能食便红，脉沉。"气郁不能布津，痰郁内生。气主输布传化，津液属阴类，赖气以行。气郁不宣，气化失司，津液不能输布蒸化，则停聚而为痰，名曰痰郁。《丹溪心法·六郁》说："痰郁者，动则喘，寸口脉沉滑。"气郁不能化湿，则成湿郁。湿非人身素有之物，每因气化失司，而停滞于内。气机郁结，气化不利，或肝郁乘脾，脾运不健，水湿不得正化，停聚而生湿，发为湿郁。《丹溪心法·六郁》说："湿郁者，周身走痛，或关节痛，遇阴寒则发，脉沉细。"气郁化热，热郁即成。气属阳，气郁不解，久郁易从热化，所谓"气有余便是火"。气郁化火，则成火郁。而痰、湿、食、血诸郁，亦常壅而化热，故热郁常在诸郁基础上形成。《丹溪心法·六郁》说："热郁者，瞀闷，小便赤，脉沉数。"气郁纳化失常，食滞内停，发为食郁。饮食纳而能化，全赖气的推动。纳化失职，其司在胃，其用在气，其助在肝。《血证论》说："木之气，主于疏泄，食气入胃，全赖肝木之气以疏泄之，而水谷乃化。设肝之清阳不升，则渗泄中满在所不免。"肝气郁结，疏泄不利，逆而犯胃，以致胃气失于和降，纳化失职，纳而不化，饮食积滞，而成食郁。《丹溪心法·六郁》说："食郁者，嗳酸，腹饱不能食，人迎脉平和，气口脉紧盛者是也。"

于志强教授深深地感悟到肝在内伤杂病中具有先导的作用，真可谓："一有怫郁，百变丛生"，他的学术观点与上述理念一致，因此，他一直主张"百病生于气"、

"内伤杂病以开郁为先务"、"内伤杂病从肝论治",治疗上强调"凡病必参郁滞",其论病和养生,应当以"疏通气机"为突破口,应遵从《素问·至真要大论》"木郁达之"、"疏其血气,令其条达而致和平"之旨,使其"各从其气化也"。于志强教授受赵献可"一法代五法"治郁思想之影响,认为"郁为百病之始"、"万病不离于郁,诸郁皆属于肝",提出疏通气机为其基本治则,擅长运用越鞠丸、逍遥散、柴胡疏肝散等方剂通治诸郁,在临床中善于运用逍遥散加减治疗内伤杂病及妇科疾病,效果显著。于志强教授"气机郁滞、升降逆乱、阴阳失调、气血不和"的病机论,远则源于《素问》"气机升降论",中则取法于《丹溪心法》"六郁论",近则独宗《王旭高临证医案》"治肝十法",同时受到明清医家孙一奎、张璐重视阴阳气血调和思想的影响,结合自己多年的临床实践,不断地总结和完善,逐渐建立起自己的学术体系。

(三)凡病必参郁滞

依据于教授"郁滞论"学说,疾病的五个阶段:"气机之郁"、"水液之郁"、"血络之郁"、"痰瘀为郁"、"正虚而郁",都与气机之郁滞密切相关,故而在治疗上,确立"宣通郁滞,调气为先"的治疗原则,主张内科杂病从肝论治,正如清代医家何梦瑶所言"……大要以理气为主,盖气滞则血亦滞,而饮食不行,痰湿停积,郁而成火,气行则数者皆行,故所重在气,不易之理也"。并依此提出"以一法偕万法"之说。"一法"者即为调畅气机之法,"一法偕万法"者,意为在治疗诸般郁滞过程中,皆应以调畅气机为先务。在此基础上,于志强教授进一步指出调畅一身之气,以调肝为先。

从生理功能来说,"肝和则生气",五脏之中,肝主疏泄,疏,则气机运行通而不滞;泄,则气机畅达散而不郁。故肝脏为一身之枢机,具有调畅气血之运行,保持全身气机疏通畅达之功用。《知医必辨》云:"凡脏腑十二经之气化,皆必籍肝胆之气化以鼓舞之,始能调畅而不病。"由此可见,肝气疏泄、升发功能正常,则五脏之气畅达,气血冲和,机能协调,百病不生,故有"肝能生养五脏"、"肝为十二经之养"之说。

从病理上来讲,"肝为五脏之贼",临床所见杂病中,因"肝病致病"者十居六七。且肝病最易影响它脏,若一旦肝之疏泄失司,则气机不畅,气血不和,变证丛生,诸病皆起,五脏皆受其害,正所谓"人之五脏,惟肝易动难静。其他脏有病,不过自病……惟肝一病,即延及他脏。……五脏之病,肝气居多,而妇人尤甚。治病能治肝气，思过半矣。"沈金鳌亦有论曰："一阳发生之气起于厥阴，而一身上下，其气无所不乘，肝和则生气，发育万物，为诸脏之生化，若衰与亢，则能为诸脏之戕贼。"可见肝气一病，气血失和，变证丛生，诸病皆起，故称"肝为五脏之贼"。

从经络学说而言，《灵枢·经脉》载"肝足厥阴之脉，起于大指丛毛之际，上循足跗上廉，去内踝一寸，上踝八寸，交出太阴之后，上腘内廉，循股阴，入毛中，环阴器，抵小腹，挟胃，属肝，络胆，上贯膈，布胁肋，循喉咙之后，上入颃颡，连目系，上出额，与督脉会于巅。其支者，从目系下颊里，环唇内。其支者，复从肝别，贯膈，上注肺"。由此可见，肝脏联系脏腑众多，肝胆经络在体内循行分布最广，运行全身气血，联络脏腑肢节，沟通上下内外，使人体各部相互协调，共同完成各种生理活动。故当外邪侵入人体，一旦气郁则肝失条达，经气失常，病邪会通过经络逐渐传入脏腑；反之，如果内脏发生病变，同样也循着经络反映于体表经脉循行的部位。

在疾病的治疗方面，清代医家周学海有感肝在治疗疾病中的重要地位，称"医者善于调肝，乃善治百病"。王旭高进一步提出"肝病最杂而治法最广"，并总结"治肝卅法"，为于教授所提出的疾病治疗当"以一法偕万法"、"内伤杂病从肝论治"的思想奠定了坚实的理论基础。

三、于志强教授对"郁滞论"的发挥

于志强教授"郁滞论"，取法"五郁"、"六郁"之说，认为"郁滞"有"无形之郁"和"有形之郁"，百病皆以"无形之郁"为先，继以"有形之郁"从之。世人治病多重有形，而轻无形，大谬也。"无形之郁"者，以气郁为首，进而衍生为火郁、寒郁、情志之郁等。"有形之郁"，以痰郁、湿郁、饮郁、浊郁、食郁、血郁、络郁等为主。

于教授认为病之所生，无论外感内伤，多与"郁滞"相关。此中"郁滞"囊括了所有关于气血津液的运行输布的失常，既是致病因素，又是病理产物。而在诸郁之中，又以气机之郁为先导及核心。故而根据疾病发生发展的过程，可将"郁滞"分为"气机之郁"、"水液之郁"、"血络之郁"、"痰瘀为郁"、"正虚而郁"五个阶段。

（一）第一阶段"气机之郁"

在气血津液中，尤以气的运行与输布最为灵敏、直接，也是机体防御的第一道屏

障，而精血津液的正常运转，也必须依靠气的推动、温煦等作用。可以说，气运周身，一郁则百郁，一滞则百滞，故《类经》有"人有精气津液血脉，余意以为一气耳"之说。可以说，诸般郁滞，以气郁为先。而一身之气当行而不行，或当行而行乱，均可导致郁滞产生。

气机之当行而不行者，不外气虚无力行而滞者，及阻遏不通行而滞者。气机之当行而行乱者，无外当升而不升，当降而不降，当散而不散，当收而不收，诸此种种，均属郁滞。

"气机之郁"按其轻重程度，亦可分为三个时期。

第一个时期，是为气机之郁初起，邪之欲感而未感，疾之欲生而未生，患家或尚无所感，或仅感微恙，而于医家，则应有所察尔。故古有"扁鹊见蔡桓公"之典故，有蔡桓公"医之好治不病以为功"之误。此时治疗当以调理五脏气机为法，亦符合中医"治未病"思想。

第二个时期，是为气机郁滞渐深，患者可能出现情志不畅、胁肋作胀、胸闷脘痞等自觉症状，又有气从寒化、热化，形成"寒郁"、"火郁"者，治疗尤当以调畅"木气"为先。气郁者以疏肝解郁为法，寒化者以行气温阳为法，化热者以疏肝清热为法。

第三个时期，是为气机郁滞日久，逐渐影响脏腑功能，脏腑功能失调，进而出现精血津液等运行输布失常，致病因素由无形向有形转化，逐渐过渡到"郁滞"的第二阶段——"水液之郁"。

（二）第二阶段"水液之郁"

当此阶段，气机之郁滞已然为害水液之运行，郁滞由无形转化为有形。可以说，大凡水液之郁滞，均以气机之郁滞为先。

气能生津，气是津液生成与输布的物质基础和动力。津液之化生源于水谷精气，而水谷精气赖脾胃之腐熟运化而生成。气推动和激发脾胃的功能活动，使中焦之气机旺盛，运化正常，则津液充足，"水化于气"、"气可化水"，故而津液的生成、输布和排泄均离不开气的作用。气化不行，津液不布，气旺则津充，气弱则津亏。

气能摄津，气的固摄作用控制着津液各行其道。若气的固摄作用减弱，则体内津液不行其常道，或外泄或郁滞凝集。

气能行津，气的运动变化是津液输布排泄的动力。气的升降出入运动作用于脏腑，表现为脏腑的升降出入运动。而五脏之中，肝主疏泄，主一身之气，为气血调节之枢。肝之疏泄功能正常，人体内部脏腑、器官、组织、气血的生理功能就处于正常状态。周学海《读医随笔》称："肝者，贯阴阳，统气血……握升降之枢也"、"凡脏腑十二经之气化，皆必藉肝胆之气以鼓舞之，始能调畅而不病。"故而，五脏之中，以肝为首，协同脾、肺、肾等脏腑的升降出入运动完成津液在体内的输布、排泄过程，即所谓"气行水亦行"。当气的升降出入运动异常时，津液输布、排泄过程也随之受阻。反之，若津液的输布和排泄受阻而发生停聚时，则气的升降出入运动亦随之而不利。

由此可见，气郁日久，气机升降失司，造成气不行水，进而影响脾之运化水湿和水谷功能，使水液之郁日渐加重。此中"水液之郁"一则包含津停而生的"痰、饮、湿、浊"之郁滞；二则是为运化失常而表现出来的"食滞"。当此阶段治疗，应秉行丹溪所言"善治痰者，不治痰而治气，气顺则一身之津液亦随气而行"，亦即治疗"水液之郁"当以治气为首务，以调气为先驱，气机调顺则水液之郁方能得以通利消解。正如《医旨绪余》所言："治痰必先利气者，谓痰之所从来，皆由七情郁结，气道不清，气积生涎，今利其气，使郁结开而气道畅，抑何痰饮之有？"故于教授强调，擅治痰者，不重脾而重肝，肝之疏泄得复，则气机调畅，水道畅达，水液自消。

（三）第三阶段"血络之郁"

这一阶段，人体自身气血津液郁滞日久，正气亏耗，脏腑功能开始衰竭，脏腑间功能亦不能相互协调，气与津液的"郁滞"最终导致血络的郁滞。

清代名医叶天士在《临证指南医案》中，多次提及"初病在经，久病入络，以经主气，络主血"，"初为气结在经，久则血伤入络"，"病久、痛久则入血络"。可见，"血络之郁"的形成是一个由气到血的发展过程，病在气，不治则化生"水液之郁"，久延不治，或失治误治，病势入里，则累及血络，最终成为"血络之郁"。《内经》已经提出久病治血络的主张。如《灵枢·终始》说"久病者……去其血脉"，《灵枢·寿夭刚柔》篇亦说"久痹不去身者，视其血络，尽出其血"，这些理论可视为久病入络的滥觞。在此阶段，依据"气为血之帅"、"气行则血行"理论，仍应把调理气机作为治疗的重要方面。盖辛则通，使血络中结者开、瘀者行，气机调畅，邪结于络中隐曲之所，苦寒或滋腻之药不能达，而辛香之味引诸药达于络中，透达络邪使之外出。《素问·脏气法时论篇》指出辛可"通气也"，又曰"肝欲散，急食辛以散之，以辛补之"。辛味宣络之品可散肝中之滞气，经气畅达，络中瘀滞得消，邪去正安。通络之中寓疏肝理气之意，是于教授治疗"血络之郁"之精髓所在。

（四）第四阶段"痰瘀为郁"

此阶段气血津液之郁滞交错互杂，无形之郁与有形之郁互为因果，而对于机体，则以有形之水液之郁与血络之郁互结为主要表现，亦即我们所常说的"痰瘀互结"阶段，此中"痰"泛指津液，正如张介宾《景岳全书·论证》所述："痰，即人之津液。无非水谷之所化，此痰亦既化之物，而非不化之属也。但化得其正，则形体强、荣卫充。而痰涎本皆血气，若化失其正，则脏腑病、津液败，而血气即成痰涎。"津败为痰，营滞为瘀，津血混浊，遂成互结之势。此为郁滞失治误治，渐成痼疾，正如丹溪所云"自气成积，自积成痰，痰夹瘀血，遂成窠囊"。

当此阶段临床常见治疗以活血化痰为主，于教授则特别指出治疗痰瘀之证，当以调气为先，从肝论治。盖因津液之输布，血液之循行，惟赖一气，气有不畅，则痰瘀生矣。故化解痰瘀之证，根本在于调畅一身之气，在治疗中，当以枳壳、厚朴、陈皮、木香、砂仁、元胡等疏肝理气药为先导，同时配伍化痰祛瘀之品，以期宣通郁滞，痰瘀分消。

（五）第五阶段"正虚而郁"

当此阶段，邪虽未尽但其势已衰，而人体正气亦损。单用驱邪之剂则更伤人体正气，而单用扶正之法则有闭门留寇之嫌。故于教授认为，其治疗当以补正驱邪兼顾，同时勿忘通调一身之气，一则防止补益太过而形成新的郁滞，从而变生他病；二则通过调畅气机给余邪以出路，以防养虎为患，形成卷土重来之势。

综上，依据于教授"郁滞论"，将疾病分为"气机之郁"、"水液之郁"、"血络之郁"、"痰瘀为郁"、"正虚而郁"五个阶段，特别应当注意的是，此五个阶段并非是孤立的，界限也不是完全分明的，但总体不外气的壅滞、津液的凝结、血络的瘀积三方面，最终成为诸病变生的土壤。

四、内伤杂病从肝论治

人以气和为本,气为血之帅,气行则血行,气和则病无由生,气郁则血行不畅。《素问·调经论》曰:"人之所有者,血与气耳",气血是构成人体、维持生命活动的最基本要素,气血周流全身、运动不息是生命最本质的特点,气血升降出入的矛盾运动一刻不停,生命得以延续。气血冲和万病不生,一有刹那之停顿,即发生气血异变,表现为气血形质的变化,疾病就将发生。《调经论》指出:"血气不和,百病乃变化而生",肝主疏泄,为一身之枢机,调畅气血之运行,具有保持全身气机疏通畅达,通而不滞,散而不郁的作用,这一功能反映了肝脏主升、主动、主散的生理特点,是调畅全身气机,推动气血和津液运行的功能保障。肝主疏泄的疏,可使气的运行通而不滞;其主泄,可使气散而不郁。《杂病源流犀烛·肝病源流》指出:"一阳发生之气,起于厥阴,而一身上下,其气无所不乘。肝和则生气,发育万物,为诸脏之生化。"阳气起于厥阴肝经,肝气升发能启迪诸脏,化育既施则气血冲和,五脏安定而生机不息。因此,肝主升发而疏泄全身之气,体阴而用阳,内藏有形之血,调节控制着全身气血的运行,为人体气血调节的枢纽,气机一有郁滞,则气血不和。于志强教授认为,气机升降失调、气血不和、郁而为病是疾病的基本病机,而肝气郁结是产生诸郁的基础,治疗当以开郁为先,目的在于恢复气血流通的本性。

赵献可把《内经》所论五郁及其治法与脏腑病密切联系起来,使之更为具体并更富有临床实践价值。他指出"世人因郁而致血病者多,凡郁皆肝病也,木中有火,郁甚则火不得舒,血不得藏而妄行"。肝司疏泄,以气为用,气之疏泄,则可使周身之气机,脏腑之功能活动条达畅茂。若肝气郁结,疏泄失司,木郁而致诸脏气机皆不得畅达,气郁一成,诸郁遂生。关于郁的具体论治,赵氏鉴于木郁是导致诸郁之关键,认为治木郁当是主要方面,木郁得解,肝胆气舒,则诸证自解,故主张"以一法代五法"。逍遥散一方,便是赵氏治疗木郁的主剂,"此法一立,木火之郁既舒,木不下克脾土,且土亦滋润,无燥熇之病,金水自相生"。可见根据"五行相因"之治疗木郁的方法,对其他诸郁具有指导意义,故赵氏又说"一法可通五法",可谓是罢黜百家,独尊郁证"从肝论治",开"一法代五法"之先河。

于志强教授私淑朱震亨之学,尤其对朱氏杂病证治心法体会最深,又吸纳了戴思恭、赵献可等医家治郁之精华,他认为五脏之中,肝之特性别具一格,既贮藏有形之血,又疏泄无形之气,联系脏腑最多,肝胆经络在体内循行分布最广,运行全身气血,联络脏腑肢节,沟通上下内外,使人体各部相互协调,共同完成各种生理活动。于志强教授既重视脏腑辨证,又注重经络辨证,以整体观念为指导思想,以脏腑经络学说为理论基础,形成了较完整的以脏腑经络为中心,理法方药贯连的辨证论治方法,他强调经络辨证与脏腑辨证互为补充,二者不可偏废,十分重视经络辨证在杂病治疗中的作用。鉴于肝经的病理、生理特点,临床许多疾病均与肝有关,故倡导"内科杂病从肝论治"。

(一)升降失常,多病共具

肝"居膈下上着背之九椎下",其经脉络胆,与胆互为表里。肝主疏泄,畅达人体一身之气,起到调节全身气机作用;能够推动血液、津液和各种物质的流通,在人体生理活动中具有枢纽作用。于志强教授认为"肝为一身之枢",为升降出入之枢纽。"肝者,贯阴阳,统血气,居贞元之间,握升降之枢者也";"世谓脾为升降之本,非也,脾者,升降所由之径也;肝者,升降发始之根也",与各脏腑之间的关系极为密切:"(肝)全赖肾水以涵之,血液以濡之,肺金清肃下降之令以平之,中宫敦阜之土气以培之,则刚劲之质,得为柔和之体,遂其条达畅茂之性。"肝脏体阴而用阳,性喜条达而恶抑郁,肝郁始因于情怀不遂,七情失节,五志过极,日久可化热、化火、化风、致瘀、耗伤阴血而致病,肝失疏泄则横逆犯脾克胃,肝火旺盛则木火刑金。血之源头在于气,气生则血旺,气行则血行,气滞则血瘀,肝对气的疏泄之司影响着心主血脉之用。若肝失疏泄,气机不调,必然影响气血运行。李中梓《医宗必读·乙癸同源论》指出"补肾即所以补肝。北方之水,无实不可泻,泻肝即所以泻肾。至乎春升,龙不现则雷无声;及其秋降,雷未收则龙不藏。但使龙归海底,必无迅发之雷;但使雷藏泽中,必无飞腾之龙"。肝肾同治,女子"以肝为先天",肝对妇女生理的重要性不言而喻,如月经不调、痛经、不孕症等诸疾,多责之于肝。

1. 肝为一身之枢

(1)肝为调气之枢:肝为调畅气机的枢纽,具有承上启下的作用。唐容川云:"三焦之源,上连肝气胆气。"肝(胆)对三焦气机的运行起着重要的枢纽作用。正如《读医随笔》所说:"凡脏腑十一经之气化,皆必藉肝胆之气以鼓舞之,使得调畅而不病。"《素问·阴阳类论篇》云:"春甲乙青,中主肝,治七十二日。是脉之主时,臣以其脏为最贵。四时之序,以春为首,五脏之气,惟肝应之,故上言意以肝脏为最贵。"是以肺之宣降，心之主血，脾之运化，肾之气化，无不赖于肝气之枢的协调和气机之通畅。

（2）肝为调血之枢：心位在上焦，主司血脉。肝主藏血，肝血充足，贮调相宜，则心有所主，是以心气推动血液运行周身，需要肝气的条达。若肝气郁滞，气枢失和，则宗气不畅，心血为之郁阻，常致胸痹、心痛等。《血证论》曰："肝主藏血，血生于心，下行胞中是为血海。凡周身之血，总视血海为治乱，血海不扰，则周身之血，无不随之而安。肝经主其部分，故肝藏血焉。至其所能藏之故，则以肝属木，木气冲和条达，不致遏郁，则血脉得畅。"如气枢失调，肝气冲乱，则"血横决，吐衄、错经、血病诸证作焉"，这是对肝气枢调血液的最好说明。唐氏治血证主张"里者，和其肝气"，并用小柴胡汤加当归、赤芍、牡丹皮、桃仁等，治疗瘀血在经络脏腑间，周身上下疼痛者。

肝的疏泄不仅关系到血液的正常运行，而且对全身血量的调节也起重要作用。当机体活动剧烈或情绪激动时，肝脏就通过肝气的疏泄作用将所贮藏的血液向外周输布，以供机体的需要。当人体处于安静状态或情绪稳定时，机体外周对血液的需求量相对减少，部分血液便又归藏于肝。《素问·五脏生成篇》说："人卧血归于肝"，王冰注解说："肝藏血，心行之，人动则血运于诸经，人静则血归于肝脏。何者？肝主血海故也。"

（3）肝为调志之枢："志"包括情志和神志两个方面。"肝者，魂之居也"（《素问·五脏生成篇》），而《素问·八正神明论》中亦云"血气者，人之神也"。可见神的物质基础是气血，而肝为调气调血之枢，神为心之所主而调之在肝。肝主疏泄，心主神志，疏泄有度，则心神安藏。肝条达情志，情志以血（精）为本，以气为用，需借助气的推动。杨上善云："肝脏……主守神气出入，通塞悲乐。"也说明了肝气对情志、神志的调达作用。若肝胆气枢失和，则常出现惊狂、癫郁等情志、神志失常性疾病。治疗时也当重视调畅肝气，如《伤寒论》用柴胡加龙骨牡蛎汤治疗胸满、烦惊、谵语之证即属此义。《医碥·郁》中提到："郁而不舒，则皆肝木之病矣。"故郁病多调肝，而调肝诸法莫过于"木郁达之"（《素问·至真要大论篇》）。然"郁病虽多，皆因气不周流，法当顺气为先"（《证治汇补》）。可见治郁的关键在于"疏肝理气"，所以王旭高治肝卅法中首立此法。赵献可《医贯》云："予以一方治木郁，则诸郁皆因而愈，一方者何？逍遥散是也。"由此可见，疏肝理气，畅达气之枢机，对于情志诸病，有着积极的治疗意义。

（4）肝为调节脾、胃和胆之枢：脾胃位于中焦，为气机升降之枢纽，而肝气的正常疏泄，是脾胃气机升降协调的重要条件。故《素问·宝命全形论》言："土得木而达。"只有肝气和顺，气枢常运，脾胃升降方得调和不悖，共成"中焦如沤"之功。正如唐容川所云："木之性主于疏泄，食气入胃，全赖肝木之气以疏达之，而水谷乃化。"假设肝之清阳不升，则不能疏泄水谷，渗泄中满之证亦常出现。而且肝气主升，胆气主降，非肝气的升发则脾气不升，非胆气的下降则胃气不降。所以肝气上行则脾气自随之上升；胆气下行则胃气自随之下降。胆附于肝，胆气的下移又是肝之疏泄的结果。胆汁的分泌、贮藏和排泄均有赖于肝主疏泄、条达气机的功能。

（5）肝为调水之枢：肾居下焦，主水。水虽赖于肾阳的蒸化，但与肝气之条达亦不无关系。气可化水，又可行水摄津，而水液运行依赖气之推动，随气机的升降出入，凡水津所至，气无不至。肝为三焦气机之枢纽，能疏泄三焦水道，故肝脏的气化活动对人体水液吸收、转输、敷布、排泄等代谢过程亦有着很重要的枢调作用。《格致余论》有云："主闭藏者，肾也；主疏泄者，肝也。"《医学衷中参西录》曰："肝气能下达，故能助肾之疏泄。"故气行则水行，气滞则水停。若肝气不畅，肝之枢纽功能不和，气枢失调，势必影响肾与膀胱的气化，常可致三焦水道失利致水液停蓄而为癃、为闭或为水液泛滥之水肿病等。

肝的疏泄既可调畅肺、脾、肾脏的气机，使其气化有权，又可通利三焦，疏通水道，使津液运行无阻；同时肝经绕阴器，肝气条达，可疏利尿窍，以助肺之宣发、脾之运化、肾之开合，从而维持水液代谢的相对平衡。《难经》有云："假令病肝脉……闭淋，溲便难"，治疗当注重调畅肝胆气枢。《金匮要略·论注》中谓："肝气少舒，舒则阳明气畅…而小便续通"，小便通利，肿胀自消，当归芍药散、柴芍六君子汤皆可随证选用。《灵枢·经脉》有云："肝足厥阴之脉……是主肝所生病者…遗溺闭癃。"《素问·大奇论》曰："肝壅……不得小便。"均说明肝之气枢失调，可导致肾与膀胱气化失常之病症。

（6）肝为调节生殖之枢：生殖功能是女子胞与精室的主要生理作用。女子胞，又名胞宫，胞宫与精室的功能，皆是以男精女血为物质基础的。男精女血的生成、贮藏与施泄，则依赖于肾主藏精与肝主藏血之功，以及肾主闭藏与肝主疏泄之间相辅相成或相反相成的协调作用。男精女血，需要定时施泄，其施泄则依赖于肝的疏泄功能。

奇经八脉在女性生理中直接参与经、带、胎、产、乳的生理活动，其中尤以冲、任二脉具有重要作用。"冲为血海"，血海气血的调匀与蓄溢，直接关系着月经与乳汁的生化。"任主胞胎"，总调阴经气血，调节月经，促进女子生殖功能的发育及生殖精微的排泄。肝在经络上与冲、任、督、带脉有密切联系，男子的排精，也是在肝的疏泄调节下完成。肝气疏泄功能正常，则气血运行调畅，男精女血得以正常施泄。肝为生殖之枢这一生理功能是通过调理冲任二脉和精室来实现的。

①调理冲任：妇女经、带、胎、产等特殊的生理活动与肝的作用甚为密切，故有"女子以肝为先天"之说。冲任二脉与足厥阴肝经相通，而隶属于肝，所以肝主疏泄，调节气机，又可调理冲任二脉的生理活动。肝的疏泄功能正常，足厥阴肝经之气调畅，则任脉通利，太冲脉盛，月经应时而下，带下分泌正常，妊娠孕育和分娩顺利。

②调节精室：精室为男子藏精之所。男子随肾气盛而天癸至，精气溢泻，则具备了生殖能力。肝的疏泄作用和肾的闭藏作用相反相成，协调平衡，则精室开合有度，精液排泄有节，保证男子的性与生殖功能正常。若肝的疏泄功能失常，必然导致精液的藏泻失度。临床上对于女子不孕、男子不育的患者以及属于生殖系统疾病者，当详辨其属肝、属肾，属虚、属实，辨证论治。

综上所述，肝为一身之枢纽。肝主疏泄，条达全身脏腑之气机；血由心所主，但血量分配却得肝之调节而贮调相宜；精藏于肾，需借肝之疏泄而藏泻有度；津液的代谢离不了脾的运化、肺的通调、肾的蒸腾气化，但还需肝气的调畅；心主神志既需肝气的疏调，也需肝所藏之血的濡养；生殖功能的正常也需要肝的疏泄调畅。是以肝在气血运行、神志活动、水液代谢中起着"枢纽"作用。临床上的气血失和、神志失守、水液代谢失衡皆可藉疏肝、和肝、养肝、柔肝而求治。

2. 疏泄失常、升降失调、五脏乖戾是疾病基本病机

《知医必辨》指出："人之五脏，惟肝易动难静。其他脏有病，不过自病……惟肝一病即延及他脏。"由于肝脏主疏泄的功能关系到人体气机的调畅，而气机的调畅与否直接影响五脏的具体功能。所以，当肝失疏泄气机不畅之时，除引起肝脏本身的病变外，又能引起他脏病变。

（1）本经自病：多由精神因素，或由湿热、寒湿等外邪侵袭，影响肝的疏泄功能，导致肝气郁结，表现为精神抑郁或情绪急躁，胁肋胀痛或窜痛，胸闷，善太息等，此外还会在很多肝经循行部位出现病症。循经病变：①痰气交结于颈部，乃由忧恚气结所生，可发为中医瘿证。②情志内伤，或过食肥甘厚味，损伤脾（胃），造成肝脾的功能失调，气血津液运行障碍。久之则气结，血凝、湿浊（脂质）积聚于肝而成积聚（肥气）。③情志不遂，肝气不舒，肝气郁结，气血凝滞，瘀而成结，在乳房则发为乳癖。

（2）影响他脏：①肝病及心。《难经·第十难》云："假令心脉急甚者，肝邪干于心也。"《知医必辨》亦载："肝气一动……上而冲心，故心跳不安。"《蝎堂医话》云："肝火上炎而心火生"，可见心之疾可责之于肝。肝与心于五行中分属木、火，为母子关系，肝母为病，心子首当其冲。其一，肝藏血，心主血脉。王冰说："肝藏血，心行之，人动则血行于诸筋，人静则血归于肝脏。"若肝之藏血功能失司，则心之行血功能亦会受损。其二，心主神明，肝主疏泄，调畅气机。肝疏泄太过，肝气冲心，心神逆乱，常见心悸失眠，甚则躁扰不宁，叫骂不休。若肝疏泄不及则气郁生痰，阻闭心窍出现精神抑郁、神志痴呆、语言错乱等症。

②肝病及脾（胃）。《素问·宝命全形论篇》中说："土得木而达"，仲景言"见肝之病，知肝传脾"。肝之疏泄功能正常，则脾胃气机升降相因、平衡协调；反之，肝失疏泄，则脾失健运。《血证论》曰："木之性主于疏泄，食气入胃，全赖肝木之疏泄，而水谷乃化。设肝之清阳不升，则不能疏泄水谷，渗泄中满之症在所难免。"临床见肝气横逆犯脾（肝木乘脾），多由情志抑郁、肝气郁结，横犯于脾所致。主症为痛泻、腹胀、矢气或嗳气、胸胁胀痛、痞闷不舒、纳谷不香等。肝气横逆犯胃（肝木犯胃），多由情绪急躁、肝气旺盛所致。可见胁肋胀痛、胸闷不适、胃脘疼痛、嗳气呃逆、恶心呕吐、泛吐酸水或清水，舌淡苔白或腻者，一般偏寒；泛吐酸水，口苦苔黄或腻者，一般偏热。

③肝病及肺。肝属木，肺属金，肺居上焦而主气，并借肝之疏泄得以正常宣降。肝气左阳升发，肺气右阴肃降。《知医必辨》中云："肝气一动……上而侮肺，肺属金，原以制肝木，而肝气太旺，不受金制，反来侮金，致肺之清肃不行而呛咳不已，所谓木击金鸣也。"汪昂《医方集解》中亦云："肝者，将军之官，肝火上逆，灼心肺，故咳嗽痰血也。"此皆言肝气冲逆犯肺引发咳嗽诸症，《素问·咳论》将其称之为"肝咳"。肝气（火）上逆犯肺（木火刑金），多由肝郁不达，气郁化火而上逆犯肺。其证为胸胁刺痛，咳引痛甚，咳嗽阵作，痰粘难咯，或咳吐鲜血，兼有烦热，舌红苔黄，脉象弦数。

④肝病及肾。肝肾之间有"肝肾同源"或"乙癸同源"之称。其一，肝藏血，肾藏精，精血皆由水谷之精化生和充养，且能互相资生。肾精肝血，一荣俱荣，一损俱损，肝阴不足，损及肾阴，阴虚火旺，相火妄动，出现眩晕、头痛、耳鸣、腰膝酸软、阳痿等症。其二，肝主疏泄、肾主封藏，"疏泄太过，封藏失职，梦遗时作，小便余沥（《吴中珍本医集四种》）"。

⑤肝病致冲任失调。冲任二脉同起于胞宫，肝脉环绕阴器，肝气郁结，则会影响冲任二脉主胞宫行经、养胎等生理功能，气滞则血滞，可引起月经后期、痛经、闭经、经前乳胀，或因郁久化热化火，出现月经先期、月经过多、崩漏、经行吐衄等。可按月经不调分别论治。

⑥肝病致男子生殖功能失常。肝主疏泄与肾主闭藏相协调，调节男子精室开合。若肝气郁结，则精室不能正常开合，临床可见不射精、遗精等证。

（3）产生变证：

①气滞血瘀：肝气郁久，血随气滞，瘀阻经络、脏器而结成癥块。其证可见胁肋刺痛，胀痛不适，甚则坚硬有形之征，面色萎黄或晦暗甚则面色黧黑，舌有紫斑。正如叶天士所云："久病入络入血。"

②气郁化火：肝气郁久则化火，朱丹溪说："气有余便是火。"临床所见，气郁化火有其一定的特点：一为火性上炎；二为病情急躁；三为"肝火燔灼，游行三焦，一身上下皆能为病"。其证在上则头痛剧烈，面红目赤，口苦耳鸣；在中则烦渴善饥，呕吐苦水或酸水；在下则小便淋痛，大便秘结或干燥。火邪扰神，可见烦躁不安，痉厥；火邪迫血，可见咯血、咳血、尿血、便血等。

③肝阴不足：气郁化火，消灼肝阴。其证头晕目眩，耳鸣，面部烘热，手足心热，舌红少津，胁部胀痛等。

④肝血不足：肝郁日久，阴血暗耗，或肝气太旺，迫血妄行所致。其证可见面色萎黄，唇白舌淡，脉象细弱。兼有头晕失眠，为血不养肝；兼有眼花目涩，为肝血不能上荣于目；兼有筋脉拘挛，肢体麻木，为血不养筋；妇女兼有经少、经闭或崩漏，为冲任失调。

3. 内伤杂症，以肝为主

肝五行属木，通于春气，肝主升发、性喜条达而恶抑郁，主筋，其华在爪，为罢极之本，藏血而舍魂。"肝者，贯阴阳，统血气，居贞元之间，握升降之枢者也"；

"世谓脾为升降之本，非也，脾者，升降所由之径也；肝者，升降发始之根也"，肝与五脏在生理上和病理上关系密切，通过经络、气血、五行、七情等多种因素相互影响。正如《知医必辨》云："五脏之病，肝气居多。"清·吴东旸《医学求是》称："肝为五脏之贼。"清·黄元御《四圣心源》："故风木者，五脏之贼，百病之长。凡病之起，无不因于木气之郁。以肝木主生，而人之生气不足者十常八九，木气抑郁而不生，是以病也。"于志强教授在从事临床40余年的经验中，提出"内伤杂症，以肝为主"。

（1）七情内伤，肝当其冲：七情之病由肝起。情志活动分属五脏，虽为心脑元神所统摄，但离不开肝之疏泄，因七情内伤发病的基本环节为气机郁滞。若七情内伤，除直接伤及脏腑外，常影响气机的升降出入，故《素问·举痛论》云："怒则气上，喜则气缓，悲则气消，恐则气下……惊则气乱……思则气结。"气机逆乱，亦可影响于血，使血液运行乖戾，如过怒可使肝气横逆上冲，血随气逆并走于上而气血同病，诚如《素问·生气通天论》所云："大怒则形气绝，而血菀于上，使人薄厥。"《素问·举痛论》亦说："怒则气逆，甚则呕吐及飧泄。"

精神刺激在内伤杂病中具有先导作用，"内伤之病皆先由喜怒悲忧恐……而后胃气不行，劳役饮食不节继之，则元气乃伤"（《脾胃论》）。人体"志和气达"，方能脏腑安和，然"志和气达"有赖肝之疏泄决断，若肝气疏泄失常，决断无所，则诸郁生而百病由起，诚如《丹溪心法》所云："气血安和，万病不生，一有怫郁，诸病生焉。"是故情志内伤，多由肝起。且情志之为害，又无不伤肝。"思虑虽能伤脾，但谋虑亦能伤肝；悲哀虽能伤肺，而悲哀动中亦伤魂（肝）；至于郁怒，更无论矣"。在妇科中更是如此，陈筱宝体会：七情所伤，都关乎肝木，妇人之病"以调肝最为要务"。总之，情志为患，肝脏首当其冲。

（2）气血为病，多责于肝：肝失疏泄则诸病生焉，《内经》中早已提出木、火、土、金、水等五气之郁，始以气郁。后世医家多有阐发，如朱丹溪提出气、血、痰、火、湿、食六郁之说，并创立了六郁汤，以治气郁为主。肝失疏泄，气机郁滞，机体气血津液等物质的流通和脏腑功能均受到不同程度的影响，导致以内科为主，各科各系统疾病的产生。

（3）脾胃为病，多缘于肝："脾之用于动，是木气也"。脾胃之病，多缘于肝，疏泄失常则脾失运化之职；相火失温则胃失腐熟之能，而每易为饮食所伤。故《类证治栽》云："诸病多自肝来，以其犯中宫之土，刚性难驯。"

（4）筋司乎动，劳倦伤肝：肝乃罢极之本，主筋。筋司动，赖肝血以养之，肝气以疏之。"饮食入胃，散精于肝，淫气于筋"，若肝血不足则筋失所养，劳倦太过则肝血暗耗。"前阴者，诸筋之所聚也"，故房劳虽能伤肾，然亦伤肝。劳倦内伤总以伤肝为先，而后累及脾胃诸脏而致杂病丛生。

（5）疑难重症，多关乎肝：风、劳、臌、膈素有内科四大疑难重证之称。中风实证多为木郁化火、火盛痰生、痰壅风动；虚证如阴虚动风、血虚生风及阳虚动风皆以肝阴不足或相火虚衰为本。诸劳多生乎情志，《潜斋简效方》云："劳病之因，总缘情志不舒，所谓七情不损，五劳不成者，真至言也。"说明虚劳之疾与肝密切相关。臌、膈二病自不待言。总之，疑难杂症，以肝为本，"凡病之气结、血凝、痰饮、臌胀、痉厥、癫狂、积聚、虚损……皆肝气不能舒畅所致也"（《读医随笔》）。所以肝为"五脏之贼，百病之长"，《素问·举痛论》载："百病生于气也。"《医学八法》载："诸病多生于肝。"《医碥》载："百病生于郁……郁而不舒，则皆肝相病矣。"

当代名医岳美中先生亦说："中医所称之肝，其生理复杂，其病理亦头绪纷繁"，所以有"肝为五脏之贼"、"肝病如邪"等说法，而临床所见杂病中，因"肝病致病"者十居六七。在病理状态下，肝病最易影响它脏，正如《知医必辨·论肝气》载："人之五脏，惟肝易动难静。其它脏有病，不过自病，亦或言及别脏乃病而克失常所致。惟肝一病，即延及它脏……五脏之病，肝气居多，而妇人尤甚。治病能治肝气，思过半矣。"亦有"肝病繁多，为万病之贼"之说。故清·周学海《读书随笔》："医者善于调肝，乃善治百病。"清·王旭高亦认为："肝病最杂而治法最广。"

（二）五脏相生，气化相连

在中医学中，五脏联系的思想源远流长，如《素问·玉机真脏论》曰："五脏相通，移皆有次"，明确提出了脏腑之间的相互关系，五脏协调就是正常的生理状态，反之就是病理状态，但作为一个理论学说的"五脏相关"，则是由近贤邓铁涛教授创立的，认为五脏之间是相互影响相互联系的。

何梦瑶认为五脏相互之间的关系，需从气机角度去理解，在其著作中有"五脏生克，须实从气机病情讲明，若徒作五行套语，茫然不知的，实多致错误……诚能触类引伸，则五脏互相关系之故，无不了然矣"，"饮食入胃，脾为营运其精英之气，虽曰周布诸脏，实先上输于肺，肺先受其益，是为脾土生肺金。肺受脾之益，则气愈旺，化水下降，泽及百体，是为肺金生肾水。肾受肺之生，则水愈足，为命门之火所蒸，化气上升，肝先受其益，是为肾水生肝木。肝受肾之益，则气愈旺，上资心阳，发为光明，是为肝木生心火。脾之所以能运化饮食者，气也。气寒则凝滞而不行，得心火以温之，乃健运而不息，是为心火生脾土，此五脏相生之气机也"的记载，意在表明五脏相关，气化相连的道理。

明确提出"肝主气化"的医家是张锡纯，他认为关系人一身要紧者是气化，而关系气化最重要的又是肝脏，肝脏通过以下三个方面主持气化：一是通过升发元气，形成大气而作用于全身，"人之元气自肾达肝，且肝达于胸中，为大气之根本"，肝为"气化之始"；二是通过疏通气机，交通心肾，沟通先后天而实现主持全身气化的功能，"肝气能上达，故能助心气之宣通；肝气能下达，故能助肾气之疏泄"；三是肝主气化依赖脾胃相助，"肝胆之用，实能与脾胃相助为理"。气化大致表现为两个方面：一方面通过脏腑经络的生理功能表现出来，各脏腑的功能亦即各自气化作用的表现；另一方面气化作用还表现在脏腑之间的相互作用，密切配合，共同完成某一项生理功能。气化学说是建立在阴阳五行学说、藏象学说、精气神、三焦、气血津液、经络学说等一系列理论、概念之上的学说，肝在其中扮演了关键角色。

肝是人体重要的脏器，《素问·灵兰秘典论》曰："肝者，将军之官，谋虑出焉。"肝主疏泄和主藏血是肝的两大生理功能，决定了肝与其他脏腑有密切的联系。肝与肺的关系，主要体现在调节气机方面；肝与心的关系，主要体现在血液的运行和神志活动方面；肝脾两脏的关系首先在于肝的疏泄功能和脾的运化功能之间的相互影响，其次在血的生成、贮藏及运行等方面亦有密切联系；肝与肾之间有"肝肾同源"之说，实际上是精和血之间存在着相互资生和转化的关系，另外，肝主疏泄和肾主封藏之间亦存在着相互制约、相辅相成的关系。综上，肝的生理病理在生命活动中起到重要作用，许多疾病都和肝脏有关。

（三）燮理气机，令其冲和

中医理论是医家根据自身的文化及医学知识背景，在不断的临床实践中思辨的产物。随着时代的进步，诸多医家在不同的历史阶段不断创立、补充、完善和发展着相应的中医理论，逐步形成了各自的学术观点。脏腑气机升降出入为人体生化之机，肝与其它脏腑、器官、经络密切相关，相互联系、依存、制约和促进。肝不能发挥正常的生理功能，则升降郁滞，气血违和，会影响其它脏器，由此而产生了人体的生理病理现象，引发很多疾病，故曰"肝为五脏之贼"。肝为五脏之贼，主要是因为肝主疏泄，对全身气机的调节起着关键的作用。《张氏医通》指出："肝藏升发之气，生气旺则五脏环周，生气阻则五脏留著。"肝主疏泄的功能正常，则气机调畅，气血津液流通顺畅，经脉通畅，脏腑器官的功能活动就能保持协调，从而维持机体正常的功能。如肝失疏泄，导致气机郁滞，不但表现为肝气郁结和肝气上逆等肝脏本身的病变，而且影响气的运动，导致血液运行失常，出现血瘀或者出血；影响肺脾肾和三焦的气化功能，导致津液的代谢障碍，凝聚成痰或者发为水肿，而见梅核气、瘿瘤、臌胀、瘰疬等。清·林佩琴曰："肝木性升散，不受遏郁，郁则经气逆，为嗳，为胀，为呕吐，为暴怒胁痛，为胸满不食，为飧泄，为疝，皆肝气横决也"（出自《类证治裁·肝气肝火肝风论治》）。肝为五脏之贼指的是肝脏为病，不但表现为本脏的病变，而且影响其他脏腑，使其他脏腑也出现病变。《知医必辨》曰："人之五脏，惟肝易动难静。其他脏有病，不过自病……惟肝，一病即延及他脏。"治疗上把握肝的生理关键，可以治疗上述疾病，起到事半功倍的效果，尤其对很多用常法治疗无效的杂症，应用从肝论治的方法会取得很好的疗效。因此，疏理气机是其主要治则。肝属木，其应于春，通过五行生克制化与其它脏腑相联系，肝经循行全身，主一身之气机，所以肝的生理功能出现异常则会导致他脏功能出现异常，很多肝脏本经疾病或者相关的脏腑疾病都能从肝论治，如心血管疾病、呼吸系统疾病、血液系统疾病、精神方面疾病及亚健康疾病等等，这为杂病从肝论治提供了理论基础。故临床上很多现代疾病因肝贼所犯，治疗上从肝论治，往往收到较好的疗效。"郁者达之"是《内经》中治郁的基本思想，元·朱丹溪的肝主疏泄学说充实完善了《内经》"木喜条达"之论，清·叶天士认为"肝为刚肝，非柔润不能调和"，故提出"息风和阳必用柔缓"，"缓肝之急以熄风，滋肾之液以驱热"的治疗大法，至今依然广泛应用，影响深远。

　　于志强教授从医40余年，上溯岐黄之道，下逮诸家之说，推崇"气机升降"学说，认为"百病生于郁"，治疗之第一要务以恢复人体气机升降出入为先。在内科杂病方面，深受朱丹溪及王旭高两位大家之影响，朱丹溪认为："气血冲和，万病不生，一有怫郁，诸病生焉。故人身诸病，多生于郁。"创立"六郁"学说，六郁间常互相影响，其中以"气郁"为先。清代医家王旭高擅长内科，尤以肝病论治杂病著称于医林，创肝气、肝风、肝火三纲论治体系，据其"侮脾乘胃，冲心犯肺，夹寒夹痰，本虚标实，种种不同"的病理表现，进行辨证施治，订立"治肝三十法"。治肝气有：疏肝理气、疏肝通络、柔肝、缓肝、培土泄木、泄肝和胃、泄肝、抑肝、散肝9法；肝风有熄风和阳、熄风潜阳、培土宁风、养肝、暖土御寒风、平肝、搜肝7法；肝火有清肝、泻肝、清金制木、泻子、补母、化肝、温肝7法。另有补肝、镇肝、敛肝3法，无论肝气、肝风、肝火皆可相机参用；末为补肝阴、补肝阳、补肝血、补肝气4法。法下举证，证后列方药，言简义到，法备用宏，对后世影响深远。在治疗上，《证治汇补·郁证》提出："郁病虽多，皆因气不周流，法当顺气为先。"《医方论·越鞠丸》中亦说："凡郁病必先气病，气得流通，郁于何有？"可见，"郁证"的发生与人体内气机升降出入失调有密切关系。临证时，于志强教授受《素问·藏气法时论》基于天人相应思想提出的"肝苦急，急食甘以缓之"以及"肝欲散，急食辛以散之"和"用辛补之，酸泻之"的治肝三大法则之影响，结合《素问·至真要大论》所指出的"高者抑之，下者举之""疏其气血，令其调达，而致和平"升降平衡理论，按其不同病机，各立治法，以复其生理常态。他继承了朱、王两位医家临证之精华，提出内科杂病"从肝论治"，意在恢复气机升降之序，使人体阴阳气血调和，病症自愈。

（杜武勋、王智先、刘岩石）

第三章 临床诊疗经验

于志强教授认为中医治病重在辨证论治，识证是治疗的关键。"证"是中医分析诊断疾病，遣方用药的基础，是获得疗效的前提，"方"是中医治疗疾病的主要手段，中医通过辨证、立法、遣方、用药，诊查疾病，获取疗效。于教授门诊不分科，他认为，无论内外妇儿，医理贯通，治病用药，贵在立法，而法的确立来自辨证，理法方药得宜，则药到病除。治疗内科杂病，推崇朱丹溪、王旭高；外感热病则服膺叶天士、吴鞠通。临床治疗提倡遵经而不泥古，师法而不拘方，尝谓"用药如用兵，有攻有守，知常达变，贵在灵活，化裁在我，惟求取胜"。并采撷历代各家学派之长，如刘河间之寒凉，张子和之攻下，朱丹溪之滋阴，李东垣之温阳，融众长于一炉，以补仲景之未备，开后学之法门。他在继承前贤基础上，更有发挥，学思相济，融会贯通，精辨善治，屡起沉疴。其平素所治内科病例多疑难杂症，于教授秉承"郁滞论"思想，从郁立论，指出气机升降出入失调、气血阻滞、脏腑不和为基本病机，从肝论治是主要治法，故处方用药，每获良效。

在人体的心、肝、脾、肺、肾五大系统中，肝居五脏之中，与心、脾、肺、肾互相依存、互相制约，具有主疏泄和主藏血两大生理功能，这决定了肝与其他脏腑有密切的联系。肝与肺的关系，主要体现于气机的调节方面；肝与心的关系，主要体现在血液的运行和神志活动方面；肝脾两脏的关系首先在于肝的疏泄功能和脾的运化功能之间的相互影响，其次在血的生成、贮藏及运行等方面亦有密切联系；肝与肾之间有"肝肾同源"之说，实际上是精和血之间存在着相互滋生和转化的关系。另外，肝主疏泄和肾主封藏之间亦存在着相互制约、相辅相成的关系。肝主一身之气机，其生理功能出现异常则会导致他脏功能出现异常，故其他脏腑病证从肝论治具有非常重要的意义。在临床治疗过程中，我们要注意调节肝的疏泄和藏血两大功能，维持人体气血阴阳的平衡。

肝是人体重要的脏器，《素问·灵兰秘典论》曰："肝者，将军之官，谋虑出焉。"所谓将军者，安内攘外之武官，谋虑者，神志活动之作用，肝之为用大，可知矣。中医所说"肝为五脏之贼"是指肝的病理变化特点。然情志之伤，常致肝郁，进而气机逆乱，作胀作痛，生湿生痰，化火化风，为积为聚，亦寒亦热，易虚易实。何堪病势所趋，上冲巅顶，下流阴股，中犯脾胃，横窜经络，深入血分，旁及奇经，肝之为害亦甚矣！

关于从肝论治，历代医家对其论述颇丰，早在《内经》中就提出了"肝升肺降"学说，以及"肝欲酸"，"肝苦急，急食甘以缓之"，"肝欲散，急食辛以散之，用辛补之，酸泻之"的治肝三原则；东汉张仲景基于六经传变之规律，提出"见肝之病，知肝传脾，当先实脾"的未病先防理念；近代张山雷依据"乙癸同源"力推"肾肝同治"等等，遣方用药尊《内经》"凡火所居，其有结聚敛伏者，不宜蔽遏，故当因其势而解之、散之、升之、扬之，如开其窗，如揭其被，皆谓之发，非独止于汗也"之旨，明确指出了治疗郁滞之证的关键是从肝论治，不论何法，能开其郁结者，皆是治郁之法，为后世治肝诸法的形成奠定了基础。

于志强教授数十年来悉心学习和研讨中医理论和各家学术思想，汲取其精华融汇于临床实践，继承创新，发扬光大。他受《内经》"五郁"和朱丹溪"六郁"说及"肝为五脏六腑之贼"的学术思想影响，加以"脏腑相关学说"和"经络辨证"的理论，遵循《内经》"谨和阴阳，以平为期"的要旨，博采众长，勇于创新。他认为肝在内伤杂病中具有先导的作用，可谓"一有怫郁，百变丛生"。临床上很多现代疾病因肝贼所犯，治疗上从肝论治，往往收到较好的疗效。因此，于教授在临证上一直主张"内伤杂病以开郁为先务""内伤杂病从肝论治"，遵循王旭高先生"治肝十法"，以肝气、肝风、肝火辨之，且存挟寒、挟痰、挟瘀之兼证，治疗上多将疏肝、柔肝、泄肝、抑肝、化肝、温肝、补肝、敛肝、镇肝等多种疗法，运用于临床治疗心血管疾病、内分泌疾病以及内科疑难杂症中，每起沉疴，取得较好的疗效。

一、冠心病从肝论治

在心系疾病中，心为君主之官，主血脉，藏神；肝为将军之官，主疏泄，藏血，二者关系密切。肝气条达，气血调畅则心脉流通，心神怡和；若情志不遂，肝失条达，气滞血瘀则心脉瘀阻，可引发胸痛心痛；若肝血不足，血不养心则心虚胆怯，悸动不宁；若肝胆郁热或肝阳化火，邪热扰心，亦发心悸心痛；若五志过极，痰火上扰，则心悸、胸痛、眩晕诸症旋即可见。吴昆在其著作《黄帝内经素问吴注》中谈到："肝为心之母，肝病则心失养，心失养则神不守舍。"由此可见，肝之病变，多可累及于心，发为心病。正如徐用诚所说："肝气通则心气和，肝气滞则心气乏，此心病先求于肝，清其源也。"肝心为母子之脏，正如《杂病广要·惊悸》云："有因怒气伤肝，有因惊气入胆，母能令子虚，因而心血不足，又或嗜欲繁冗，思想无穷，则心神耗散而心君不宁，此其所以又从肝胆出治也。"心肝生理上的相关性决定了二者在病理变化中相互影响，心肝两脏通过经络、气血、五行、七情等多种因素相互影响，因而"从肝论治"是临床论治心系疾病的重要治疗原则。

心居上焦，在经络的联系上，足少阳胆经、足太阳膀胱经、足厥阴肝经与手少阴心经均交于心中。《灵枢经·经别》篇指出，足太阳之别脉"当心入散"，足少阳之别脉"贯心以上挟咽"。是篇还提出，手太阳之别脉"入腋走心"，手少阳之别脉"散于胸中"。《灵枢经·经脉》篇提出，手太阳之脉"入缺盆，络心"，手少阳之脉"入缺盆，布膻中，散络心包"；足少阳之脉"下胸中，贯膈"。可见太阳、少阳经脉，与心有着密切关系。故太阳、少阳之病，在某种条件下可以影响心脏；反之，心病在某种条件下，亦可影响太阳、少阳。《灵枢·经脉》云："三焦手少阳之脉……入缺盆，布膻中，散络心包，贯膈……""胆足少阳之脉……合缺盆，以下胸中，贯膈……"可见少阳经在经脉循行上与心胸密切相关。故邪犯少阳，致使少阳胆经失和并三焦不得宣通，"少阳升发之气不能输布于心而病作"（屠道和《医学六种》），可见胸满、胸痛、心下悸、心烦、胁肋胀满等症状。《医学心悟·胸痛》曰："少阳胆经受病，亦令胸痛。此邪气初传入里，而未深入于里，故胸痛也。"

少阳之枢，通过调节气的升降出入来调畅身之气化，外可达阳于腠理以抵御外邪，内可通利胆与三焦。另外，唐荣川在《血证论》中提出少阳为营卫之枢机，在营卫气血的运行中起重要作用。少阳枢机不利，则外行腠理抗邪、疏利胆与三焦、协调营卫运行的功能均受影响。邪犯少阳，心气不畅，心失所主，可发为胸痹心悸。少阳枢机不利，心气不能达阳于腠理，阴寒之邪趁虚侵袭，寒凝气滞血瘀；少阳枢机不利，不能疏利胆与三焦，必然会出现气机郁滞和水道不畅，津停生痰，阻碍血液运行，致气血瘀滞，或痰瘀互阻；少阳枢机不利，营卫运行不相协调，血脉运行失常，均可导致胸阳失展，心脉痹阻，发为胸痹。

正如明代医家赵献可在《医贯》中云："凡脾、肾、肝、胆……各有一系，系于心包络之旁，以通于心。"这表明，心与五脏在生理上是通过经络而相互联系的。反之，心与五脏在病理上也是通过经络相互影响的。正如《素问·脏气法时论篇》中云:"心病者,胸中痛,胁支满,胁下痛,膺背肩胛间痛,两臂内痛。"而以上这些描述心绞痛所涉及的部位,也正是肝、胆经络循行之处。所以,少阳气机不舒,肝胆疏泄失常,必致肝郁气滞,郁久又必由气及血,从而形成气血痹阻心胸之局面,而发胸痹之痛。故《诸病源候论》中指出:"手少阳之脉,起小指次指之端,上循入缺盆,布膻中,散络心包……邪气迫于心络,心气不得宣畅,故烦满乍上攻于胸,或下行于胁,故烦满而又胸胁痛也。"阐明了胸痹心痛的典型症候和与肝胆息息相关的病因病机。

(一)从肝论治的依据

1. 心肝的经络相通是冠心病发病的依据

心在胸膈之上,肝在胸膈之下,二者在解剖部位上十分邻近。而在经络的联系上,足厥阴肝经与手少阴心经、手厥阴心包经均交汇于心中。正如赵献可在《医贯》中云:"凡脾、胃、肝、胆……各有一系,系于心包络之旁,以通于心。"这说明,心与肝在生理上是通过经络而相互联系的。反之,心与肝在病理上也是通过经络相互影响的。正如《素问·脏气法时论篇》中云:"心病者,胸中痛,胁支满,胁下痛,膺背肩胛间痛,两臂内痛。"而以上描述这些心绞痛所涉及的部位,也是肝、胆经络循行之处。所以说,肝胆疏泄失常,必由气及血,从而形成气血痹阻心胸之局面,而发胸痹心痛。

2. 五行相生关系的传变是冠心病发病的病理基础

五行学说可以说明在病理情况下脏腑间的相互影响,即本脏之病可传至他脏,他脏之病也可传至本脏,这种病理上的相互影响称之为传变。脏腑间的传变,可分为相生关系、相克关系的传变。相生关系传变包括"母病及子"、"子病及母"两个方面;相克关系传变包括"相乘"、"相侮"两个方面。具体到肝与心两脏,肝为东方木,木能生火,故肝为母脏;心为南方火,木能生火,故心为子脏。若肝病及心,即是母病及子;若心病及肝,即是子病及母。

3. 肝失疏泄是冠心病的发病根本

肝主疏泄,疏即疏通,泄即发散。所谓肝主疏泄,主要是指肝具有疏通全身气机,调和气血运行,推动津液输布之作用。若肝的疏泄功能正常,则人体气血津液运行输布畅通无阻,经络通利,脏腑功能和调;反之,若肝失疏泄则变证丛生,而发胸痹心痛。因此，肝失疏泄是冠心病发病的根本原因。也可以初步认为，"肝为起病之源，心为传病之所"。

4. 情志失调是冠心病发病的主要因素

在冠心病心绞痛的发病过程中，情志失调，过于劳累，饮食过饱，气候变化（寒冷）是本病的4种诱发因素。情志因素致病占重要地位。正如沈金鳌在《杂病源流犀烛·心病源流》中云："七情之由作心痛。"又认为七情除"喜之气能散外，余皆足令心气郁结而痛也"。

（二）冠心病从肝论治五法

1. 疏肝理气活血化瘀法

主要针对情志不遂，郁怒伤肝，肝木失于条达之性，气机不畅，心脉瘀阻所致的胸痹心痛。临床上以心胸闷痛或刺痛，痛有定处，伴两胁肋胀痛，善太息，或脘腹胀满，得嗳气、矢气则舒，舌质黯或有瘀斑，舌苔薄白，脉弦或弦涩为主候。常用药物有柴胡、川芎、延胡索、郁金、枳壳、桔梗、牛膝、三七粉等。血瘀明显加水蛭、血竭粉以增活血化瘀之力；木郁克土，证见纳呆、腹胀明显，酌加莱菔子、厚朴以增理气消胀之功。

2. 清肝泄热化痰行痹法

主要针对肝郁日久或暴怒伤肝，化热化火，肝木亢盛，横逆中州，脾土失于健运，痰浊内生，肝热与痰浊互结，阻闭心脉而致的胸痹心痛。临床以心胸闷痛或灼痛，痰多而粘，口干口苦，心烦易怒，恶心呕吐，舌质红苔黄腻，脉弦滑或滑数为主候。常用药物有黄连、半夏、瓜蒌、夏枯草、生山栀、天竺黄、竹茹、石菖蒲、郁金、地龙等。肝火上炎，证见面红目赤，口苦易怒明显，酌加龙胆草清肝泻火；兼见大便秘结，可酌加生大黄以泻郁火而通大便。

3. 平肝滋阴活血通络法

主要针对肝气郁结日久，耗气伤阴，肝阴不足，肝风内动，夹瘀血闭阻心脉所致的胸痹心痛。临床以心胸隐痛，烦郁不安，时作时止，头晕目眩，手足麻木，口干咽干，舌质黯红或见瘀点、瘀斑，舌苔少且干，脉弦细或弦细数为主候。常用药物有沙参、麦冬、玉竹、黄精、丹参、檀香、砂仁、三七粉、川楝子、水蛭、天麻、钩藤等。头胀头痛明显，加川芎、菊花以疏风活血、行气止痛；眩晕耳鸣明显，酌加磁朱丸以平肝潜阳。

4. 养血柔肝宁心复脉法

主要针对肝之阴血不足，心脉失于濡养所致的胸痹心痛。临床以心胸隐痛，遇劳则发，面色少华，心悸乏力，易惊善恐，失眠多梦，舌淡黯苔薄白，脉弦细结代为主候。常用药物有当归、白芍、何首乌、紫河车、枸杞子、炒枣仁、茯神、炙甘草、川芎、柏子仁等。气短自汗、腹胀便溏，加黄芪、党参、炒白术以益气健脾；腰酸足软，肾阴不足，加熟地、鹿角胶、怀牛膝以滋补肾阴；水不行舟，大便秘结，加玄参、生地、郁李仁、肉苁蓉以润肠通便。

5. 温经散寒暖肝通脉法

主要针对肝阳不足，寒邪凝滞，心脉拘挛，血脉瘀阻所致的胸痹心痛。临床以心胸疼痛剧烈，心痛彻背或连及两胁，手足欠温，喜温喜按，舌淡黯苔薄白，脉沉迟或弦紧为主候。常用药物有巴戟肉、桂枝、吴萸、细辛、沉香、荜茇等。心胸剧痛明显，冷汗出，宜立即含服苏合香丸，以温开心脉；心肾阳虚，水饮内停，上凌心肺，证见喘促不卧，宜加葶苈子、椒目、大枣以泻肺平喘。

现代中医学认为胸痹心痛的主要病机为心脉瘀阻，其治疗从之于心。但从冠心病心绞痛时发时止的临床特点看，它更符合"风病"的表现，而肝为风木之脏，"风气通于肝"，因此其发病与肝的关系更为密切。其一，从五行关系看，肝属木，心属火，木能生火，系母子关系，正常情况下肝木可济心火。若肝木虚损，则可累及子；若肝木邪盛，则可乘其子，从而引起心之不足或有余之证。其二，从气血调节方面看，肝藏血，主疏泄，心主血脉。心血运行正常与否，取决于肝藏血和疏泄功能，若肝有所藏，调节血量功能正常，疏泄条达，则气血运行通畅，血脉充盈，而心方有所主。《血证论》说："以肝属木，木气冲和调达，不致遏郁，则血脉通畅。"若肝气（阳）血（阴）不足或肝经邪盛，则肝藏血及疏泄功能失常，气血运行不畅，致心脉失养或瘀阻而引起胸痹心痛，这与现代医学对冠心病心绞痛的认识——供需平衡失调理论不谋而合。肝与心在生理上互相联系，在病理上互相影响，可以认为，冠心病心绞痛其病在心，而其治在肝，因此从肝论治更能体现中医学的整体观念和辨证论治原则。

用药方面遵循《素问·藏气法时论》提出的"肝欲散，急食辛以散之，用辛补之，酸泻之"的原则，注重辛散或辛润祛风药及虫类搜风药的应用，这些药物大多入肝经，具有祛风、疏肝、通络之功能。现代药理研究表明，多数祛风药、虫类药具有扩冠、扩张外周血管、降压降脂、改善微循环、改善神经体液调节、减轻血液粘滞以及抗炎、抗凝、抗血栓形成等作用，合理选用，可明显提高疗效。

另外，一些冠心病患者在辨证上痰瘀互结证候较多。根据临床资料，结合痰瘀本质进行分析，认为痰瘀既是本病病因，也是本病演变中的病理产物。气血津液为饮食所化，属生命活动的能源。若运行失常，必凝滞内蓄，变为机体有害物质，故有阴液化浊之说。若为形体肥胖，痰浊内盛之体，久则痰浊瘀滞，心脉瘀阻，而致胸痹心痛。而究其痰瘀生成之本，亦与肝之功能异常密切相关。盖因脏腑之功能活动，实赖于气之升降出入运动，若气之升降出入失调，则脏腑功能失常，气血津液代谢障碍，水津停滞而为痰饮，血络不通而为血瘀。而肝的生理特点是主升、主动，这对于气机的疏通、畅达、升发起到关键性的作用。因此，肝的疏泄功能是否正常，对于气的升降出入之间的平衡协调至关重要。肝的疏泄功能正常，则气机调畅，气血和调，水道通畅，经络通利，脏腑、器官等的活动也就正常和调。反之，若情志不遂，疏泄失职，脾胃受制则水津不节，气机郁滞，血络不行，聚湿生痰，气滞成瘀，痰瘀互结，而发胸痹。同样心胸痹阻也能导致痰瘀形成。心主血脉，司循环，因津血同源，故对津液运行也有调节作用。冠心病演变过程中，由于心脉瘀阻，心力不足，津液输布必受影响，致水湿内停，由此蕴化痰浊。冠心病人心血不畅，心神不安，睡眠不佳，煎熬津液，可灼津为痰。故冠心病人有寐差、胸憋痰黏之证。痰可致瘀，瘀可生痰。"津血同源，痰瘀相关"，"痰夹瘀血，遂成窠囊"，"瘀血既久，化为痰水"。《明医杂著》亦云"若血浊气滞则凝聚而为痰，气虚死血痰饮为言"，明确提出了痰瘀相关论。痰属阴，为体内之浊，但当痰浊犯心，必致心脉凝滞，心窍受阻，心脉不畅而产生瘀血证。脾为生痰之源，历来是中医的共识，但心脉瘀阻，瘀血生痰，在临床中也屡见不鲜。因瘀生于血，痰生于津，而津血同源，故血瘀可导致津变，这是瘀血生痰的关键病机。临床中也证实，瘀血内阻可影响津液输布，出现津凝为痰之患，痰郁日久最易化热，加之肝郁化热，故临床上痰热瘀阻型胸痹最为常见。

（三）冠心病辨证处方

于志强教授依此创立"冠心煎"系列方剂，临床应用，每有良效。

冠心煎Ⅰ号：主要针对情志不遂，郁怒伤肝，肝木失于条达，气机不畅，心脉瘀阻所致"气滞血瘀型"胸痹心痛。临床以心胸闷痛或刺痛，痛无定处或固定不移，两胁胀痛，时善太息，或脘腹胀满，得嗳气矢气则舒，舌暗，或有瘀斑，苔薄白，脉弦为主候。治以疏肝理气，活血化瘀。组方：柴胡10g、当归10g、川芎10g、赤芍10g、生地10g、枳壳10g、郁金10g、桔梗10g、牛膝10g、水蛭10g、土元10g、蜈蚣2条。方中赤芍、川芎活血祛瘀，配以当归、生地活血养血，使瘀去而不伤血；柴胡、枳壳、郁金疏肝理气，使气行则血行；牛膝破瘀通经，引瘀血下行；桔梗入肺经，载药上行，使药力达于胸中血府；再加用蜈蚣、水蛭、土元这些虫类药，旨在加强活血祛瘀之功。临床若见胸痛剧烈，酌加乳香、没药、元胡，加强活血理气之功；若心烦懊恼者，加生栀子、豆豉以清热除烦；若见纳呆、腹胀明显，为木郁克土之象，酌加莱菔子、厚朴以增理气消胀之功。

　　冠心煎Ⅱ号：主要针对由于内伤外感等原因而使痰湿内生，久而化热，痰热瘀阻，脉道不通，血行不畅，心脉瘀阻，所致"痰热瘀阻型"胸痹心痛证。临床以心胸灼痛或闷痛，固定不移，恶心欲呕，口黏纳呆，饱食诱发或加重，舌质暗或有瘀斑，苔黄腻，脉弦滑或滑数为主候。治以清热化痰，活血通络。组方：清夏10g、瓜蒌30g、黄连12g、丹参30g、檀香10g、砂仁10g、石菖蒲12g、水蛭10g、土鳖虫10g、蜈蚣2条、陈皮10g。方中小陷胸汤清热化痰，宽胸散结；丹参饮活血化瘀，行气止痛；加陈皮、菖蒲，加强健脾祛痰之功；土鳖虫、水蛭、蜈蚣加强活血化瘀之功。诸药合用，共奏清热化痰，活血通络之效。临床若呕恶明显，酌加竹茹、苏叶加强清热化痰，下气止呕之功；若纳呆明显，酌加山楂、内金以健脾导滞；若兼见心悸躁扰，可加用栀子豉汤，以清热除烦。

　　冠心煎Ⅲ号：主要针对肝郁日久，气阴耗损，血行无力，日久成瘀，心脉瘀阻所致"气阴两虚，瘀血内阻型"胸痹心痛证。临床以心胸隐痛，劳累后加重，伴有头晕目眩，口干口渴，心悸气短，舌暗红少苔，脉弦细或弦细涩为主候。治以益气养阴，活血化瘀。组方：沙参、麦冬、玉竹、黄精、丹参、檀香、砂仁、三七粉、川楝子、水蛭。方中北沙参、麦冬养阴生津；玉竹滋阴润燥，《滇南本草》更称其有"补气血，补中健脾"之功；黄精补气养阴，健脾润肺。上四味，益气养阴，滋其耗伤。丹参饮（丹参、檀香、砂仁）化瘀行气止痛，川楝子舒肝行气止痛，四位合用，治其郁滞。又加三七、水蛭加强活血逐瘀之功。诸药合用，通补兼施，标本兼顾，使邪去而正复。临床若见气虚明显者加西洋参，以加强益气养阴之效；若兼见心烦不寐，可辅以酸枣仁汤，以清热除烦安神；眩晕明显者，加天麻、钩藤、玄参、龟版，以滋阴潜阳。

冠心煎Ⅳ号：主要针对脾肾阳虚，阳气不振，阴寒内聚，湿聚为痰，痰湿痹阻心胸，气血流通不畅而致"心阳不振，痰湿痹阻型"胸痹心痛证。临床证见：心胸隐痛或闷痛，四肢不温，神疲乏力，痰多纳呆。舌胖大而淡，苔白腻，脉沉细。治以健脾化痰，宣阳通痹。组方：瓜蒌30g、薤白10g、桂枝10g、半夏10g、陈皮10g、荜茇10g、茯苓10g、菖蒲12g、蜈蚣2条。方中瓜蒌涤痰散结，开胸通痹；薤白通阳散结，化痰散寒，二者相合，散胸中凝滞之阴寒、化上焦结聚之痰浊、宣胸中阳气以宽胸。桂枝、荜茇通阳温中散寒，二者合用，加强"温化"之功。茯苓健脾化痰，利水渗湿；陈皮理气健脾，燥湿化痰；半夏化湿健脾，三者共杜生痰之源。菖蒲苦燥温通，加强化湿豁痰之效。痰浊日久易瘀血痹阻，故再加蜈蚣活血化瘀。诸药配伍，使胸阳得振，痰浊得消，诸证可除。临床若见肾阳不足明显者，加附子以补肾阳而祛寒邪；若见水饮上凌心肺而至喘促心悸者，加真武汤以温肾阳，化寒饮；若见大汗淋漓，脉微欲绝，急投参附龙牡汤以回阳救逆。

冠心煎Ⅴ号：主要针对先天不足或年老久病，正气不足，气虚推动无力，血行迟缓不畅，心脉瘀阻所致"气虚血瘀型"胸痹心痛证。临床证见：心胸隐痛或刺痛，动则诱发或加重，伴有心悸气短，乏力自汗，舌质胖大且暗，或有瘀点瘀斑，苔薄白，脉虚大无力。治以补气养心，活血化瘀。组方：黄芪30g、太子参30g、当归15g、川芎15g、赤芍10g、地黄10g、桃仁10g、红花10g、水蛭10g、蜈蚣2条。方中黄芪、太子参补中益气、固表敛汗，赤芍、桃仁、红花、川芎活血祛瘀，当归、生地活血养血，水蛭、蜈蚣加强活血祛瘀之功。诸药合用，气血同调，补通结合，标本兼治，其证自愈。临床若兼见汗多，加浮小麦，以敛虚止汗；若兼水肿，酌加车前子、益母草，以加强利水消肿，活血化瘀之功；若兼喘证，则辅以葶苈大枣泻肺汤，以利水平喘；若伴心悸，则加桂枝甘草汤、紫石英，以养心安神定悸。

冠心煎Ⅵ号：针对寒邪直中，寒凝气滞，胸阳不展，血行不畅，心脉瘀阻所致"寒凝心脉型"胸痹心痛证。临床证见：猝然心胸剧痛，心痛彻背，背痛彻心，感寒诱发或加重，心悸气短，手足不温。舌质淡，苔白，脉沉弦。治以驱寒活血，宣痹通阳。组方：桂枝10g、荜茇10g、干姜10g、细辛3g、元胡10g、檀香10g、川芎10g、红花10g、通草10g。方中桂枝温经通脉，助阳化气，散寒止痛；干姜、细辛温中散寒，回阳通脉；三者合用，温通经脉，回阳散寒。党参补中益气，益气以温阳；荜茇温中散寒，下气止痛，二者合用加强益气温阳之功。檀香，《本草备要》称其为"理气要药"，行气散寒止痛；红花，《本草经疏》称其"乃行血之要药"，活血通经、散瘀止痛，二者合用，气血并调，助温阳药通经散寒。再加元胡以增温阳活血止痛之效。诸药合用，共奏驱寒活血，宣痹通阳之功。临床若见心痛剧烈，肢冷汗出者，予苏合香丸含化；胸痛缓解后可选用当归四逆汤加减。

二、高血压病从肝论治

高血压病属中医"眩晕"、"头痛"范畴，其特点为患者眼花或眼前发黑，自觉周围景物旋转或头身动摇，轻者闭目即止，重者如坐舟船，旋转不定，以致不能站立，或伴有恶心呕吐，汗出，甚则昏倒等症状。

（一）对高血压病病因病机的认识

1. 眩晕发病，其本在"肝"

眩晕的病因病机，历代医家说法不一，《内经》"诸风掉眩，皆属于肝""髓海空虚，脑转耳鸣""上虚则眩"。朱丹溪云："无痰不作眩"；张景岳言"无虚不作眩"；唐代孙思邈在《千金要方》中提出风、热、痰致眩；陈修园将眩晕病机概括为风、火、痰、瘀四个字。

于教授认为：高血压病从临床上来看实证居多，虚证次之，实责之于肝，虚责之于肝肾，均与"肝"密切相关。

实证责之于肝，多为风、火、痰、瘀上扰清窍。风为肝风，肝为风木之脏，体阴而用阳，其性刚劲，主动主升，风阳上扰而成眩晕；火为肝火，肝郁化火、肝火上炎、肝阳上亢而致眩晕；痰为风痰、热痰，肝郁气滞，气滞痰阻，郁久化火，肝之火热之邪灼津成痰，痰浊上扰清窍而致眩晕；瘀为血瘀，肝郁气滞，日久则成血瘀，或痰浊中阻，气血运行不畅而致瘀，瘀血日久阻于清窍而致眩晕。可见导致高血压的病理因素均与"肝"密切相关。

虚证责之于肝肾，多为肝肾阴亏或肾精不足所致。《灵枢·海论》云："髓海不足，脑转耳鸣，胫酸眩冒，目无所见，懈怠安卧。"髓海空虚而致眩晕。总之眩晕证多与肝肾有关。另有气血空虚，脑失濡养而致眩晕亦与肝有关，肝旺乘脾，脾虚而致生化乏源，思虑过度亦劳伤心脾，气血生化之源不足，脑失濡养。

2. "因痰致眩"，其本在肝

于志强教授认为临床常见高血压病，除了从"肝肾阴虚、肝阳上亢"立论外，历代医籍对"因痰致眩"的论述也颇多，前人治因痰饮致眩，大多从调理中焦脾胃立法。此为正治之法，如汉代张仲景以痰饮立论，并创用泽泻汤及小半夏加茯苓汤治疗痰饮眩晕。《金匮要略》也有"心下有支饮，其人苦冒眩，泽泻汤主之""卒呕吐，心下痞，膈间有水，眩悸者，小半夏加茯苓汤主之"等关于因痰致眩的记载。但于教授强调，致眩之痰，究其根本，多与肝脏功能失常密切相关，故云"肝亦为生痰之源"。

从痰浊生成来讲，痰饮的产生与脏腑功能失调密切相关，其中，肝功能异常是痰饮生成的重要因素之一。盖因脏腑之功能活动，实赖于气之升降出入运动，若气之升降出入失调，则脏腑功能失常，津液代谢障碍，水津停滞而为痰饮。而肝的生理特点是主升、主动，这对于气机的疏通、畅达、升发起到关键性的作用。因此，肝的疏泄功能是否正常，对于气的升降出入之间的平衡协调至关重要。肝的疏泄功能正常，则气机调畅，气血和调，经络通利，脏腑、器官等的活动也就正常运转。反之，若情志不遂，疏泄失职，脾胃受制则水津不节，聚湿生痰，随气升降，无处不到，无所不至。故于教授强调"肝亦为生痰之源"。

从眩晕之发病来说，"因痰致眩"必夹肝风肝火为患。元代朱丹溪提出"无痰不作眩"，倡导痰火致眩学说，在《丹溪心法》中有云："头眩，痰挟气虚并火，治痰为主，挟补气药及降火药。无痰则不作眩，痰因火动，又有湿痰者，有火痰者。""痰"夹肝风肝火为患方可致眩。《杂病源流犀烛·头痛源流·眩晕》中云："《医鉴》曰：眩晕者，痰因火动也，盖无痰不能作眩，虽因风者，亦必有痰。"眩晕发生多见痰与风相兼为病。

（二）高血压病治疗原则

1. 标实者治肝，本虚者责之肝肾

标实证期重在治肝，以肝风、肝火为主，挟痰挟瘀为辅；虚证后期重在滋阴，以肝肾阴亏为主。在长期临床实践中，于志强教授观察到高血压的临床特点既有亢阳上扰之"上实"的症状，又有阴液亏虚之"下虚"的症状，"肝为风木之脏"、"巅高之

上，唯风可到"。在此理论指导下，并结合眩晕的病机关键"风、火、痰、虚、瘀"五字，遵循《内经》"热壅于内，治以咸寒，佐以苦甘，肝苦急，急食甘以缓之，以酸泻之"之明训，于志强教授匠心独具创立"降压护心煎Ⅰ号"治疗标实证；"降压护心煎Ⅱ号"治疗肝肾阴虚、风阳上扰之眩晕。

2. "因痰致眩"，亦强调从肝论治

因痰致眩者，治疗时应在理脾化痰的同时，兼顾疏肝开郁，清肝熄风，使气机左升右降运行有序。气顺则一身津液亦随气而顺，痰湿内消，水谷精微得通路上乘清窍，而眩晕自停。

（三）高血压病辨证处方

降压护心煎Ⅰ号：针对眩晕之风火痰瘀之标实证而设。临床证见：形体肥胖，头晕目眩，头胀头痛，急躁多怒，心烦口苦，胸闷恶心，耳聋耳鸣，肢体麻木，舌质暗红或有瘀点、瘀斑，脉象弦滑或弦滑数。治以平肝熄风，清热化痰，活血利湿之法。组方：天麻10g、夏枯草12g、苦丁茶10g、羚羊角粉0.3g（冲服）、牛膝15~30g、水蛭10g、胆南星12g、生石决明30g（先煎）、土鳖虫10g、钩藤30g（后下）、乌梅10g。方中天麻、苦丁茶、夏枯草为君。天麻味甘，性平，乃肝经气分之药，《内经·素问》云："诸风掉眩，皆属于肝"，故天麻入厥阴之经，主治眩晕眼黑，头风头痛，肢体麻木且有定悸之功，正如《本草汇言》云："主头风、头痛、头晕虚旋，癫痫强痉，四肢挛急，语言不利，一切中风、风痰。"夏枯草苦、辛、寒，归肝、胆经，功专清肝明目，善于宣泄肝胆木火之郁窒。而苦丁茶味甘，性大寒，入肝、胃、肺经，能清热疏风，清头目，化痰除烦止渴，正如《中国医药大辞典》云："散肝风，清头目……"生石决明、钩藤、牛膝为臣。生石决明咸寒入肝经，平肝潜阳，清肝明目；钩藤甘凉，归肝、心包经，有清热平肝，熄风定惊之功；牛膝味苦酸而性平，入肝、肾二经，善引气血下注而补肝肾。制胆星、水蛭、土鳖虫、乌梅、羚羊角粉为佐。制胆星味苦辛，性温，归肺、肝、脾经，有燥湿化痰，祛风止痉之功，《医学启源》："去上焦痰及头眩晕。"水蛭味咸苦而性平，入肝经血分，功善破血逐瘀；土鳖虫味咸性寒，归肝经，性善走窜，能活血通络；乌梅味酸、涩，性平，《经》曰："热伤气，邪客于胸中，则气上逆而烦满，心为之不安，乌梅味酸，能敛浮热，能吸气归元，故主下气，除热烦满及安心也……酸能敛虚火，化津液。"同时又具有酸泻肝木

的作用。羚羊角粉咸寒质重，入肝经，善能清泄肝热，平肝熄风。全方合用共奏泻火熄风，活血通络，平肝潜阳之功。

临床若见肢体麻木明显者，加桑枝 30g、姜黄 12g、豨莶草 15~30g、蜈蚣 2 条，以增加活血通络之功。若肝火亢盛明显证见白睛红赤，加青黛 3~6g、黄芩 10g 以增清肝泻火之力。若见口臭、便秘、苔黄腻，酌情加生大黄 6~10g 以通腑泄热。若心烦不得眠明显者，可酌情加酸枣仁 50g、知母 12g 以清心除烦安眠。若证见痰多，恶心欲呕等，酌加黄连 10g、黄芩 10g、竹沥水 20g、苏叶 6g 以清热降逆止呕。

降压护心煎Ⅱ号：针对肝肾阴虚，虚阳上扰之眩晕证而设。临床证见：头目眩晕，两目干涩，腰膝酸软，面赤口干，心烦少寐，耳鸣或耳聋，肢体麻木或肢体震颤，舌质暗红少苔，脉象弦细或弦细数。治以滋补肝肾，平肝潜阳，活血熄风之法。组方：天麻 12g、白芍 15g、玄参 15~30g、制龟版 15g（先煎）、生地黄 15g、旱莲草 15g、牛膝 30g、土鳖虫 10g、水蛭 12g、茺蔚子 12g、钩藤 30g（后下）。方中以制龟版、白芍、玄参为君。制龟版味咸甘而性平，入肝、肾二经，功善滋阴潜阳，补养肾阴，正如《本草通玄》云："龟甲咸平肾经药也，大有补水治火之功。"白芍苦酸微寒，入肝、脾二经，功善养血柔肝，主治厥阴木郁风动之病；玄参味苦咸，入肺、肾二经，功善滋阴降火除烦，并能直入血分而通血瘀，三药合用，补肾柔肝潜阳兼能活血。方中以天麻、钩藤、牛膝三药为臣。天麻味甘性平，乃肝经气分之药，主治头风、头痛、眩晕眼花；钩藤甘凉，归肝、心包经，有清热平肝，熄风定惊之功；牛膝味苦酸而性平，入肝、肾二经，善引气血下注而补肝肾。方中以土鳖虫、水蛭、旱莲草、茺蔚子为佐药。土鳖虫味咸性寒，归肝经，性善走窜，能活血通络；水蛭味苦而性平，入肝经血分，功善破血逐瘀；旱莲草味甘、酸，性寒，归肾、肝经，有养肝益肾，凉血止血之功，《本草纲目》："乌髭发，益肾阴。"茺蔚子味辛微苦，凉肝明目，活血调经，《本草》："主明目益精，除水气。"全方合用，共奏滋肾柔肝，平肝潜阳，活血熄风之功效。

临证若见耳鸣耳聋明显者，加磁石 30g、炒麦芽 12g；若见小便频数者，多加桑螵蛸 30g、薏苡仁 12g、覆盆子 10g，以补肾缩便；若见头痛明显，日久不愈者，原方加蔓荆子 10g、蜈蚣 2 条，活血通络止痛；若大便秘结者，原方加肉苁蓉 15g~30g、郁李仁 30g，补肾润便；若见腰痛明显者，加炒杜仲 15g，壮腰补肾。

于氏半夏白术天麻汤：针对肝风夹痰上扰清窍所致眩晕而设。临床证见：眩晕而见头重如裹，胸闷恶心或时吐痰涎，食少多寐，形体肥胖或兼见口黏，心悸，头痛，舌苔白厚或白腻，脉滑或弦滑。治以燥湿健脾，熄风化痰，降逆和胃之法。组方：半夏 12g、天麻 12g、白术 10g、陈皮 10g、竹茹 10g、枳壳 10g、茯苓 10g、炙甘草 6g、生姜 3 片、大枣 5 枚、代赭石 15g（先煎）。方中以半夏燥湿化痰、降逆止呕，天麻熄风止眩为君。正如李东垣云："足太阴痰厥头痛，非半夏不能疗，眼黑头旋，风虚内作，非天麻不能除。"以白术为臣，燥湿健脾，正如朱丹溪云："治痰法，实脾土，燥脾湿，是治其本。"佐以茯苓健脾渗湿，陈皮理气化痰，竹茹涤痰开郁，枳壳行气化痰，乃"治痰先理气，气行痰自消也"；代赭石下气祛痰，镇肝降逆，姜枣调和脾胃；甘草和中，调和药性。诸药合用，使风熄痰清，眩晕自愈。

临证若见纳呆、腹胀明显者加炒莱菔子 10g，厚朴 10g 以理气消食除胀；若肢体沉重、多寐者，加砂仁、苍术、石菖蒲，醒脾燥湿；若头痛明显者，加止头痛圣药蔓荆子 10g，疏风燥湿止痛。

天茶温胆汤：针对肝火挟痰上扰清窍所致眩晕证而设。临床证见：头晕目眩，头重如裹，头痛且胀，胸闷灼热，恶心呕吐，心悸多惊，口苦溲赤，舌苔黄腻，脉弦滑或滑数。治则：清热化痰，平肝熄风。组方：天麻 10g、陈皮 12g、半夏 10g、竹茹 10g、枳壳 10g、茯苓 10g、生姜 3 片、大枣 2 枚、炙甘草 6g、苦丁茶 10g、夏枯草 12g、黄连 10g、钩藤 30g。方中以黄连温胆汤清热化痰，以天麻、钩藤平肝熄风止眩，以夏枯草、苦丁茶清肝泻火。

临证若见头痛如裂，易怒等肝火亢盛明显者，加羚羊角粉 0.3g、栀子 10g 以增清热泻火之功；若肝阳上亢明显者，证见眩晕，如坐舟车，酌加玳瑁 15g、牛膝 15g 以平肝潜阳、引血下行；若风痰流窜经络，兼见肢体麻木，或如蚁走感者，加姜黄 12g、桑枝 30g、乌梢蛇 12g、蜈蚣 2 条、豨莶草 15g 以增搜风通络之功；若兼见舌质暗，瘀血内停者，酌加土鳖虫 12g、水蛭 12g，痰瘀并治，以增活血化瘀之功，或选用"降压护心煎Ⅰ号"；若以心动悸，脉结代为主者，可选用参英温胆汤（黄连温胆汤＋苦参 10g、紫石英 30g）；若兼失眠严重加半夏、夏枯草，用量各 15g，名二夏汤。方中半夏禀夏气为主，是治疗失眠之佳品；夏枯草至夏则枯，喜阴而恶阳，二药合用，具有交通阴阳之作用，故能起到安神催眠的作用。

加味泽泻汤：针对痰饮内停之眩晕所设。临床证见：头晕目眩，头重头痛，昏昏沉沉，或兼耳鸣，其形如肿，舌体异常胖大且淡，舌苔水滑或白厚，脉沉或弦。治以渗利水饮，健脾祛痰之法。组方：泽泻30g、炒白术12g、茯苓10g、猪苓15g、冬瓜皮15g、枳壳10g、桔梗10g。方中泽泻气味甘淡，生于水中，功专利水饮迅速而下。正如《本草正义》云："泽泻产于水中，气味淡薄，而体质又轻，故最善渗泻水道，专能通利小便。"《长沙药解》亦云："泽泻咸寒渗利，走水府而开闭癃，较之二苓淡渗，更为迅速。"白术气味甘温，培土制水，以防水气下而复上。茯苓、猪苓、冬瓜皮渗湿利水，助泽泻通利水道。枳壳、桔梗，一降一散，一敛一泄，具有升降气机、开郁豁痰、开通水道之功效，符合"治痰先治气"之理论。临证若兼咳喘不得平卧，酌加葶苈子30g、大枣10枚、枳壳30g，以泻肺下气平喘；若兼腹胀中满者，酌加厚朴10g、大腹皮10g，以理气消胀。

三、慢性心力衰竭从肝论治

慢性心力衰竭（chronic heart failure，CHF）是临床常见病、多发病及危重病症，也是大多数心血管疾病的最终归宿及最为主要的死亡原因之一。主要表现为以肺循环和（或）体循环静脉系统瘀血为特征的临床病理生理综合征，在临床上以喘促、乏力和水肿3大症状为主，是各种心脏病的严重阶段。其发病率高，5年存活率与恶性肿瘤相似，随着人口老龄化的到来，慢性心力衰竭已经成为威胁人民群众健康的重大疾病，如何有效地防治慢性心力衰竭，一直是世界医学瞩目的攻关课题。祖国医学中虽然没有慢性心力衰竭病名的记载，但对慢性心衰的认识由来已久，从临床征象来看，其内容散见于中医学喘证、水肿、心悸、怔忡、痰饮等病的描述中，中医药在控制症状、改善预后以及在调整患者机体的免疫功能、减少复发、提高患者生活质量等方面具有独特的疗效和优势，已经获得行业的广泛认可，并得到循证医学的证实。进一步挖掘中医药治疗心衰的潜力，辨清疾病的寒热属性，规范多种辨证分类方法，求同存异，对临床诊断、治疗、选方用药具有重要意义。

（一）病名溯源

古代中医对于心衰的相关探索有着数千年的历史，对类似心衰的最早描述见于《内经》，《素问·藏气法时论》篇有"腹大胫肿，喘咳身重"的证候描述，又如《素问·水热穴论篇》："水病下为胕肿大腹，上为喘呼不得卧者，标本俱病。"《素问·逆调论篇第三十四》："夫不得卧，卧则喘者，是水气客也"；"水在心，心下坚筑，短气，是以身重少气也。"《素问·痹论篇四十三》中有"心胀者，烦心短气，卧不安"、

"脉痹不已，复感外邪，内舍于心……心痹者，脉不通，烦则心下鼓，上气而喘"的论述，就其临床表现而言颇似现在的心力衰竭。汉代张仲景进一步发展了《内经》水气为病的思想，提出了"心水"病名。《金匮要略》称"心水者，其身重而少气，不得卧，烦而躁，其人阴肿"，所描述的证候更接近于现代的心力衰竭，而且这一病名所提示的病机与心力衰竭早期的"心-肾机制"学说较为类似，仲景将其归为痰饮病范畴。痰饮本于《内经》，《素问·经脉别论》曰："饮入于胃，游溢精气，上输于脾，脾气散精，上归于肺，通调水道，下输膀胱，水精四布，五经并行。"此为正常水液运化过程。《金匮要略》继承了《内经》的思想，从脾不"散精"、肺不能"通调水道"、膀胱（肾）不能化气行水，故而"水精"不布、"五经"不行，停积而为痰饮主论，进一步阐述了其病因病机。《痰饮咳嗽病》篇中说："夫病人饮水多，必暴喘满。凡食少饮多，水停心下，甚者则悸，微者短气。"即平素脾阳不振，不能运化水湿，水饮渐积，停于心下，凌心则为悸，影响肺气则为喘满短气。仲景于痰饮形成之机理独发中焦之论，足见其在痰饮的形成中尤其重视脾胃的运化功能。《水气病》篇指出："寸口脉弦而紧，弦则卫气不行，既恶寒，水不沾流，走于肠间"，"少阴脉紧而沉，紧则为痛，沉则为水，小便即难。"指出了肺失宣肃，肾气不化而形成水气病，然水气与痰饮乃同源异流，肺肾功能障碍，引起水液代谢异常，若泛溢周身，则为水肿，若停留于局部则为痰饮，二者可互相转化，相兼为病。在治疗上方剂亦可互相借用。痰饮病包括了痰和饮的病证，痰与饮，异名而同类，稠浊者为痰，清稀者为饮，均由津液水湿停聚而成。痰饮既是致病的重要因素，又是水液代谢的病理产物，一旦在体内形成，则随气之升降，无处不到，可以产生各种各样的病证，故前人有"痰为百病之源"，"百病皆由痰作祟"之说，并且还有"怪病多生于痰"之论。痰饮病的症状多种多样，如心悸，眩晕，咳嗽，水肿，呕吐，卒然昏闷，骨节疼痛等，均可由痰饮所致。后世医家基于"心水"也有颇多论述，《华佗中藏经》云："心有水气，则身肿不得卧，烦躁。"唐代《备急千金要方》云："凡心下有水者，筑之而悸，短气而恐。"宋代《三因方·水肿》云："短气，不得卧，为心水。"综上可见，历代医家提出的心衰相关病名与现代医学意义上的心力衰竭还是存在一定差别的。

（二）病机释义

心主血，肝藏血。人体的血液，生化于脾，贮藏于肝，通过心以运行全身，同时，肝又主疏泄，畅情志，调气机。因此，肝主调节全身之血量，又主调节一身之气机。肝主疏泄，疏，即疏通；泄，即发泄、升发。肝为刚脏，主升、主动，肝的疏泄功能是调畅全身气机，推动血和津液运行的重要环节，"肝藏血，心行之，动则血运行于诸经，人静则血归于肝。肝主血海故也"。阐明了心脏具有主管和推动血液在脉管内运行的功能。肝脏藏血与心脏运血相互作用，协调平衡，以保证机体各组织器官之需。机体的脏腑、经络、器官等的活动，全赖于气的升降出入运动，肝的疏泄功能正常，则气机调畅，气血和调，经络通利，脏腑、器官等活动也就正常和调。血的运行和津液的输布代谢，亦赖于气的升降出入运动，如《血证论》所云："以肝属木，木气冲和调达，不致遏郁，则血脉通畅。"故肝病以气血失和，气血逆乱为基本病理表现，气机逆乱，则水饮、痰浊、瘀血等病理产物相继产生，凡病之气结、血凝、痰饮、浮肿等，皆与肝气不疏有关。"肝受气于心"、"肝藏血，心行之"说明心功能不全的肝血瘀积，主要是心气虚衰不能行血的结果，而心肝瘀血又常常影响心气运行，成为慢性心力衰竭的病因。慢性心力衰竭的基本表现之一是气滞血瘀、水饮痰浊停滞脏腑经隧，临床常见肝脾肿大，胁肋胀满疼痛，脘腹胀闷不舒，唇舌青紫瘀暗，脉象沉涩，短气不足以息，情绪怫郁不舒。对于此类患者，应疏肝活血，调畅气机。水液的输布、排泄都依赖于气机的推动，气机升降正常，气机调匀，心脏正常的节律、频率和心力不受影响，则能维持水液的正常代谢，当气的升降出入运动不畅时，津液的输布和排泄也随之受阻，出现气不行水、气不化水的病理状态，从而水聚成痰、成饮，甚则水泛为肿，出现咳嗽、咳痰、水肿等症。

肝的疏泄功能对于气的升降出入起着调节作用，若肝的疏泄功能减退，气机的疏通和畅达就会受到阻碍，从而形成气机不畅、气机郁结的病理变化，导致血和津液运行障碍，形成瘀血、痰浊、水饮等病理产物，而瘀血、痰浊、水饮则是心力衰竭的重要病理产物，对心力衰竭的发生、发展起着重要作用。

（三）证治规律

心的主要功能是"主血脉"、"藏血脉之气"，使血液在脉管中运行不息，从而供应全身的需要。肝气郁结，疏泄不及，则又可导致血瘀。心力衰竭患者有血流动力学改变，体循环瘀血、肺循环瘀血表现，与肝的疏泄、藏血功能异常有关。肝的主要功用是既能贮藏有形之血，又能疏泄无形之气，慢性心力衰竭以水饮内停和瘀血内阻为主要表现，属于广义上的仲景痰饮病范畴。痰饮病的形成主要与肺脾肾三脏功能失调以及气机失调有关，可夹湿、夹热、夹寒、夹燥、夹风、夹食。治疗大法应长期采用"坚者削之"、"血实宜决之"、"疏其血气，令其调达"等，使其"邪去正自复"，因此临床治疗用药亦各有不同。李中梓《医方集解》说："脾为生痰之源，治痰不理脾胃，非其治也。"张景岳《景岳全书》："五脏之为病，虽俱能生痰，然无不由乎脾肾""善治痰者，惟能使之不生，方是补天之手。"王肯堂《证治准绳》："善治痰者，不治痰而治气，气顺则一身之津液亦随气而顺也。"所以治疗痰饮病除了用化痰药外，还当根据临床情况配以健脾补肾之品，以治痰饮之源，调理气机以使气顺，气机调畅则津液行而痰消也。

于志强教授对痰饮病有独特见解，认为痰饮之为病，不仅是肺脾肾三脏功能失调，肝脏疏泄失常，气机不畅，才是津液水湿停聚关键所在。故在临床痰饮病治疗上，于教授提出治痰先治气、治脾为本及痰瘀并治，标本同治，方能使痰饮病得以万全。并提出疏肝解郁，通阳利水，活血行瘀为治疗痰饮的基本大法。其自拟消肿方为治疗心衰水肿专方，处方如下：柴胡10g、川芎15g、槟榔15g、白术15g、桂枝10g、茯苓30g、泽泻15g、冬瓜皮30g、益母草30g、薏苡仁15g、牛膝15g、地龙10g、车前子30g（包煎）。方中白术、桂枝、茯苓、泽泻温阳化气行水；槟榔行气利水；冬瓜皮利水消肿；车前子利尿渗湿；益母草活血利水；薏苡仁健脾利水；地龙利水通络；柴胡、川芎疏肝理气，以助行水。随症加用王不留行，行血利水；黄芪益气利水；防己利水消肿。诸药合用，共奏益气温阳，利水消肿之功。

四、过早搏动从肝论治

中医学对心律失常的认识历史悠久，大致将其归在心悸病中加以论述。如《内经》中对心悸病证症状表现的记载主要有"心掣"、"心下鼓"、"心动"、"心澹澹大动"、"心中澹澹"等，《素问·痹论》："脉痹不已，复感于邪，内舍于心""心痹者，脉不通，烦则心下鼓。"《素问·生气通天论》："因于寒，欲如运枢，起居如惊，神气乃浮。"并对心悸脉象的变化有深刻认识，记载脉律不齐是本病的表现。《素问·平人气象论》中"脉绝不至曰死，乍疏乍数曰死"，《素问·大奇论篇》中"脉至浮合，浮合如数，一息十至以上，是经气予不足也，微见九十日死"，《灵枢·禁服》中"代则乍痛乍止，盛则泻之，虚则补之，代则取血络，而后调之"的论述，明确提出了补虚泻实的治则，这是认识到心悸时严重脉律失常与疾病预后关系的最早记载。心悸的病名，首见于汉代张仲景的《伤寒论》和《金匮要略》，称之为"心动悸"、"心下悸"、"心中悸"、"惊悸"，其后诸代多沿袭此病名。至隋唐时期，仍多以"悸"来命名，如隋·巢元方的《诸病源候论》记载"悸者，动也，谓心下悸动也"，《千金要方》记载孙思邈言"心中悸动"。至宋朝，医家根据发病特点及病因病机的不同提出"惊悸"与"怔悸"的病名，陈言在《三因极一病证方论》中提出"夫惊悸与怔悸，二证不同"。金元医家提出了"怔忡"之病名，朱丹溪在《丹溪心法》中提出"怔忡者，心中不安，惕惕然如人将捕者是也"。其后医家多以"惊悸"、"怔忡"来论病，虽其病机仍有新论，但此病名沿用至今。可见，古代医学对"心悸"的病名、鉴别诊断、临床特点及预后都有了深刻的认识。

心律失常可见于各种器质性心脏病，其中以冠心病、心肌病、心肌炎和风湿性心脏病为多见，基本健康者或自主神经功能失调患者也可见心律失常。因为心律失常本身就会引起严重的症状和血液动力学障碍，而已有心脏病变的患者，心脏代偿功能低下，心律失常发生时心功能急性失代偿，进而危及生命，临床常见主要表现有心脏急剧跳动、惊慌不安，伴有气短乏力、胸闷、胸痛、汗出烦躁、头晕目眩，脉象多见促结、代、数、疾等，是内科疾病中的急危病症。

于志强主任根据日本·丹波元简《杂病广要》中"有因怒气伤肝，有因惊气入胆，母能会子虚，因而心血不足，又或嗜欲繁思。思想无穷，则心神耗散而心君不宁，此其所以有从肝胆出治也"的观点，认为心为传病之所，肝为起病之源，过早搏动虽病位在心，但与肝功能失调密切相关。临床从肝论治过早搏动疗效显著，治疗上创立抗早复脉Ⅰ号、Ⅱ号、Ⅲ号、Ⅳ号治之，疗效显著。

（一）过早搏动与肝的关系

心者，君主之官，《素问·痿论》言其"主身之血脉"，《灵枢·邪客》说："心者，五脏六腑之大主也，精神之所舍也。"这些都说明主血脉、主神明是心的主要生理功能。肝为刚脏，性喜条达而恶抑郁，主疏泄及藏血。《灵枢·本神》中云："肝藏血，血舍魂……心藏脉，脉舍神。"由此可见，从生理功能来看，心与肝的关系主要体现在血液运行和精神意志两个方面。临床亦常见心肝两脏互传的证候。如心肝血虚证，两脏之血虚证常常互为因果，因此致彼。在神志方面，心所主之"神"与肝所藏之"魂"不可分离。同时，心对精神意志的主宰也与肝之疏泄功能密不可分，正如张景岳《类经·脏象类》中所说："神藏于心，故心静则神清；魂随乎神，故神昏则魂荡。"临床肝血不足的患者常见惊悸、失眠、多梦等神志症状也符合这一理论。从五行关系看，肝与心系母子关系。母病及子时可见由肝火亢盛引起的心火偏亢，亦可见肝血虚日久，心血暗耗所致的心血亏虚；子病及母时，心火亢盛可以耗伤肝阴，引起肝火偏亢。明·虞抟在《医学正传》中说："夫怔忡惊悸之候，或因怒气伤肝，或因惊气入胆，母能令子虚，因而心血为之不足，又或遇事繁冗、思想无穷，则心君亦为之不安。故神明不安，而怔忡惊悸之证作矣。"

（二）过早搏动辨证处方

抗早复脉 I 号：主要针对肝气郁滞，心脉痹阻之心悸而设。于老认为情志抑郁，肝失调达，气机不畅，心血瘀滞，则可见脉结代（过早搏动）。临床可见：心悸阵作（多因生气恼怒诱发或加重），心胸憋闷或心胸刺痛，常伴太息、嗳气、纳呆，舌紫暗或有瘀斑，脉结代或弦或涩。治以疏肝理气，活血定悸之法。方选抗早复脉 I 号：柴胡10g，当归10g，川芎10g，赤芍10g，生地10g，桔梗10g，枳壳10g，牛膝10g，甘松10g，水蛭10g，蜈蚣2条，炙甘草10g。若肝气郁滞明显者，酌加郁金、元胡（二药均为血中气药），理气疏肝活血；血瘀明显者，酌加三七，以增活血之力；嗳气明显者，酌加旋覆花，以降胃气；纳呆明显者，酌加生山楂、鸡内金以消食导滞。

抗早复脉 II 号：主要针对肝郁化火，木火扰心之心悸而设。于老根据脏腑相关学说、五行学说（母病及子），提出肝郁化火，木火扰心可致心悸怔忡证。临床可见：心悸阵作，易怒而烦，口干口苦，眩晕失眠，溲赤，便干，舌红苔薄黄，脉象弦滑而促。治以清肝泻火，宁心定悸之法。方用抗早复脉 II 号：柴胡10g，白芍10g，栀子10g，黄连10g，苦参10g，青皮6g，青蒿12g，莲子心3g，生龙齿30g（先煎），生甘草6g，丹皮10g。若见肝火亢盛、风阳上扰、眩晕明显者，酌加天麻、钩藤、夏枯草以清肝熄风；心烦不得眠者，酌加朱砂，以宁心安神；舌红且暗，兼瘀血者，酌加丹参、生地凉血活血。

抗早复脉 III 号：主要针对肝郁化火，痰火扰心之心悸而设。王肯堂《证治准绳》中云："郁痰积于心包、胃口而致惊悸，怔忡者有之。"于老提出本证的病机关键为

"肝郁化火，灼液成痰，痰火扰动心神"。临床可见：心悸而烦，胸闷呕恶，口苦口黏，眩晕阵作，或纳少痰多，舌红苔黄腻，脉象弦滑而促。治以清肝化痰，镇心定悸之法，方用抗早复脉Ⅲ号：陈皮10g，半夏10g，茯苓10g，枳壳10g，竹茹10g，川连10g，苦参10g，生龙齿10g（先煎），生甘草6g，青蒿12g，夏枯草10g，合欢皮10g。若兼见失眠证明显者，增半夏、夏枯草各15g（双夏汤）以调和阴阳；眩晕明显者，酌加天麻、钩藤平肝熄风；胸闷明显者，酌加石菖蒲、郁金涤痰行气开结；呕恶明显者，酌加苏叶、黄连（苏叶黄连汤）。

抗早复脉Ⅳ号：主要针对肝血不足，心脉失养之心悸而设。肝藏血，心主血，二脏在五行学说中为母子相生之关系。心之血脉的充足，有赖于肝藏血的不断补充。于老认为肝血亏虚，母不生子，则心脉空虚，不得濡养，随之发生心悸、怔忡，即所谓"母能令子虚也"。正如《丹溪心法》所云："怔忡者，血虚血少者多。"该证临床常见：心悸，怔忡，头晕惊惕，面色少华，神疲乏力，失眠易醒，舌淡苔白，脉弦或细、结代。治以养血柔肝，安神定悸之法，方选抗早复脉Ⅳ号：当归15g，白芍15g，酸枣仁30g，阿胶10g（烊化），柏子仁10g，女贞子12g，旱莲草10g，炙甘草10g，琥珀粉1.5g（冲服），川芎6g，大枣5枚。若见心悸惊惕明显者，加紫石英镇心定悸；兼心气不足、气短、汗多者，酌加沙参、五味子、浮小麦益气养心止汗；兼心阳不振、畏寒肢冷、脉迟缓者，加桂枝温通心阳；兼心阴不足、舌红苔少、心烦而悸者，加生地、知母、麦冬滋阴除烦。

于志强教授善于运用中医整体观，认为心病不独治心，尤其是情志活动异常变化所导致的心律不齐，常由于肝的疏泄功能失常引起，从肝论治，效果显著。

五、失眠从肝论治

失眠在中医中属于"不寐"的范畴，其病名首见于《黄帝内经》，又称为"目不瞑"、"不得眠"、"不得卧"，是临床上常见的睡眠障碍，以睡眠不足、入睡困难或寐而不酣、时寐时醒、醒后不能再寐、甚则彻夜不眠为主要症状。中医古代文献对不寐记载繁多，《灵枢·口问》篇云："阳气尽，阴气盛，则目瞑；阴气尽，而阳气盛，则寤矣。"指出阴阳失调是其主要病机，在《素问·逆调论》中有"胃不和则卧不安"的记载，后世医家引申为脾胃不和，痰湿食滞，内扰心神，导致夜寐不安。东汉张仲景提出"虚劳虚烦不得眠"之论，开阔了中医治疗失眠的思路。《类证治裁·不寐》

云："阳气自动而之静，则寐；阴气自静而之动，则寤；不寐者，病在阳不交阴。"《血证论·卧寐》中有云："肝病不寐者，肝藏魂，人寤则魂游于目，寐则魂返于肝，若阳浮于外，魂不入肝，则不寐。"强调了肝对人的睡眠的调控作用。综历代医家之论，失眠多责之于心及胃，然于志强教授十分赞赏宋代许叔微《普济本事方·卷一》论述不寐的病因病机，许氏认为："平人肝不受邪，故卧则魂归于肝，神静而得寐。今肝有邪，魂不得归，是以卧则魂扬若离体也。"于志强教授认为失眠的发生多与肝的脏腑功能失调密切相关，所以他主张从肝论治，平肝解郁，活血安神。

（一）肝藏血，肝藏魂

1. 肝藏血

肝藏血是指肝具有贮藏血液，调节血量及防止出血的功能。肝能够贮存一定的血量，以制约肝的阳气升腾，勿使过亢，使其既能升发疏泄，又不致升腾过亢，以遂其条达之性。肝之阳气与阴血之间表现为阴阳的对立互制性。《素问·五脏生成论》谓："故人卧，血归于肝，肝受血而能视，足受血而能步，掌受血而能握，指受血而能摄。"王冰注曰："肝藏血，心行之，人动则血运于诸经，人静则血归于肝脏。"如果因五志过激，劳逸起居失度等各种原因，导致肝之藏血功能失调，则血液不能归于肝脏，人就不能按时睡眠而致失眠。在临床上精神抑郁，思虑太过，或病后、劳累等因素常导致营血暗耗，从而致肝之阴血不足，不能养心神，心神失养故发夜不能眠；同时肝之阴血不足，不能制约肝阳，阴虚火旺，肝阳上扰而见心烦不能眠。

2. 肝主疏泄

于老认为肝脏与失眠关系密切主要在于其疏泄作用。肝主疏泄，指肝具有升发调畅气机的作用，表现在对津血、情志、消化、生殖等方面产生重要的调节作用，其中肝调畅气机和调畅情志的功能与失眠又最为密切。

（1）肝能调畅气机：肝具有升、动、散的特性。其疏，可使气的运行通而不滞；其泄，可使气散而不郁，从而保持全身气机运行通畅，则血的运行和津液的输布也随之畅通无阻。经络通利，脏腑器官的活动也正常和调，可见肝的疏泄功能正常是维持全身气机升发调畅的关键因素。如果肝失疏泄，则气的升发不足，气机的疏通和发散不力，因而气行不畅，气机郁滞，气滞则血行不畅，津液代谢异常。

（2）肝能调畅情志：肝的疏泄对人体情志的调节与控制，主要是通过调畅气机而调节气血的运行以及脏腑功能活动而实现的。气血是人体情志活动的物质基础，脏腑的气机正常协调，机体才能产生正常的情志活动。肝主疏泄调畅气机，能促进气血的正常运行。气血调和，则心情开朗；肝失疏泄，气机不畅，则情志抑郁。反之，情志活动的异常导致气机失调，也影响肝的疏泄功能。所以肝的疏泄与人体的情志活动是相互影响、互为因果的。

《丹溪心法》云："气血冲和，百病不生。一有怫郁，百病生焉，故人身诸病多生于郁。"情志致病可引起五脏气机失调，其中以肝气表现最为突出。肝气喜条达而恶抑郁，所谓"条达"是指肝气的运动特点是向上升发与向外宣泄。抑郁与条达相反，故肝恶之。抑郁之情最易伤肝，凡委曲求全，闷而不乐，多疑多虑等抑郁的情绪，最易导致肝失疏泄而气机郁滞。《素问·阴阳应象大论》指出："喜怒伤气"，失眠多因忧思郁怒，情志不遂而致，如失眠患者往往表现为肝的气机郁结，疏泄失常，气血失调，营卫不和，魂不安藏。

3. 肝藏魂

《内经》云："肝藏魂"、"随神往来谓之魂"，并曰："魂伤则狂妄不精，不精则不正。"所谓魂，指人体精神活动的抑制和兴奋现象。《血证论·卧寐》称："肝之清阳，即魂气也。"其又曰："肝藏魂，人寤则魂游于目，寐则魂返于肝。"《普济本事方·卷一》论述失眠的病因时谓："平人肝不受邪，故卧则魂归于肝，神静而得寐。今肝有邪，魂不得归，是以卧则魂扬若离体也。"说明人之寐与肝魂有着密切关系。

血归藏于肝，是肝脏疏泄的物质基础，亦影响到魂有所舍、有所藏，故曰"肝藏血，血舍魂。"肝不藏魂，兴奋和抑制的功能产生紊乱，就会出现梦幻、梦语种种幻觉，故有"肝，悲哀动中则伤魂，魂伤则狂妄不精"之说。这些都是由于精神活动失调，应抑制时反兴奋，应兴奋时反抑制，或过度兴奋而造成。由此可见"肝魂"具有调节大脑中枢抑制与兴奋、睡眠与觉醒之功能。肝虚血枯则导致肝不藏魂或魂无所舍，正如《图书编》中云："人之七情，惟思为甚，故血枯而魂散。"说明病理状态下的神、魂与失眠多梦有密切联系。

（二）病机特点

《灵枢·经脉》指出肝经的循行规律是：起于大指丛毛之际，上循足跗上廉，去内踝一寸，上踝八寸，交出太阴之后，上腘内廉，循股阴，入毛中，环阴器，抵小腹，挟胃，属肝，络胆，上贯膈，布胁肋，循喉咙之后，上入颃颡，连目系，上出额，与督脉会于巅。其支者从目系下颊里，环唇内。其支者复从肝别，贯膈，上注肺。因此，通过肝经的循行，肝与胆、胃、肺等脏腑相连，并通过目、巅与任、督两脉相接，起着调节气血的作用。肝经出现异常，气机郁滞，循行的部位出现胀闷、疼痛的情况，进而导致情志异常，心神受扰，出现失眠等症状。于志强教授认为魂不守舍是造成失眠的重要原因。《灵枢·淫邪发梦》云："正邪从外袭内，而未有定舍，反淫于脏，不得定处，与营卫俱行，而与魂魄飞扬，使人卧不得安而喜梦。"说明正邪外袭，使魂魄离舍，可致失眠与多梦。清代唐容川《血证论·卧寐》说："肝病不寐者，肝藏魂，人寤则魂游于目，寐则魂返于肝，若阳浮于外，魂不入肝，则不寐，其证并不烦躁，清睡而不深寐，宜敛其阳魂，使入于肝。"说明因肝造成失眠的原因是血虚肝旺魂不守舍。

此外，魂属五神，藏之于肝。人体的精神、意识、思维等活动均归属于五脏。即肝藏魂，心藏神，肺藏魄，脾藏意，肾藏志，也称五脏主五神。《素问·阴阳应象大论》云："神，在脏为肝。"由此可见，魂为五神之一，因此于教授认为，在治疗失眠证时提到的安神之法中的神，并非单指心神，也包括了魂在内的神，而此神是由肝所藏，即"肝藏血，血舍魂"也。

（三）辨证施治

肝郁化火，扰动神魂：于老认为肝郁化火或暴怒伤肝，肝火内扰，魂神不能守舍可致失眠。可见心烦，少寐，性情急躁，口干口苦，舌质红，舌苔薄黄，脉弦而略数。临床治以疏肝解郁，清肝泻火，方用清肝还魂煎：柴胡10g，丹皮10g，栀子10g，川连10g，郁金10g，白芍10g，乌梅10g，苦丁茶10g，合欢皮15g，珍珠母30g（先煎）。加减：若肝郁化火，肝火犯胃，证见反酸者，加左金丸以治之；若心火偏亢，舌尖红或起泡者加竹叶、莲子心以清心肝之火；若心悸明显者，加生龙齿镇心定悸。

肝郁血瘀，魂神不归：于老认为肝气郁滞日久，入络入血，魂神离舍不归可致失眠。可见顽固性失眠，精神抑郁，胸胁疼痛，善太息，面色晦暗少华，舌暗或有瘀点，瘀斑，脉象弦而涩。临床治宜疏肝解郁，活血安魂。方选化瘀还魂煎：柴胡10g，当归10g，川芎10g，赤芍10g，生地10g，枳壳10g，桔梗10g，牛膝15g，郁金 10g，合欢皮 15g，珍珠母 30g（先煎），桃仁 10g，红花 10g。加减：若胸胁疼痛明显者，酌加金铃子散，以疏肝理气止痛；若血瘀明显者，可酌加水蛭、蜈蚣活血通络。

肝郁化火，痰阻魂离：于老认为肝郁化火，灼液成痰，痰火内扰，肝魂离舍则失眠可见。正如唐容川《血证论·卧寐》中说："肝经有痰，扰其魂而不得寐者，温胆汤加酸枣仁治之。"可见失眠少寐，易怒心烦，胸闷口苦，痰多呕恶，舌质红苔黄腻，脉象弦滑或弦滑而数。治宜清肝泻火，涤痰安魂，方用双夏温胆汤：半夏 15g，夏枯草 15g，陈皮 10g，茯苓 10g，竹茹 10g，枳壳 10g，川连 10g，珍珠母 30g（先煎），远志 10g，石菖蒲 10g，甘草 6g。加减：若肝经郁火明显，心烦懊恼者加生栀子、豆豉以清热除烦；若热盛便秘者，酌加番泻叶或生大黄通腑泻热。

肝血不足，血不养魂：肝藏血，血舍魂，于老还认为肝血不足，不能濡养肝魂可致失眠。可见失眠易醒，多梦惊惕，面色少华，头晕目眩，视物模糊，舌质淡红苔白，脉弦细或弱。治宜补肝养血，藏血安魂。方选酸仁安魂汤：酸枣仁 50g，白芍 15g，当归 15g，何首乌 15g，熟地 15g，阿胶 12g（烊化），夜交藤 15g，柏子仁 10g，紫石英 30g（先煎），川芎 10g。加减：若阴虚燥热、神魂不安，酌加制龟版、知母、生百合，以滋养肝阴，安魂定志；若阴虚阳亢，眩晕明显者，酌加桑叶、钩藤养肝熄风；若有心气不足，气短、自汗者，酌加太子参、浮小麦、麻黄根以益气养心止汗。

本方治疗不寐是依据"五神学说"（魂、神、意、魄、志）肝藏魂的基本理论辨证论治而成，其中失眠易醒（肝血不足，神魂失养），惊惕（肝气实则怒，虚则恐），舌淡脉细为本证的辨证要点。

"枣仁逍遥汤"以"逍遥散"合"酸枣仁汤"加减组方。逍遥散具有疏肝解郁，养血健脾之功效，于教授强调，使用逍遥散应抓住三证：一为肝郁证，二为脾虚证，三为血虚证。张秉成《成方便读》云："夫肝属木，乃生气所寓，为藏血之地，其性刚介，而喜条达，必须水以涵之，土以培之，然后得遂其生长之意。若七情内伤，或六淫外束，犯之则木郁而病变多矣。此方以当归、白芍之养血，以涵其肝；苓、术、甘草之补土，以培其本；柴胡、薄荷、煨生姜俱系辛散气升之物，以顺肝之性，而使之不郁，如是则六淫七情之邪皆治，而前证岂有不愈者哉。"酸枣仁汤具有养血安神、清热除烦之功，方中酸枣仁养血补肝、宁心安神，茯神宁心安神，知母滋阴清热，川芎调气疏肝，生甘草清热和中。于教授以上两方合用，去川芎，加夜交藤、何首乌、熟地、阿胶组成"枣仁逍遥汤"，具养血安神、疏肝解郁之功。使用本方还需注意，方中酸枣仁须重用，必用紫石英（重能去怯），柴胡、薄荷用量不宜过大，以防辛散太过，耗气伤阴，用熟地、首乌、阿胶（滋补肾阴，取其虚则补其母）方可增加疗效。

于志强教授指出脏腑阴阳协调、气血冲和是人体睡眠正常的基本条件，而肝主疏泄与主藏血的功能与人体阴阳气血的平衡有着密切的关系。失眠最常见的原因是精神紧张、兴奋、焦虑、忧郁等精神因素，而肝对情志活动的调节有着重要的作用。于老认为肝的功能失调对失眠的发生起着重要的作用，是失眠之病产生的根本，故临床对于失眠的治疗，应从肝论治，突出从肝辨证，注重条达肝气，使肝的疏泄和藏血的功能正常，从而脏腑协调，神魂自安。

六、甲亢从肝论治

甲状腺功能亢进，简称"甲亢"，属于中医"瘿病"范畴，是指由多种病因导致甲状腺功能增强，分泌甲状腺激素过多所致的临床综合征。其临床表现以甲状腺弥漫性肿大（颈部增粗）、突眼、双手震颤、恶热多汗、心悸易怒、多食消瘦为主要证候特征。

（一）从肝论治的依据

对于肝的脏腑功能与甲亢的关系，中医已有许多论述。在病机上，《诸病源候论·瘿病》说："瘿者，由忧恚气结所生。"《济生方·瘿病论治》说："夫瘿瘤者，多由喜怒不节，忧思过度，而成斯疾焉。"病因是以水土因素和情志内伤两个方面，致使气、痰、瘀壅结颈前而发病。其临床表现常有精神抑郁、急躁易怒、胸闷胁痛、脉弦滑数等症，与现代某些肝病症状相似；而有些患者眼球突出，与肝开窍于目的理论相吻合。颈部是肝经循行所过，《灵枢》称此部位为"颃颡"，所以认为发病多与肝经有关。

现代医学认为，甲亢是由于自身免疫反应等因素致使甲状腺腺泡细胞分泌过多的相应激素而引起的疾病。现代研究表明，中医肝脏的生理功能可能包括现代医学的肝、胆、胰等脏器的某些功能。而且在现代实验研究中，也有类似实验得出了证据。钱永亮从中医肝的脏腑功能角度对甲状腺功能与肝脏功能的关系进行观察，检测了53例甲亢患者的肝功能指标，结果甲亢患者的血清GGT和ALP均升高，与T3、T4

的升高呈正相关，尤以GGT的升高更为显著，明显超出了正常参考值范围。说明甲亢患者有部分肝功能异常，根据中医理论，这种异常主要是肝主疏泄功能异常所致，证明肝主疏泄与甲亢的发病机理有一定的关系。另外，俞小忠发现肝硬化患者血清T3、T4水平降低，说明某些肝病能影响甲状腺功能，提示肝功能与甲状腺功能之间确实存在一定的关系，而这种关系主要依靠肝主疏泄的功能来维持，所以肝主疏泄功能异常会导致甲状腺疾病。

（二）病机分析

于志强教授认为，忧思恼怒等情志内伤是引起甲亢的重要因素，尤其是怒（郁怒或暴怒）更为重要，怒则伤肝，肝失疏泄，肝气郁结，气机失畅，影响水液、血液的运行，水液停留，聚而生痰；血行不畅，瘀血内停。气、痰、瘀壅结在肝经循行之"颃颡"，则为瘿病。故甲亢的病位在肝，其病机要点为气滞、痰凝、血瘀。

（三）治疗方法

于老在继承其恩师王士相运用酸泻肝木法治疗甲亢的经验基础上，将原"甲亢煎"方药进行了调整。以白芍15g、乌梅15g、木瓜12g、白术10~15g、茯苓15g、沙参15~30g、玉竹15~30g、麦冬15g、柴胡10g、桑叶10g、钩藤30g（后下）、莪术10g组方。该方以白芍、乌梅、木瓜为君药，酸泻肝木；以白术、茯苓为臣药，培土荣木，体现"见肝之病，知肝传脾，当先实脾"之义；玉竹、麦冬、沙参亦为臣药，强金治木，体现五行相克理论；以柴胡、莪术疏肝理气，破血化瘀；以钩藤、桑叶平肝熄风。全方以酸泻肝木为主，理气化瘀、平肝熄风为辅，并根据五行生克制化的理论融强金制木、培土荣木为一体。全方组方严谨，丝丝相扣，为治疗甲亢的一剂良方，在临床中灵活加减化裁，取得了较好疗效。

临床若见肝火亢盛，便不溏泻者，酌加栀子10g、夏枯草10g，以清泻肝火；若见心悸明显者，酌加紫石英15g（先煎）、生龙齿15g（先煎），以镇心定悸；若见消瘦乏力、便溏明显者，去沙参、玉竹、麦冬，加太子参30g、炒扁豆15g、莲子肉15g，以益气健脾止泻；若见突眼、甲状腺肿大明显者加白蒺藜15g、海浮石15g、三棱10g，以增强活血化痰、软坚散结之力；若见心烦少寐者，酌加酸枣仁50g、知母12g、夜交藤30g，以增强养血安神、清热除烦之功；若见足膝无力，腰酸腰痛者，酌加生熟地各15g、炒杜仲15g，以滋水涵木、补肾壮腰；若汗多者，加浮小麦30g、麻黄根12g，以养心止汗；若兼见瘀血闭经者，酌加泽兰叶10~15g，以活血通经；若消谷善饥明显者，酌加生石膏15g，以清胃热。于教授特别说明，服用此方，先以汤剂以奏其效，待病情稳定后，按上述处方配制成水丸或蜜丸，每次服10g，每日2~3次，两个月为一疗程，坚持服用，则疗效更佳。

（四）方药特点

1. 匠心独创，酸泻肝木法

于志强教授在长期临床实践中发现，甲亢的患者在临床表现上往往有肝旺（性情急躁、怕热口苦）与脾虚（乏力消瘦、大便溏泻）证同见的情况。此时在治疗上，若用栀子、夏枯草苦寒直折肝火则伤脾；若以党参、白术甘温健脾则助火。故导师研读经典，遵《内经》"肝苦急，急食甘以缓之，以酸泻之"之明训，并从清代医家王泰林《西溪书屋夜话录》中，选出白芍、乌梅、木瓜酸泻肝木为君药，结合五行生克制化的理论，配以沙参、麦冬、玉竹强金制木，以白术、茯苓培土荣木，柴胡、莪术疏肝理气、破血化瘀，桑叶、钩藤平肝熄风，组合成甲亢煎，随证加减，灵活运用。

2. 突破组方思路，少用含碘药物

中医治疗甲亢，历来采用海藻、昆布等含碘丰富的软坚散结药，然而随着现代医学的影响和渗透，现已主张不再应用。现代医学认为，甲亢是甲状腺素分泌过多所致的疾病，而碘为合成甲状腺素的物质，故含碘丰富的软坚散结药应为禁忌。因此，于老在甲亢煎的组方中少用含碘中药治疗甲亢是有其科学道理的。

3. 疗效确切，安全可靠

甲亢煎是于志强教授在学习运用中医经典理论并结合现代医学药理研究的基础上，创立的一首治疗甲亢的有效方剂。其方在临床上加减运用达二十多年，未发现有任何毒副作用，安全可靠，从而避免了西药如他巴唑治疗甲亢时损伤肝功能和降低白细胞数量的毒副作用。

七、脂肪肝从肝论治

脂肪肝是临床常见病，该病是由于肝脏本身及肝外原因引起的过量脂肪在肝内持久积聚而成。现代医学认为，本病主要由脂类摄入过多、蛋白质缺乏、酒精摄入、毒物或药物侵害、先天遗传与代谢因素引起的过量脂肪（主要是甘油三酯及脂肪酸）在肝内堆积而成。实践证明，大多数化学合成的降血脂药物对脂肪肝短期疗效不理想，

长期服用又具有肝毒性。然而，中医药对脂肪肝的认识和治疗却积累了丰富的经验，成为治疗脂肪肝的主要手段。

中医没有脂肪肝的病名，但却有类似脂肪肝的病证。于老认为，根据其临床表现，脂肪肝应归属于"积聚"（肥气）范畴。《灵枢·邪气脏腑病形》曰："肝脉微急为肥气，在胁下若覆杯。"说明肝之积块在胁下，其状若覆杯，名曰肥气。唐·杨玄操在《难经集注》中认为"肥气者，肥盛也。言肥气聚于右胁下，如覆杯突出，如肉肥盛之状也"，描述了人体肥胖的特征。《重订严氏济生方·癥瘕积聚门》亦云："夫积有五积，聚有六聚……故在肝为肥气，在心曰伏梁，在脾曰痞气，在肺曰息贲，在肾曰奔豚。"亦明确指出肥气的病位在肝。

（一）临床表现

形体肥胖，右胁下积块不适或疼痛，肢体沉重或浮肿，痞满纳呆，腹胀便溏，神疲乏力，恶心欲呕，口黏无味或口苦口干，烦躁易怒，头晕目眩，面垢或面色黑滞，舌体胖大边有齿痕，舌质淡暗或紫暗，或有瘀点瘀斑；舌苔薄白，或白腻，或黄腻；脉象弦滑，或弦缓，或弦细。

（二）病机分析

脂肪肝主要由情志内伤，或过食肥甘厚味，饮酒过度，身体肥胖或久坐少动，损伤于脾（胃），造成了肝脾的功能失调，气血津液运行障碍，久之则气结、血凝、湿浊（脂质）积聚于肝而成。其病位在肝，与脾（胃）的关系密切。

肝主疏泄，脾主运化；肝藏血，脾统血。脾得肝之疏泄则升降协调，运化功能健旺；脾气健运，水谷精微充足，输送滋养于肝，肝才能发挥正常的作用，即所谓"土得木而达""木赖土以培之"。若情志内伤，肝气不得疏泄，气机升降失调，影响水液代谢及血液运行，则会复生痰瘀，形成积聚。正如清·周学海在《读医随笔》中说："故凡脏腑十二经之气化，皆必借肝胆之气鼓舞之，如能调畅而不病。凡之气结、血凝、痰饮、跗肿、臌胀、惊厥、癫狂、积聚、痞满、眩晕……皆肝气不能疏畅也。"《医林绳墨》亦云："气也，常则安……逆则祸，变则病，生痰动火，升降无穷，燔灼中外，血液稽留，为积为聚。"

脾为仓廪之官，主司水湿、水谷精微的运化与输布，凡饮酒过度，嗜食肥甘厚味，或久坐少动，皆能损伤脾（胃），影响"脾气散精"的功能，聚湿成痰，成为脂质，积于肝内，而形成脂肪肝。正如缪希雍在《神农本草经疏》中云："饮啖过度，好食油面猪脂，浓厚胶固，以致肝气不利，壅滞为患，皆痰所为。"《温热经纬》也云："过逸则脾滞，脾气滞而少健运，则饮停湿聚矣。"

（三）证治经验

于教授根据脂肪肝的基本病机，结合治疗经验及现代中药药理研究，自拟"疏肝降脂煎"、"清肝降脂煎"治疗脂肪肝，每获良效。

疏肝降脂煎：主要针对肝郁脾虚型脂肪肝所设。临床可见：性情郁闷，两胁肋胀满或疼痛，形体肥胖，神疲乏力，腹胀便溏，面部或双下肢浮肿，面色萎黄，或纳少嗳气，舌质淡红或胖大，边有齿痕，脉象弦细或弦缓（肝功能检查多属正常）。治以疏肝健脾，活血化积之法。方用"疏肝降脂煎"：柴胡10g、三棱10g、莪术10g、郁金10g、炒白术15g、泽泻15g、枳壳10g、制鳖甲12g（先煎）、炙甘草10g、茯苓15g、生山楂10g、荷叶10g。方中柴胡、郁金、枳壳疏肝解郁，白术、茯苓、炙甘草健脾利湿，三棱、莪术、山楂破血化瘀，泽泻、荷叶利湿泄热，鳖甲软坚化积。临证若见肝气郁滞明显者，酌加元胡10g、川芎10g，二药均为血中之气药，能够增强理气活血之力。若脾虚明显，证见便溏者，酌加莲子肉12g、炒扁豆12g，以健脾止泻；证见腹胀明显者，酌加厚朴10g、大腹皮10g，以理气除胀。若见水肿明显者，酌加车前子30g（包煎）、坤草30g，以活血利水。若见肝硬化腹水明显者，酌加水红花子12g、半枝莲12g、半边莲12g，以增强活血利水之功。若痰湿明显者，酌加苍术10g、半夏10g，以燥湿祛痰。

清肝降脂煎：针对湿热瘀阻型脂肪肝而设。临床可见：右胁下积块疼痛或不适，口黏口苦，烦躁易怒，恶心欲呕，头晕目眩，面垢或面色黑滞，舌质紫暗或有瘀点瘀斑，舌苔黄腻，脉象弦滑或弦滑数（多有长期饮酒史，肝功能转氨酶偏高）。治以清肝利湿，破血软坚化积之法。方用"清肝降脂煎"：柴胡10g、茵陈15g、虎杖15g、鸡骨草15g、三棱10g、莪术10g、制鳖甲12g（先煎）、草决明15g、川楝子10g、生牡蛎12g（先煎）、泽泻15g、炒白术10g。方中柴胡、川楝子疏肝解郁，茵陈、虎杖、决明子、鸡骨草、泽泻清肝利湿，三棱、莪术破血化瘀，鳖甲、生牡蛎软坚化积，白术健脾化湿，并取其"见肝之病，知肝传脾，当先实脾"之意。临证若见湿热明显并大便干者，酌加生大黄6~10g（后下），以泻热通便；若见瘀血明显者，酌加水蛭12g、五灵脂10g，以破血化瘀；若见眩晕明显者，酌加夏枯草10g、天麻10g，以增清肝祛火、平肝熄风之功；若舌质暗红血分有热者，酌加丹皮10g、赤芍10g，以活血凉血。

八、糖尿病从肝论治

糖尿病属于中医"消渴"之范畴，根据本病三多症状的孰轻孰重分为上、中、下三消。传统观点认为其发病机理为阴虚燥热，阴虚为本，燥热为标，主张上消治肺，中消治胃，下消治肾，从肺、胃、肾三消论治。于志强教授通过长期的临床实践发现，许多糖尿病的早期患者及2型糖尿病患者的临床表现无典型的三多一少症状，而追溯其病史，多数患者曾被情志内伤所扰。因此，于志强教授遵经立旨，在结合临床的基础上，提倡辨病与辨证相结合、宏观与微观相结合，提出糖尿病"从肝论治"新思路运用于临床，并分为四法辨证治疗，收到了满意的疗效。

（一）消渴与肝的关系

1. 消渴主症与肝密切相关

消渴临床表现以"三多"为主症。然肝与肺经脉相连，肝经支脉复从肝别贯膈而上注于肺，若肝气郁结，易从火化；肝火炽盛，上灼肺金，以致津液不得输布，则口渴多饮。肝与胃关系密切，肝之经脉挟于胃，若肝失条达，郁而化火，肝火移于中宫，胃阴被灼，食入即化，则消谷善饥。故唐容川在《血证论》中说："肝为起病之源，胃为结病之所。"肝与肾关系密切，肝为甲乙木，肾为壬癸水，其内皆藏相火，若肝郁化火，下灼肾水，以致肾虚摄纳不固，约束无权，则小便量多。

2. 消渴次症与肝（胆）密切相关

于志强教授认为消渴病除三多症状外，常兼见眩晕耳鸣、口苦易怒、心悸惊惕、视物昏花、善太息或两胁肋疼痛、脉弦等肝（胆）经症状。正如《诸病源候论》所载"肝气盛，为血有余，则病目赤，两胁下痛引小腹，善怒，气逆则头眩耳聋不聪……肝气不足，则病不明……""胆气不足，其气上溢而口苦，善太息……心下澹澹，如人将捕之……"。《素问·宣明五气篇》亦载："肝脉弦。"《素问·至真要大论》又云："厥阴之至其脉弦。"《灵枢·本脏篇》云："肝脆则善病消瘅易伤。"《灵枢·五变篇》曰："怒气上逆，胸中蓄积，血气逆流，䯊䐃充肌，血脉不行，转而为热，热则消肌肤，故为消瘅。"刘河间《三消论》云："消渴者……耗乱精神，过违其度，而燥热郁盛之所成也。此乃五志过极，皆从火化，热盛伤阴，至今消渴。"叶天士《临证指南医案》云："心境愁郁，内火自然，乃消渴大病。"清·黄坤载《素灵微蕴·消渴解》中云："消渴之病，则独责肝木，而不责肺金。"可见消渴病之兼证，亦与肝（胆）密切相关。

综上所述，于志强教授认为，郁怒伤肝是消渴病发生的重要因素，其病机关键应责之于肝。正如清代医家黄元御在《四圣心源》中云："消渴病，足厥阴之病也，厥阴肝木与少阴相火为表里……凡木之性，专欲疏泄……则相火失其蛰藏。"

（二）论治经验

历代医家治疗消渴多遵上消治肺，中消治胃，下消治肾之原则。于教授根据消渴之病责之于肝的理论，认为消渴之病病位在肝，但与肺、脾（胃）、肾三脏密切相关，其病机关键是七情内伤，肝失疏泄，郁久化火。肝火或刑肺金，水津不布；或乘脾（胃）土，湿热内生；或下灼肾水，津伤液涸，则三消乃作，变证丛生。治疗当从肝论治，尊《素问·藏气法时论》"肝欲散，急食辛以散之，以辛补之，以酸泻之"为明训，精心化裁，匠心创制消渴煎Ⅰ号、Ⅱ号、Ⅲ号、Ⅳ号，以分型治之。

消渴煎Ⅰ号：主要针对肝郁化火，灼伤阴液之消渴而设。临床可见：烦渴多饮或多食，口苦易怒，面赤眩晕，溲黄便秘，或胸闷胁痛，或嗳气反酸，舌苔薄黄少津，脉象多弦滑或滑数。治以酸泻肝木，清热生津之法。方选消渴煎Ⅰ号：柴胡10g、木瓜15g、白芍15g、乌梅15g、天花粉30g、黄连10g、栀子10g、生甘草6g、麦冬12g、黄芩10g。

本方是在《类证治裁》的"乌梅木瓜汤"合《丹溪心法》"川黄连丸"的基础上化裁而得，方中以乌梅、木瓜、白芍三药酸泻肝木为君，乌梅、木瓜又有酸甘化阴之功；以柴胡、黄芩、栀子疏肝清热为臣；佐黄连清心泻火，取"实则泻其子"之义；以天花粉、麦冬清热止渴生津；甘草调和诸药。

临证若消谷善饥明显者，加生石膏以清泻胃火。若肝阳上亢眩晕明显者，加天麻、钩藤、玳瑁，以平肝熄风。若大便秘结者，加番泻叶或生大黄，以通腑泻热。若胸胁痛明显者，加川楝子、郁金，以疏肝理气止痛。

消渴煎Ⅱ号：主要针对肝郁土壅，湿热内生型消渴而设。临床可见：形体肥胖，口渴多饮，易怒口苦，胸闷纳呆，头沉身重，四肢乏力，舌体胖大，苔黄腻，脉象弦滑。治以疏肝清热，燥湿健脾之法。方选消渴煎Ⅱ号：苍术12g、黄连12g、柴胡10g、荷叶10g、枳壳10g、葛根10g、蚕砂10g（包煎）、鸡内金10g、栀子10g。本方是在朱丹溪"越鞠丸"的基础上加减化裁而得，方中以柴胡、枳壳疏肝解郁，升降气机；以苍术、蚕砂、栀子、黄连清热燥湿；以葛根、荷叶升胃中清气，生津止渴；以鸡内金消食健胃。

临证若见双下肢水肿明显者，加泽泻、冬瓜皮、车前草，以利水消肿；若兼舌暗瘀血者，加三棱、莪术，以活血化瘀；若见湿热瘀血积于胁下（脂肪肝）者，加决明子、鳖甲、茵陈，以增清热化湿、软坚散结之力；若见呕恶厌油腻明显者，加竹茹、生山楂，以消食化积、降逆止呕。

消渴煎Ⅲ号：主要针对肝郁脾虚，脾津不摄之消渴而设。临床可见：情志抑郁，面色萎黄，神疲乏力，尿频尿甜，口渴多饮，形体消瘦，少气懒言，腹胀便溏，舌淡暗有齿痕，舌苔薄白，脉弱或虚弦。治以疏肝解郁，健脾升清之法。方选消渴煎Ⅲ号：柴胡6g、枳壳6g、黄芪30g、党参15g、白术15g、当归12g、茯苓15g、葛根12g、陈皮10g、山药10g、炙甘草10g。本方是在"钱氏七味白术散"的基础上加减化裁而成，方中以党参、黄芪、白术、茯苓、山药、炙甘草补气健脾；以柴胡、枳壳疏肝解郁；以葛根升发脾胃阳气，升降气机；以当归养血活血；以陈皮理气行气，旨在补而不滞。

临证若腹胀明显者，可加厚朴以理气除胀。若腹泻便溏明显者，加莲子肉、白扁豆，以健脾淡渗止泻。若兼四肢麻木者，酌加桑枝、姜黄、蜈蚣、牛膝，以活血通络。若兼尿如浮脂者，乃肾不约制，加服金匮肾气丸。

消渴煎Ⅳ号：主要针对肝肾阴亏，燥热津伤之消渴而设。临床可见：烦渴多饮，尿频量多，浊如脂膏，形体消瘦，腰膝酸软，五心烦热，或视物模糊，或耳聋耳鸣，舌质红，舌体瘦而少苔，脉象弦细而数。治以滋补肝肾，清热生津之法。方选消渴煎Ⅳ号：熟地黄24g、制龟版15g（先煎）、山萸肉12g、知母10g、白芍15g、沙苑蒺藜10g、菟丝子10g、玉竹15g、天花粉15g、枸杞子15g。本方是在朱丹溪"大补阴丸"的基础上加减化裁而成。方中以熟地、枸杞子、制龟版、菟丝子滋补肝肾；以白芍、山萸肉、沙苑蒺藜收敛肝肾，补肾固精；以天花粉、知母、玉竹清热除烦，止渴生津。

临证若视物模糊明显者，加夜明砂、密蒙花，以养肝明目；若夜尿频多者，加桑螵蛸、补骨脂，以补肾缩泉；若耳聋耳鸣者，加磁朱丸，以治虚阳之上奔；若心烦不寐明显者，加酸枣仁、夜交藤，以养血安神。

（三）总结

糖尿病是一种以糖代谢紊乱为主要表现的慢性内分泌疾病，属于祖国医学"消渴病"范畴。根据本病三多症状的孰轻孰重分为上、中、下三消。传统的观点认为其发病病机为阴虚燥热，以阴虚为本，燥热为标，主张上消治肺，中消治胃，下消治肾，从肺、胃、肾三消论治。然于教授认为糖尿病不只是与肺、胃、肾三脏有密切的联系，肝脏与糖尿病发病亦有着内在联系，故应注重从肝论治。

于志强教授认为，从肝脏的生理病理上看，肝喜条达而恶抑郁；主疏泄而调情志，为人身气机升降之枢，可调节肺、脾、胃、肾等脏腑的气机升降，协助各脏腑对精津生化、封藏发挥正常功能。若肝失疏泄，肝郁气滞，气郁化火，上则木火刑金，使肺失清肃，肺脏功能失司则不能布散水津以润脏腑而消渴生；中则木郁克土，使脾失健运，脾脏功能失司而精微不能上输于肺以发挥濡润营养之功，反而直趋下焦外泄而消瘦；下则旁及于肾，使肾失闭藏、肝失疏泄则木郁生热，内扰相火，相火妄动使肾失闭藏，故精不内守而外溢，而阴虚燥热为病。

另外从糖尿病的致病因素看，糖尿病发病很重要的一点是情志失调，长期精神刺激导致气机郁结进而化火，《临证指南医案·三消》曰："心境愁郁，内火自燃，乃消证大病。"说明五志过极，郁热伤津是发生本病的重要因素。然五脏之中，唯肝畅情志，疏泄气机。肝气不舒，气机郁滞，情志失调，则易引发糖尿病。临床也发现，糖尿病患者在发病前，大多数有不同程度的情志失调史，或精神紧张、情绪激动，或喜怒不节、猝然暴怒，或忧郁悲哀、思虑过度。发病后因病情缠绵，长期节食用药，久久致心情不悦，情绪紧张，过用神思进而导致病情的加重或复发。现代研究证明，在焦虑状态下，血中胰岛素含量明显减少，主要由于精神紧张、情绪激动及心理压力对抗胰岛素和升高血糖激素的增加所致。而长期代谢失调的高血糖、高脂蛋白血症，可以反复刺激胰岛细胞，使胰岛 β 细胞劳损和衰竭，从而诱发或加重糖尿病。

从糖尿病的发病机理来看，肝失疏泄是糖尿病发生的基本病机，无肝疏之过则不可为消渴。胰岛作为一个腺体，它的分泌也必定受到肝脏疏泄的影响。肝喜条达而恶抑郁，情志失调，首先伤肝，肝失疏泄则机体气机紊乱，气血津液代谢失常，从而导致胰岛的分泌功能紊乱。糖尿病由于胰岛素的分泌绝对或相对不足而引起，胰岛素分泌失调是糖尿病发生、发展的基本病机。所以肝失疏泄导致胰腺功能紊乱是糖尿病发生的机理。

九、带状疱疹从肝论治

带状疱疹是由水痘-带状疱疹病毒引起的一种急性感染性皮肤病。其临床表现为：成群的密集小水泡，沿躯干一侧周围神经走行呈带状分布，常伴有神经痛和局部淋巴肿痛，且多出现后遗神经痛。本病给患者带来了极大的痛苦，严重降低了他们的生活质量。目前，西医对本病无特殊的治疗方法。

带状疱疹是西医的病名，但从临床征象来看，在历代的中医古典文献中对本病早有记载，在防治方面积累了丰富经验。明代王肯堂在《证治准绳·疡医》中云："或问腰缠火丹，累累如贯珠，何如？曰是名火带疮，亦名腰缠火丹。"又如清代祁坤在《外科大成》中曰："腰缠火丹，一名火带疮，俗称蛇串疮，初生于腰，紫赤如疹，或起水泡，痛如火燎。"由此可见，带状疱疹应属于中医"腰缠火丹"、"蛇串疮"等病的范畴。

（一）病因病机分析

带状疱疹多由情志内伤，郁久化热化火，热毒内郁，循经外发，搏于肌肤，或外感热毒之邪，阻于经络，气血凝滞而成。由于带状疱疹病毒多侵犯肝经循行所过的胸胁部（肋间神经支配区）及胆经循行所过的颞颊部（三叉神经和颈部神经支配区），故认为：带状疱疹的病位在肝（胆），病机关键不越热（火）、毒、湿三个方面，其中以火毒最为重要。

（二）证治经验

对于带状疱疹的治疗，以经络辨证为纲，以发病的部位辨证为目，以清肝泻火解毒、活血通络止痛为总的治疗大法，并分期论治。

1. 发作期

头部带状疱疹：好发于一侧的颞颊部，疱疹鲜红，灼热刺痛，疱型紧张，密集成群，伴发热恶寒，或往来寒热，口苦咽干，或耳鸣眩晕，口渴溲赤，舌质红，舌苔黄，脉象弦滑或弦滑而数。此证多因平素肝火亢盛，又兼外感风邪及热毒之邪，郁于经络，外发而成。治以疏风解郁，泻火解毒止痛之法。方选疱疹合剂I号：柴胡24g、黄芩12g、银花15~20g、连翘9~12g、大青叶15~30g、夏枯草9~12g、蒲公英15~30g、僵蚕10g、蝉蜕10g、野菊花10g、丹皮10g、黑芥穗6~10g、生甘草6g。本方以仲景"小柴胡汤"加减化裁而成。方中以柴胡、黄芩二药为君药，和解少阳之邪；以大青叶、银花、连翘、蒲公英、夏枯草为臣药，清热泻火解毒；以菊花、丹皮、芥穗、蝉蜕、僵蚕诸药为佐药，疏风清热；以生甘草为使药，清热解毒，调和诸药。

临证若兼咽痛明显者，酌加牛蒡子6~12g、板兰根10~15g，以清热利咽；若兼血泡者，酌加水牛角粉1.5~3g、紫草10g，以凉血解毒；若灼热刺痛明显者，酌加赤芍10g、三七粉1.5~3g（冲服），以凉血活血；若兼大便秘结者，酌加大黄6~10g、芒硝6g，以通腑泻热。

躯干带状疱疹：多好发于胸胁部。疱疹深红，灼热刺痛（胸痛），密集成群，伴性情急躁，心烦口苦，口干口渴，小便短赤，舌质红，舌苔黄，脉象弦数或弦滑而数。此证多为肝郁化火，热毒之邪外达肌肤，郁阻于肝之本经所致。治以清肝泻火解毒，活血通络止痛之法。方选疱疹合剂Ⅱ号：柴胡12g、栀子10g、丹皮10g、夏枯草12g、大青叶15~30g、蒲公英15~30g、元胡10g、川楝子10g、三七粉1.5~3g（冲服）、路路通12g、蜈蚣2条、生甘草10g。

本方以"化肝煎"化裁而成，方中以柴胡、栀子、丹皮、夏枯草为君药，清热泻火；以大青叶、蒲公英为臣药，清热解毒；以元胡、川楝子、三七粉、路路通、蜈蚣诸药为佐药，活血通络止痛；以生甘草为使药，清热解毒，调和诸药。临证若舌苔黄腻挟湿者，酌加龙胆草10g、滑石10~15g，以清热利湿。若连及上肢痛者，酌加姜黄12g、桑枝30g，以活血通络止痛。若兼两目红赤，酌加木贼草10g、苦丁茶30g，以清肝热明目。

下肢带状疱疹：好发于一侧下肢。疱疹密集，颜色深红，疱液混浊，多破溃渗液，皮疹局部灼热刺痛，烦躁高热，小便黄赤或混浊，口苦且黏，或胸闷纳呆，舌苔黄厚或黄腻，脉象弦滑。此证多由肝郁化火，挟脾湿流注于下而发病。治以清热利湿解毒，活血止痛之剂。方选疱疹合剂Ⅲ号：龙胆草9~12g、夏枯草6~12g、虎杖10~15g、白花蛇舌草10~15g、栀子10g、柴胡6~10g、大青叶15~30g、蒲公英15~30g、泽泻15~30g、生甘草6g、赤芍10g、车前子15~30g（包煎）、三七粉1.5~3g（冲服）。

本方以"龙胆泻肝汤"加减化裁而成。方中以龙胆草、夏枯草、栀子为君药，清利肝经湿热；以虎杖、白花蛇舌草、大青叶、蒲公英为臣药，清热解毒；柴胡亦为臣药，疏肝解郁；以车前子、泽泻、三七、赤芍为佐药，引湿热下行，从小便而出，活血止痛；以生甘草为使药，清热解毒，调和诸药。临证若水泡溃破渗液较多者，酌加苍术 6~10g、黄柏 6~10g，以清热利湿；若兼大便溏泄者，酌加白术 10~15g、茯苓 10~15g、白扁豆 10~15g，以健脾淡渗利湿而止泻。

2. 后遗症

于志强教授认为带状疱疹后遗症期的临床表现主要是顽固性神经痛，属中医本虚标实证，本虚在于肝肾阴虚或气虚不能濡养肌肤，不荣则痛也；标实在于气滞血瘀，阻滞经络，不通则痛也。治疗时，应标本兼治。肝肾阴虚兼有血瘀型神经痛者，运用"一贯煎"加减：沙参 12g、麦冬 12g、生地黄 20g、当归 12g、枸杞子 12g、蜈蚣 2 条、水蛭 10g、土元 10g、王不留行 12g。气虚兼血瘀型神经痛者，运用"补阳还五汤"加减：生黄芪 40g、赤芍 12g、当归 12g、地龙 12g、川芎 10g、蜈蚣 2 条、水蛭 10g、土元 10g。并随证化裁，灵活运用，往往收到较好疗效。

十、生殖系统疾病从肝论治

生殖系统疾病为临床常见疾病，常见症状包括与泌尿外科疾病有关的排尿异常、脓尿、尿道异常分泌物、疼痛、肿块、性功能障碍及不孕不育症等。发病率呈逐年上升趋势，且症状反复发作、迁延不愈，严重影响患者的生存质量和心理健康。中医学对生殖系统疾病认识由来已久，纵观古医籍，其内容散见于"无子"、"不孕"、"不育"、"阳痿"、"淋证"等诸多章节，自古医家多从膀胱、三焦和肾立论，集补肾、暖脾、滋阴、清利多法于一炉，效如桴鼓者有之，但久治不愈者也不在少数。

于志强教授临证每以《内经》理论为指导，涉猎各家，汲取所长。《灵枢·经筋》记载，足厥阴之经"上循阴股，络于阴器，络诸筋"。《灵枢·经别》记载，足厥阴之正"上至毛际，合于少阳，与别俱行"、"前阴为肝经所主，为肝筋之所合"、"足厥阴肝经循阴股，入毛中，过阴器，抵少腹"、"肝者，筋之合也；筋者，聚于阴器"。诸多论述表明，足厥阴肝经与阴器的联系最为密切，不仅经脉相连，络脉、经别、经筋也与阴器相联络，故有"肝司阴器"之说，若肝气郁滞，肝血不足，或肝之经脉遭受寒热之邪的侵袭、肝气郁结导致肝血不畅、冲任失调，均可引起男子阴茎萎软不用，或女子性欲减退，月经不调，或男女不孕不育等疾患。

（一）肝与生殖系统生理病理的关系

肝在五行之中属"木"，具有生发、助长之性，代表着自然界最具生命力的物质。

肝作为五脏之一，对人类的生殖繁衍起着极为重要的作用，主要表现在以下两个方面：肝主疏泄和肝藏血。其经脉绕阴器，主濡养宗筋，生殖器均为宗筋之所聚，其发育成熟后，必须依赖肝所藏之血的滋养，才能发挥其正常作用。同时肝与肾、冲任二脉等脏腑经络组织有着密切的关系。肝藏血，肾藏精，其关系可用精血同源来概括；冲为血海，任为阴脉之海，主胞胎，其在结构和功能上与肝相互依存，共同维持着人的生育功能。

肝主疏泄，体阴而用阳，喜条达而恶抑郁。《中医大辞典》云"肝居肋下"。《素问·脏气法时论》云"肝病者，两胁下痛"。《医贯》云"膈膜之下有肝……有胆附焉"。姜春华则明言"肝脏之部位在右胁肋"，可见肝的位置当在右膈下胁肋之间。中医脉诊学以寸口脉之左关候肝，而关部主中焦，亦说明肝居中焦。肝居中焦，在人体气机升降出入中具有枢纽作用。肝为厥阴之脏，"厥阴者，二阴交尽也"，有阴尽阳生，极而复返之特性，为由阴转阳之枢；它下连肾水为乙癸同源，上济心火成子母相应，又为水火升降之枢。少阳胆与厥阴肝相表里，同居中焦，共具枢转功能。少阳为阳枢，通达内外表里；厥阴为阴枢，协调上下阴阳。肝气升则清阳皆升，胆气降则浊阴皆降，脾胃之升降亦赖肝胆以维持。"少阳（肝胆）为中气之枢纽，枢轴运动，则中气得以运行"（《医学求是》）。"肝气不升则克脾土，胆气不降则克胃土"，肝胆为人体气机升降出入之枢机，升降出入是生命活动的基本形式，枢机废则升降出入皆废，"出入废则神机化灭，升降息则气立孤危"。肝气能疏通、畅达全身气机，使各脏腑经络之气运行通畅无阻。机体的脏腑经络器官等活动全有赖于气的升降运动，气机的疏通畅达才能达到气血和调，经络通利，脏腑器官等活动才能正常。肝气的疏泄功能正常发挥，则气机调畅，经络通利，其他脏腑的功能活动也稳定有序。

1. 促进血液与津液的运行输布

血液的运行和津液的代谢均赖肝主疏泄的作用。肝气疏泄，气载血行，使血无瘀滞之弊，运行至胞宫化生经血，为受精卵提供营养物质。肝气疏泄，气行津布，使津液无聚湿生痰之害，津行阴部，滋润濡养，为性生活的正常进行提供良好的环境。

2. 调畅情志

人的精神活动除为心神主宰外，还与肝的疏泄功能密切相关。《素问·灵兰秘典论》云："肝者，将军之官，谋虑出焉。""胆者，中正之官，决断出焉。"《素问·六节藏象论》云："凡十一脏取决于胆。"肝为阴木，胆为阳木；"阴为阳基，阳为阴统",故曰"十一脏取决于胆"。胆受肝之余气而成,"经曰十一脏取决于胆,肝胆一气也"(《读医随笔》)。肝为将军之官,谋虑决断,无不由之,实际上是十一脏取决于肝。肝性条达,有疏泄情志之功能。肝主疏泄则七情畅达,精神神志正常。可见出谋虑、疏情志、主决断皆是肝主魂的重要表现。肝气疏泄功能正常,则气机调畅,气血调和,心情舒畅;若情志活动异常,可导致气机失调的病变。《素问·举痛论》指出:"怒则气上,喜则气缓,悲则气消,恐则气下,惊则气乱。"暴怒伤肝,肝气郁结,阻碍血行,血气不和。总之肝与人的情志因素密切相关,肝气不舒会引起情志改变,而情志因素又会影响肝的疏泄。情志活动是五脏功能活动的外在表现,而五脏正常的功能活动又依赖人体脏腑经络气机的调畅,因此情志活动与肝的疏泄功能密切相关。

3. 促进女子排卵行经和男子排精

肝肾同源,精血互生,精生血,血化精,二者相互滋生,血旺则精旺。肝主藏血,具有贮藏调节血量的功能,肝血下注精室,则冲盈自满。且肝气条达,水谷乃化,精血生化有源,肝气疏泄功能发挥正常,则男子精液排泄通畅有度,女子也可按时排卵行经,如此既可预测排卵时间同房,不致错失受孕时机,同时也可防止盲目过度同房造成精子质量低下。

以女子而言,肝之功能与女子生殖疾病关系密切。肝藏血,肾藏精,其关系可用精血同源来概括;冲为血海,任为阴脉之海,主胞胎,其在结构和功能上与肝相互依存,共同维持着人的生育功能。金元四大家之一的刘完素在《素问病机气宜保命集·妇人胎产论》中指出:"妇人童幼天癸未行之间,皆属少阴;天癸既行,皆从厥阴论之。"叶天士《临证指南医案·淋带》言:"女科病,多倍于男子,而胎产调经为主要。淋滞瘕泄,奇脉空虚,腰背脊膂,牵掣似坠,而热气反升于上。从左而起,女人以肝为先天也。"近代妇科名家朱南山先生指出:治经肝为先,疏肝经自调。说明月经病与肝关系密切,而月经失调也是不孕不育的一大原因。肝司疏泄、主藏血的生理功能对女性月经失调、不孕不育也有着不可忽视的作用。

就男子而言,肝之功能直接影响到男子生殖疾病。男子性生理以性欲、阴茎、精液为要素,此三者相依相济,共成性之用。性欲是性能力表达的驱动力,其实质是一种心理情志活动。它固然受心神的支配,却与肝的疏泄密切相关。肝之疏泄功能正常,全身气机条达,则情志活动调畅。肝气郁结、情绪不畅常致性欲望降低。所以,肝气的疏泄功能对保持适度的性欲起重要作用。精液的产生虽以肾为本,然精液排泄有度,与肝之疏泄藏血功能正常密切相关。疏泄太过，则精液妄泄，疏泄不及则交而不射精。阴茎以筋为体，以气血为用。阴茎的勃起需要气血能正常到达阴茎并充养之，而血的正常运行与肝密切相关。肝为刚脏，体阴而用阳，主藏血、主疏泄，为人体气血调节之枢。肝阴肝血充足、肝气条达，阴茎得其所养，则活动正常。反之，则痿废不用。

肝主藏血，具有贮藏血液、调节血量和防止出血的功能。清·唐容川在《血证论·脏腑病机论》中说："肝主藏血焉，至所以能藏之故，则以肝属木，木气冲和条达，不致郁遏，则血脉得畅。"所以肝主藏血与其疏泄之功密切相关。肝的疏泄功能正常，则男子精液排泄通畅有度，女性月经按时来潮。否则，男子将出现早泄、滑精或功能性不射精、前列腺疾病，女子出现月经失调、经行不畅、痛经闭经、排卵障碍，引起不孕不育等疾病。

（二）辨证论治

朱丹溪在《格致余论·阳有余阴不足论》中说："主闭藏者，肾也；司疏泄者，肝也。心动则相火亦动，动则精自走，相火苗燃然而起，虽不交会，亦暗流而疏泄矣。"可见女子月经的排泄，男性精室的开合、精液的藏泄与肝肾的功能有关，只有肝之疏泄与肾之闭藏协调平衡，才能使精室开合适度，精液排泄有节，生殖功能发挥如常。

生殖系统疾病虽然错综复杂、千变万化，但从肝的脏腑经络病理变化来分析，大抵属于肝经本经循行疾病，临床见证不外虚实两端，实者多见，大抵以气机郁滞、血脉瘀阻、湿热火郁、湿浊寒凝为其主要病机，临床表现主要以疼痛和排尿异常为特征。慢性前列腺炎肝虚证候的形成，主要是久病致虚或因虚致病二个途径，临床常见的有肝虚气寒证和肝虚火旺证，不外乎可辨证为气滞、血瘀、血虚、湿热、痰阻、阴虚、阳虚等病证，治疗上可通过疏肝理气、活血化瘀、补血养肝、清肝利湿、化痰通络、滋补肝肾、温补肝肾等法达到治疗目的。

于志强教授结合肝经之循行及生理特性，深刻探析病因病机，认为肝的生理、病理与生殖系统联系密切，其解剖位置与经络循行的交叉是本病从肝论治的理论基础；而患生殖系统疾病者多有情志不遂、抑郁等气滞表现，与肝主疏泄的功能失常相合，是从肝论治的基础，提出了"生殖系统疾病从肝论治"的观点，给生殖系统疾病研究开辟了新的前景。"从肝论治"的学术观点，可以指导我们在治疗生殖系统疾病时的方药选择上，遵循药物归经属性规律，选择归属肝经的药物和方剂，有助于药物直达病所，达到治疗生殖系统疾病之目的。在治疗此类疾病时，于志强教授从调肝入手，灵活运用疏肝理气类方剂如柴胡疏肝散、逍遥散、四逆散等，取得了较好疗效。对于肝郁气滞，横逆犯脾者，方选逍遥散加减，药物选用柴胡、香附、枳壳、合欢皮、白术、茯苓、砂仁、木香、半夏、陈皮等，疏肝解郁，理气健脾。肝胆湿热，循经下注，选用龙胆泻肝汤或萆薢分清饮，药物选用龙胆草、栀子、黄芩、通草、车前子、土茯苓、当归、生地等，以清肝泻火，清利湿热。肝郁热盛，灼精为瘀，方选血府逐瘀汤加减，药物选用柴胡、枳壳、川芎、赤芍、土鳖虫、川牛膝、泽兰、王不留行等，疏肝清热，化瘀散结。肝气不畅，情志不舒，疏泄失常，聚湿生痰，方选柴平汤加减。肾阴不足，肝火偏亢，以六味地黄丸加味，药物选用熟地黄、山药、山茱萸、泽泻、茯苓、牡丹皮、枸杞子、菊花，三补三泻，滋阴、养血、柔肝，使肝有血可藏，有血可疏。

十一、女子面部痤疮从肝论治

中医将痤疮称为"粉刺"、"酒刺"、"肺风粉刺"，主要发生于青年男女的面部及胸背部，形成粉刺、丘疹、脓疱、结节、囊肿等损害，调查研究结果显示，在青春发育期，痤疮的发病率在90%左右。由于本病能影响容貌，降低生活质量，且发病率高，因而成为现代人十分关注的疾病之一，且临床就诊人数逐年升高，并女性多于男性，来内科门诊就诊者亦屡见不鲜。中医方面多从肺胃论治，认为痤疮多由肺胃蕴热，上蒸颜面，血热瘀滞造成，亦与过食膏粱厚味有关。中医治疗痤疮有一定优势，而辨证论治是取得疗效的关键，只有辨证准确，才能正确立法、处方。根据我们临床所见，寻常痤疮虽发病原因不同，但表现出湿热蕴毒，热久成瘀之证，故可见粉刺、红丘疹、脓疱、结节等皮损。于老近些年来，运用从肝论治的方法治疗女子面部痤疮，收到了满意疗效。

（一）现代医学概况

寻常痤疮是一种毛囊及皮脂腺的慢性炎症性皮肤疾患，部分遗有瘢痕。临床上很多患者常因工作紧张、睡眠不足、生活不规律等心理社会因素引发月经及内分泌功能失调而起。痤疮的发病原因及发病机理复杂，主要原因为体内雄激素水平升高导致皮脂腺功能亢进，皮脂分泌增强，为痤疮丙酸杆菌的大量繁殖提供了有利的条件，加之皮脂腺导管角化，毛囊口被阻塞，引起局部炎症反应，形成炎症性丘疹、脓疱及结节等。在皮肤科领域，对于本病的研究已形成热点，治疗痤疮的西医疗法主要有抑制局部炎症、抗雄激素疗法、抑制皮脂腺分泌等，具有一定疗效，但存在着耐药及毒副作用的问题。西药主要采用常规抗感染、维甲酸与调节内分泌等方法治疗，患者依从性好，疗效较好，但停药后病情易复发。

（二）中心证候

面部痤疮反复发作，颜色鲜红或暗红，散在脓疱小结节，女性多于月经前加重，并常伴有性格急躁、胸胁胀满，月经提前，口苦口干，大便秘结，小便黄赤，舌苔黄或黄腻，脉象弦滑或滑数。

（三）病机关键

痤疮，是一种多因素疾病，其发病机理目前尚未完全清楚。中医称其为酒刺、粉刺，认为多由肺胃蕴热，上蒸颜面，血热瘀滞而成，多与过食膏粱厚味有关。于教授认为患者情志内伤或素体热盛，以致化热化火，肝经之郁热移于肺胃，因肺主皮毛，阳明主面，故上蒸颜面，血热瘀滞而成痤疮。主要病位在肝，涉及肺胃，属标实证。

（四）辨治经验

自拟方"痤疮合剂"，水煎服，每日一剂。

1. 药物组成

柴胡10g，夏枯草10g，生栀子10g，丹皮10g，生地黄10g，薄荷10g（后下），枇杷叶10g，天花粉10g，白花蛇舌草10g，白芷6g，皂角刺6g，生甘草6g。

2. 方解

痤疮合剂是在"丹栀逍遥散"的基础上加减化裁而成。方中柴胡、夏枯草、栀子、薄荷清肝泻火，疏肝解郁。正如《本草新编》云："夫柴胡可解郁热之气。"《本草思辨录》云："栀子解郁火，故不治胆而治肝。"夏枯草苦辛寒，归肝胆经，能散郁结，清肝火，治痈结肿毒；薄荷辛凉，归肺肝经，能助柴胡疏肝清热解郁。丹皮、生地黄，功专清热凉血散瘀。枇杷叶苦凉，归肺胃经，功专降逆下气，具有驱除上蒸颜面郁热火毒之邪的作用。《食疗本草》云："煮汁饮之，止渴。治肺气热嗽及肺气疮，胸面上疮。"天花粉甘微苦微寒，归肺胃经，除善治消渴外，《医学衷中参西录》又云："善通行经络，解一切疮家热毒。"白花蛇舌草苦甘寒，归心肝肺经，功专清热解毒，活血消肿。白芷辛温，归肺胃经，为足阳明胃经之引经药，能治阳明经一切头面诸疾。皂角刺辛温，归肝肺胃经，主治痈疽肿毒，活血散结。生甘草甘平，清热解毒并调和诸药。全方合用，共奏清热解毒开郁，凉血活血散结之功效。

3. 临床加减

（1）若面部痤疮瘙痒甚者，可酌加蝉蜕10g、白藓皮10g，以增清热疏风利湿止痒之功。

（2）若平素喜食肥甘辛辣之品，大便秘结者，可酌加生大黄6~10g（后下），以增清热通便之力，使热从大便而出。

（3）若脓疱明显者，可酌加蒲公英10g、冬瓜子10g，以增清热解毒渗湿排脓之功。

（王智先、刘长玉、孙非非）

第四章 临床用药特点

于志强教授用药往往自出机杼,"经方与时方"灵活化裁运用,不拘形式,只要切中病机,均可信手拈来,处方用药别具一格。他认为药性有寒、热、温、凉,药味有辛、甘、苦、酸、咸,临床应用当遵循"热则寒之,寒则热之,虚则补之,实则泻之"的治疗原则,使阴阳盛衰之体,复归于相对平衡之协调状态。临证用药物的四气五味、升降浮沉、脏腑归经之特性来调整气机之乖戾、阴阳之失衡、气血之失和,即"以药性之阴阳,治人身之阴阳,药性之升降,调人身之升降,则人身之阴阳升降自合于天地之阴阳升降矣",他强调制方用药应熟谙药性之升降出入,顺应机体升降出入的生理功能扭转升降出入的病理变化,并提出"升降搭配,开阖为伍,以味成方,五行互含"阴阳相反相成的用药思路。

一、"药"尊五味,"方"法五行

于志强教授秉承《素问·藏气法时论》、《辅行诀脏腑用药法要》中的古代经方的制方法则及制方思想,遣方用药时,注重单味药的性味归经及药物配伍的五行五味互含的关系,形成了其独特的以五行性味为基础的遣方用药规律。于教授言:"古圣先贤组方,每味药物性味归经烂熟于心,故组成之方剂,药味虽少,而天人五行兼顾。今人只重药物功效,于寒热、温凉、阴阳、生克皆为不顾,故组方乱杂,仅为同效药物的堆砌,或偶有效验,但其不效者甚众。"

《素问·藏气法时论》通过五脏、四时、五味的五行对应关系,确定"适其性而衰之"的治疗方法,《素问·宣明五气》曰:"酸入肝,辛入肺,苦入心,咸入肾,甘入脾,是为五入。"陶弘景则认为药味可以相杂,五味的变化不可胜数,"五行互含"在此言药物性味相杂。后来张介宾发挥为"五行互藏"用于解释五脏气化功能兼杂现象,为遣药组方提供理论依据,《辅行诀》中将药物按五行属性划分并且标以五味,其论曰"肝"以辛补之,以酸泻之,肝苦急,急食甘以缓之;"心"以咸补之,以苦泻之,心苦缓,急食酸以收之;"脾"以甘补之,以辛泻之,脾苦湿,急食苦以燥之;"肺"以酸补之,以咸泻之,肺苦气上逆,急食辛以散之;"肾"以苦补之,以甘泻之,肾苦燥,急食咸以润之。

其运用药物就依据五行属性，以五味来驾驭药物，成方的理论基础就是阴阳五行生克制化，"以味成方"是《辅行诀》中各方剂制方的形式，也为我们治疗五脏病症提供了最基本的用药组方原则。

于志强教授处方遵循"药"尊五味，"方"法五行的思想，蕴含以味成方、五行相佐的制方原则，推崇李中梓提出的"五脏之苦欲补泻，乃用药第一义也，不明乎此，不足以言医。如肝苦急，急食甘以缓之。肝欲散，急食辛以散之，以辛补之，以酸泻之，虚则补之"的用药法则，常以此为准绳。他处方严明有序，常言临床用药当"顺势而为"，顺其自然之性，恢复脏腑气化功能，则万物化生，用药须"顺时气而养天和"，方能取得事半功倍之效。

以于教授"甲亢煎"为例，以白芍15g、乌梅15g、木瓜12g、白术10~15g、茯苓15g、沙参15~30g、玉竹15~30g、麦冬15g、柴胡10g、桑叶10g、钩藤30g（后下）、莪术10g组方。该方以白芍、乌梅、木瓜为君药，取其味酸，以泻肝木；以白术、茯苓为臣药，培土荣木，体现"见肝之病，知肝传脾，当先实脾"之义；玉竹、麦冬、沙参亦为臣药，强金制木，体现五行相克理论；以柴胡、莪术疏肝理气，破血化瘀；以钩藤、桑叶平肝熄风。全方以酸泻肝木为主，理气化瘀、平肝熄风为辅，并根据五行生克制化的理论融强金制木、培土荣木为一体。全方组方严谨，丝丝相扣，为治疗甲亢之效验良方。

二、化裁古方，自拟新方

于志强教授认为，中医学是一门极富生命力的学科，具有与时俱进、开放包容的特质，他认为中医学术要发展，就要有所创新，而发展与创新一定要建立在继承和发掘的基础上，不是另起炉灶。所以于老善用古方治今病，但他对古人的成法成方从不生搬硬套，而是在精细辨证的前提下，灵活运用，巧妙化裁。"师古而不泥于古"的治学态度，成为于教授学术风格的一大特色，现举例以说明一二。

（一）温胆汤的化裁应用

"温胆汤"是临床常用经典方剂，以半夏、竹茹、枳实各二两（6~9g）、陈皮三两（9~12g）、茯苓一两半（4.5~6g）、生姜5片、大枣1枚组方。全方共奏理气化痰，清胆和胃之功。主治胆胃不和，痰热内扰证。临床可见虚烦不眠，惊悸不宁，或呕吐呃逆，口苦，头目眩晕，胃脘痞闷，或幻见、幻闻、幻觉等证，舌质红，舌苔黄腻，脉弦滑或弦滑略数者，均可用之。盖因胆附于肝，肝主藏魂，胆主决断，痰热内扰，所以虚烦不眠；心主神志，若痰热扰心，神不守舍，故惊悸不宁；痰热迫使胃气上逆则见呕吐呃逆，胆热上逆则口苦，上扰清空则目眩头晕。《伤寒论》亦云："少阳之为病，口苦、咽干、目眩也。"若痰热内扰，少阳之气失疏，气机不畅，则胃脘痞闷；若痰热内扰，神明失守，则可出现幻见、幻闻、幻觉之三幻证候。

于教授临证擅用"温胆汤"，且化裁运用别具匠心，衍生出"天茶温胆汤"、"双夏温胆汤"、"陷胸温胆汤"等一系列子方剂，广泛应用于临床，取得较好效果。

1. 在高血压病中的应用

本病属于中医"眩晕"、"头痛"证范畴。其病位在清窍，病变脏腑以肝为主，与脾、肾关系密切。病性为本虚标实证，本虚指气、血、阴、阳不足（以肝肾阴虚为本），标实指风、火、痰、瘀。病机关键为风、火、痰、瘀、虚。于志强教授应用温胆汤治疗痰火内扰型眩晕。临床可见：头晕目眩，头重如蒙，头痛且胀，恶心呕吐，心悸易惊，口苦溲赤，舌苔黄腻，脉象弦滑或弦滑略数。治以清热化痰，平肝熄风之剂。方选"天茶温胆汤"，组方：半夏10g、竹茹6g、枳实10g、陈皮10g、茯苓6g、天麻12g、苦丁茶10g、夏枯草12g、钩藤30g（后下）、黄连10g、生姜5片、大枣1枚。

临床若见肝火亢盛明显，兼见头痛如裂，目赤肿痛者，酌加羚羊角粉0.3g（冲服）、黄芩10g、木贼草10g，以增清热熄风之功。若肝阳上亢明显，见眩晕如坐舟车者，酌加玳瑁15g（先煎）、牛膝30g、代赭石30g（先煎），以镇肝潜阳。若风痰流窜经络，兼见肢体麻木，或如蚁走感者，酌加姜黄12g、桑枝30g、豨莶草15g，以增疏风通络之功；重者加乌梢蛇12g、蜈蚣2条，以搜风通络。若兼见舌质暗，瘀血内停者，酌加土鳖虫12g、水蛭12g，以增活血化瘀之力。若头痛久治不效者，酌加芥穗10g（后下）、蜈蚣2条，以增活血通络之功。

2. 在冠心病中的应用

本病属于中医"胸痹心痛"、"真心痛"范畴。病位在心，相关脏腑主要与脾（胃）、肝、肾密切相关。病性为本虚标实，本虚指气、血、阴、阳亏虚，标实指寒凝、气滞、瘀血、痰浊（痰热）。病机关键为不荣则痛，不通则痛。于志强教授应用温胆汤治疗痰热内扰型胸痹心痛。临床可见：心胸灼痛，痰稠色黄，心烦口苦，恶心呕吐，舌苔黄腻，脉弦滑或弦滑略数。治以涤痰清热，开结止痛之剂。方选"陷胸温胆汤"。组方：半夏 10g、竹茹 6g、枳实 10g、陈皮 10g、茯苓 6g、黄连 10g、瓜蒌 30g、生姜 5 片、大枣 1 枚。

临床若兼见舌质暗红、瘀点、瘀斑者，酌加丹皮 10g、赤芍 10g、丹参 30g，以活血化瘀。若兼风痰上扰，证见眩晕、手足麻木或颤抖者，酌加天麻 12g、钩藤 30g（后下）、僵蚕 10g、天竺黄 10g，以增清热化痰，熄风之功。若腹胀、大便秘结，可酌加生大黄 6~10g（后下）、厚朴 10g，以通腑泻热。

3. 治疗心律失常（过早搏动）

本病属于中医"惊悸"、"怔忡"、"结代脉"范畴。病位在心，相关脏腑主要与脾、肾、肝（胆）关系密切。病性为本虚标实，本虚指气血阴阳亏虚；标实主要指痰浊（痰火），瘀血。病机关键分为虚实两面，虚证为气血阴阳的亏虚，心失所养，实证为痰浊（痰火）瘀血内停、心脉痹阻（或被扰）、心神不宁。于志强教授应用温胆汤治疗痰热扰心型心悸。临床可见：心悸不宁，时作时止，胸闷不畅，心烦失眠，口干口苦，舌苔黄腻，脉弦滑或略数或促。治以清热豁痰，宁心安神之剂。方选"参齿温胆汤"。组方：半夏 10g、竹茹 6g、枳实 10g、陈皮 10g、茯苓 6g、黄连 10g、苦参 6~10g、生龙齿 10~15g（先煎）、生姜 5 片、大枣 1 枚。

临床若见心烦不眠显著者，酌加酸枣仁 50g、知母 12g，以养心安神。若惊惕、心悸不宁明显者，酌增生龙齿 30g（先煎），以增重镇安神之功。若兼见心胸刺痛，舌质暗红、瘀点、瘀斑者，酌加丹参 30g、郁金 10g、丹皮 10g，以理气活血。

（二）临床应用越鞠丸的经验

越鞠丸源自金元四大家之一朱丹溪所著《丹溪心法》，功用行气解郁，主治一切郁证。全方由苍术、川芎、香附、栀子、神曲组成，以苍术、川芎疏解诸郁，故又名"芎术丸"，该方是通治诸郁的代表方剂。于志强教授认为气化是生命的本质，气化不利是疾病发生的基础，郁是病理的过程，故临证经常运用越鞠丸加减治疗因郁而发的诸多内伤杂病，效果显著。

1. 治疗带下证（黄带）

临床可见：妇女带下过多，色黄有异味，伴胸胁痞满胀痛，每因生气恼怒而诱发或加重，口苦口黏，纳呆嗳气，舌苔薄黄腻，脉弦滑或弦滑而数。治以疏肝解郁，清利湿热之法。方选越鞠丸合易黄汤加减。组方：川芎 15g、苍术 10g、香附 10g、栀子10g、六神曲10g、黄柏10g、龙胆草10g、白果10g、芡实10g、山药10g、鸡冠花10g、车前子15g（包煎）。若纳呆、嗳气明显者，酌加炒莱菔子10g、鸡内金10g，以降逆消导。若胁肋疼痛加少腹疼痛者，加川楝子10g、元胡10g，以行气止痛。

于教授认为，带下证者多属脾虚，湿热下注，但究其成因，多与肝郁密切相关，正如叶天士云："女子以肝为先天。"《女科经论》云："肝气郁则脾受伤，脾伤则湿土之气下陷……治多开提肝气，辅助脾土为主。"故本证是以土虚木乘为本，湿热下注为标，方以越鞠丸治肝郁为主，又以易黄汤治湿热为辅。方中香附行气解郁；川芎活血化瘀；神曲消食导滞；栀子、苍术、黄柏、龙胆草、车前子清热燥湿；山药、芡实补脾益肾，固涩止带；白果、鸡冠花收涩止带。诸药合用，使肝郁解，湿热除，黄带清。

2. 治疗痰病（高脂血症）

临床可见：眼睑黄色瘤，形体肥胖，口黏口苦，头沉手重，脘腹痞闷，恶心纳呆，或胁肋胀痛，或善太息，舌苔黄腻，脉弦滑或弦滑略数。治以疏肝解郁，清热化湿（痰）。方选越鞠丸加味（亦名自拟降脂汤）。组方：苍术12g、川芎12g、栀子10g、神曲10g、香附6g、泽泻30g、决明子15~30g、荷叶10g、焦山楂10g、石菖蒲10g、茵陈15~30g、虎杖10g。若兼肝阳上亢，风阳上扰，眩晕明显者，酌加天麻10g、生石决明30g（先煎），平肝熄风。若兼脂肪肝者，酌加莪术10g、鳖甲10g、鸡骨草15~30g，以活血化积，清热利湿。若兼胸闷，心胸刺痛，固定不移，瘀血内停者，酌加丹参30g、土鳖虫10g、蜈蚣2条，以增活血通络行痹之功。若兼痰多，色黄者，加黄芩10g、瓜蒌15~30g，以清热化痰。

高脂血症系现代医学之病名。目前，中医对本病的认识尚不统一，辨证分型亦呈多样化，但大多数医家多将本病从痰论治，究其病因病机，气郁不畅则津液凝聚而为痰，火热灼液而为痰。唐容川的《血证论》又云："须知痰水之壅，有瘀血使然，然使无瘀血，则痰气自有消溶之地。"可见，瘀血日久必然影响水液代谢，使水湿停聚，复为痰浊。因此可以说"六郁"是导致高脂血症的主要病因。于志强教授自拟降脂汤正是根据丹溪"六郁"致病的理论，并结合临床实践及现代医学对高脂血症的病理研究创立，验之于临床，疗效显著。越鞠丸行气解郁，气行湿化，则痰郁随之而解。加泽泻、荷叶、茵陈、虎杖、决明子清热利湿；山楂消食化积，行气散瘀；石菖蒲化湿和胃，可醒脾胃，行气滞，消胀满。诸药合用，使肝郁解，湿热除，痰浊消。

3. 治疗郁证（抑郁症或神经官能症）

临床可见：精神抑郁，性情不宁，多疑多虑，烦躁易怒，胸胁痞满，口苦纳呆，嗳气欲呕，善太息，心悸少寐，舌质暗红，苔黄腻，脉象弦滑或弦滑略数。治以疏肝解郁，清热涤痰开窍之法。方选越鞠丸加味。组方：苍术 10g、川芎 10g、栀子 10g、六神曲 10g、香附 6g、石菖蒲 10g、远志 10g、郁金 10g、制南星 10g、黄连 10g、丹参 15g、紫石英 15~30g。

若失眠明显者，原方去苍术加双夏汤（半夏 15g、夏枯草 15g）以调和阴阳，使阳入于阴而寐。若火郁明显，兼见大便秘结者加大黄 6~10g（后下），以通腑泻热。若气郁明显者，加沉香 10g、合欢皮 10~15g，以理气开郁。

郁证是由于情志不舒、气机郁滞而产生的一系列病证，即是由情志致病，如《素问·举痛论》说："思则心有所存，神有所归，正气留而不行，故气结矣。"如《古今医统大全·郁证门》说："郁为七情不舒，遂成郁结，既郁之久，变病多端。"朱丹溪提出六郁之说，并创立六郁汤、越鞠丸等相应方剂。该病病位在肝，但可涉及心、脾、肾。治疗以行气解郁为主，故以越鞠丸为主方，加石菖蒲、郁金、远志解郁开窍，清热化痰；黄连、制南星清热燥湿化痰；丹参清热凉血活血；紫石英除烦安神定志。

此外，于志强教授运用越鞠丸加夏枯草 10g、浙贝 10g、生牡蛎 15~30g、海浮石 15~30g、瓜蒌 15~30g，治疗淋巴结炎、淋巴结核（痰核、瘰疬），亦有较好疗效。酌加左金丸（黄连 12g、吴茱萸 3g）、煅瓦楞子 15g、乌贝散（乌贼骨 10~15g、浙贝 12g）治疗反流性食管炎或慢性胃炎反酸明显者，亦有很好疗效。

三、精于配伍，善用药对

中药药对，是历代中医药学家以中药药性和配伍理论为指导，在长期的医疗实践中总结出的最基础的药物配伍规律，是中药配伍中的最小单位，是介于"单药"与"方剂"之间的一种形态。本书中所论一般为双药并举，又称"对药"、"姊妹药"，亦有三药并书者，称之为"药队"。它是历代医家用药经验的科学提炼和智慧结晶，是遵循中医基本理论法则组方的最基本、最简单、最明确的一种形式。方剂学的形成和发展，很大程度上源于药物的配伍。药对是组成方剂的基础，掌握药对的配伍应用，特别是二三味药的小方，可以使人悟出方剂的组合规律。药对体现了中医遣方用药的特色优势，具有内在的组合变化规律，既是方剂配伍的精华与核心所在，也是辨证施治针对性与治疗性的明确体现。

　　于志强教授十分擅用"对药"，处方化裁，主次分明，配伍巧妙，浑然一体，或一寒一热，或一升一降，或一气一血，或一散一收，或互相配合、增强疗效，或互相制约、防止偏胜。力求组方达到"阴平阳秘"、"以平为期"的原则。于教授强调，药对配伍，最忌任意两味药随意拼凑。经典的药对，既经得起临床验证，又有理有法可依。理，即中药学理论；法，即治疗大法。也就是说，药对的形成，是以中药学理论为基础，在对中药的四气五味、升降浮沉、归经毒性、作用功效等诸多方面深入了解的基础上，从适应一定的病证所采用的相应治则治法出发，经无数次临床验证的确具有临床应用价值的两药配伍。于教授临床常用的药对有百余对，现已整理成书，以飨同道。

四、攻补兼施，善用虫药

　　虫类药属于动物类药材之列，是指药用动物的干燥全体、除去内脏的动物体或部分动物的分泌物、排泄物、生理或病理产物以及虫类加工品。虫类药使用历史悠久，其功效历代本草多有记载，用之于临床，亦肇源甚古，诸多医家均有论述。吴鞠通有言"以食血之虫，飞者走络中气血，走者走络中血分，可谓无微不入，无坚不破"。虫类药具钻剔之性，性善走窜，对于久病瘀甚，癥瘕积聚之疾，尤为适宜。古代医籍所载功效主要有攻坚破积散结、活血祛瘀利水、搜风止痉通络、补益培本4大类。近现代对虫类药运用有所发展，尤其是对很多顽固性疾患、疑难病症，乃至于癌肿之治疗，在辨证施治基础上应用虫类药，取得了一定成效。虫类药具有破积消癥、活血祛瘀、宣风泄热、搜风剔络、消痈散肿、生肌收敛、行气和血、补益培本等疗效，因其为血肉之品，有情之物，性喜攻逐走窜，通经达络，搜剔疏利，无处不至；又与人类体质比较接近，容易被吸收和利用，效用佳良而可靠，甚至能起到力挽狂澜的作用，乃草木、矿石之类药物所不能比拟，且药源丰富，因而被临床广泛使用。虫类药在临床使用上有着广阔的前景，它对许多由病血积蓄，癥瘕或阻滞经络形成的疑难症治疗，有事半功倍的效果。

　　于志强教授临证组方中，常用土鳖虫、水蛭、穿山甲、九香虫等虫类破血逐瘀药，走窜通络，内至脏腑，外达经络，非草木之品可媲美。以蜈蚣、地龙为例，于教授常以此二味配伍应用，治疗中风后遗症、面瘫（面神经麻痹）、风湿顽痹（类风湿关节炎、强直性脊柱炎）、顽固性头痛（三叉神经痛、血管性头痛）、肢体麻木者。于教授强调，蜈蚣，味辛温，其性走窜，内走脏腑，外达经络，为足厥阴肝经之药，具有熄风定痉，攻毒散结，通络止痛的功效；地龙，味咸性寒，亦归肝经，其通络之作用亦极强，不仅熄风止痉力强，还能搜剔经络之邪，因而该药具有熄风止痉，通络止痛，清热平喘之功效。如蜈蚣与地龙伍用，一辛一咸，一寒一温，相须为用，则熄风止痉，搜风通络止痛的功效倍增。

（张少强、张建平、朱林平）

第五章　心系疾病医案选

一、心悸医案

1. 肝郁气滞，心脉瘀阻证医案

初诊（2012/12/11）　患者张某，女，48岁。主因间断心悸2年余，加重10天就诊。患者2年前因情绪激动发作心悸症状，曾于外院就诊，查心电图示"阵发性室上性期前收缩二联律，心率90次/分"，曾先后服用过心律平（普罗帕酮）、倍他乐克（琥珀酸美托洛尔缓释片）等药物，症状仍时有发作。10天前，患者情绪激动后心悸症状加重，伴见胸闷时作，遂于今日就诊于我院。就诊时见：心悸不安，胸闷不舒，胸胁刺痛，入夜尤甚，嗳气频作，尤善太息，腹胀纳呆，时有大便不成形，舌紫暗，脉结代而弦。查心电图示：室上性期前收缩。BP：130/85mmHg。西医诊断为心律失常（阵发性室上性期前收缩二联律）。中医诊断为心悸，证属肝气郁滞，心脉瘀阻。治以疏肝理气、活血定悸之法，方选自拟抗早复脉Ⅰ号方加减。

处方：柴胡10g　　当归10g　　川芎10g　　赤芍10g
　　　生地黄10g　桔梗10g　　枳壳10g　　牛膝10g
　　　甘松10g　　水蛭10g　　蜈蚣2条　　甘草10g
　　　山楂12g　　鸡内金15g　旋覆花10g（单包）

5剂，水煎服，每日一剂，分早晚两次服用。

二诊（2012/12/16）　患者服上方5剂，心悸、胸闷减轻，饮食尚可，嗳气症状缓解，舌暗苔白，脉弦。前方减山楂、鸡内金、旋覆花，再服7剂。

三诊（2012/12/23）　患者自觉心悸症状明显改善，余诸症减轻。复查心电图：窦性心律，偶发室上性期前收缩。再服7剂巩固疗效。

按语：患者以"心悸"为主诉，中医证属心悸范畴。本病案患者心悸发作源于情志失调，"心悸不安，胸闷不舒，嗳气频作，尤善太息，腹胀纳呆"为肝气郁滞之证，"胸胁刺痛、舌质紫暗"为瘀血内阻之象，故而考虑此心悸发生与"肝气郁滞，心血瘀阻"相关。于教授认为"肝为起病之源，心为传病之所"，盖因肝主疏泄，条达气机,心主血脉,以通为顺,故心血之运行,有赖于肝气疏泄条达。正如唐容川《血证论》云:"以肝属木,木气充和条达,不致遏郁,则血脉通畅。"《杂病广要》云:"有因怒气伤肝,有因惊气入胆,母能令子虚,因而心血不足,又或嗜欲繁思,思想无穷,则心神耗散而心君不宁,此其所以从肝胆出治也。"

针对本案特点,于教授方以自拟抗早复脉Ⅰ号加减治之。本方是根据王清任血府逐瘀汤化裁而来,"心跳心悸,用归脾安神等而不效,用此方百发百中"。于教授在原方基础上,去桃仁、红花,加水蛭、蜈蚣、甘松、生龙齿化裁成方,既保留原方行气活血之意,又加强了通络、安神、定悸之功。方中当归、生地、赤芍、川芎养血活血,以安心神;柴胡、枳壳、桔梗、甘松疏肝理气,调和气机;水蛭、蜈蚣等虫类药物破血通络,活血化瘀之力更著;生龙齿镇心安神,除烦解热;牛膝引瘀血下行;炙甘草调和诸药,养心复脉。纵观全方,母子(肝心)并治,气血同调,补泻兼施,确为治疗肝郁气滞,心脉瘀阻型心悸之良方。临床使用本方一般具备以下两个特点:其一,病程日久,常规安神定志药物不效;其二,病情发作夜间尤甚。

本病案中,患者时有便不成形,故未加用生龙齿,因龙齿生用寒凉,恐其更伤脾胃;症见嗳气频作,故加用旋覆花,以降胃气;纳呆腹胀,加用生山楂、鸡内金健脾消食,以除胀满。

2. 肝郁化火,木火扰心证医案

初诊(2011/04/08) 林某某,女性,58岁。主因间断心悸、胸闷3年,加重3天就诊。患者3年前曾因心悸、胸闷症状频发于外院就诊,查心脏血管造影显示"回旋支中段狭窄60%",查心电图示"偶发室早",考虑为"冠心病、心律失常",出院后未系统用药。3天前,患者生气恼怒后,自觉心悸、胸闷症状加重,遂就诊。就诊时见:心悸阵作,心烦易怒,口干口苦,头目眩晕,失眠多梦,溲赤便干,舌红苔薄黄,脉象弦数。查心电图示:心肌缺血改变,偶发室早,心率96次/分。西医诊断为冠心病,心律失常,偶发室早。中医诊断为心悸,证属肝郁化火,木火扰心。治以清肝泻火,宁心定悸之法,方选自拟抗早复脉Ⅱ号方加减。

处方:柴胡 10g 白芍 10g 栀子 10g 夏枯草 15g
     苦参 10g 青皮 6g   青蒿 12g 莲子心 3g

丹皮 10g　　　　黄连 10g　　　　生甘草 6g　　　　生龙齿 30g（先煎）

朱砂 0.5g（冲服）

7剂，水煎服，每日一剂，分早晚两次服用。嘱患者注意休息，调畅情志，清淡饮食。

二诊（2011/04/15）　服用前方后，患者心悸减轻，烦躁失眠情况有所缓解，口干口苦减轻，仍自觉时有头目眩晕，舌质红，苔薄黄，脉弦滑。遂于原方基础上，加天麻 10g、钩藤 30g（后下），再服 7 剂。

三诊（2011/04/22）　患者心悸明显缓解，心烦失眠症状改善，头目眩晕减轻，舌质淡红，苔薄白，脉弦滑。复查心电图：窦性心律，心肌缺血改变。仍继服前方 7 剂，巩固疗效。

按语：过早搏动一般隶属于中医心悸范畴。于教授认为肝为起病之源，心为传病之所，故心悸一病虽病位在心，但与肝功能失调密切相关。薛己《薛氏医案》指出："肝气通则心气和，肝气滞则心气乏。"

该患者为情志不遂，肝气郁结，肝郁化火，上扰于心，心神不宁而致心悸，"心烦易怒，口干口苦，头目眩晕，失眠多梦"皆为肝郁化火，扰动心神之象。治当清肝泻火，宁心定悸，应用于教授自拟抗早复脉Ⅱ号治疗，该方是在《景岳全书》化肝煎的基础上化裁而得，原方去陈皮、泽泻、贝母，加柴胡、黄连、苦参、青蒿、莲子心、生龙齿，主治因肝郁化火，木火扰心而致的心悸怔忡证（过早搏动）。方中以柴胡、青皮解郁疏肝，白芍酸泻柔肝，栀子、苦参、青蒿、黄连、莲子心清心肝之火；生龙齿甘凉，入心肝二经，清心除烦，宁心定悸；丹皮凉血活血；生甘草调和诸药。临床使用本方要抓住以下两个特点：其一，多有情志因素影响，常伴心烦失眠诸症；其二，多见数脉，心率多偏快。

本病案中，患者时有头目眩晕，乃肝风肝火扰动清窍，加夏枯草以清肝熄风；再加朱砂增加宁心安神之效。二诊患者心悸等症有所减轻，仍有头目眩晕，加用天麻、钩藤加强清肝熄风之力。

3. 肝郁化火，痰火扰心证医案

初诊（2010/10/08）　孙某某，女性，65 岁。主因间断心悸 5 年，加重 3 天就诊。患者 5 年前于外院确诊"冠心病、心律失常"，常自服参松养心胶囊，平素性情急躁易怒。3天前，患者无明显诱因，自觉心悸症状加重，自服参松养心胶囊不效，遂就诊。就诊时见：心悸心烦，急躁易怒，眩晕阵作，胸脘满闷，恶心呕吐，口苦口黏，腹胀纳呆，舌红苔黄腻，脉弦滑。查心电图示：心肌缺血改变，频发室早。西医诊断为冠心病，心律失常，频发室早。中医诊断为心悸，证属肝郁化火，痰火扰心。治以清肝化痰，镇心定悸之法，方选抗早复脉Ⅲ号加减。

处方：陈皮 10g　　半夏 10g　　茯苓 10g　　枳壳 10g
　　　竹茹 10g　　川连 10g　　苦参 10g　　生龙齿 30g（先煎）
　　　生甘草 6g　　青蒿 12g　　夏枯草 10g　　合欢皮 10g
　　　天麻 10g　　苏叶 10g　　钩藤 30g（后下）

7剂，水煎服，每日一剂，分早晚两次服用。

嘱其注意休息，调畅情志，清淡饮食。

二诊（2010/10/15）　服用前方后，患者心悸减轻，心烦呕恶缓解，口黏减轻，眩晕减轻，仍时有胸闷痞满，舌质红，苔薄黄略厚，脉弦滑。仍守原方减苏叶，加石菖蒲 10g，郁金 10g，再服 7 剂巩固疗效。

三诊（2010/10/22）　服用前方后，患者病情好转，心悸减轻，无心烦，无头目眩晕，无口苦口黏，纳可，舌质淡红，苔薄黄，脉弦滑。复查心电图：心肌缺血改变，偶发室早。效不更方，仍继服前方 7 剂，巩固疗效。

按语：本证的病机关键为"肝郁化火，灼液成痰，痰火扰动心神"。清代张秉成在《成方便读》中说："胆为甲木，其象应春，今胆虚即不能遂其生长发陈之令，于是土得木而达者，因木郁而不达矣。土不达则痰涎易生，痰为百病之母，所虚之处，即受邪之处，故有惊悸之状。"治当清肝化痰，镇心定悸。而患者平素所服之参松养心胶囊，为治疗心悸常用中成药，其作用为益气养阴，活血通络，临床见"心悸不安，气短乏力，胸部闷痛，失眠多梦，盗汗懒言"等证者，方可用之。而本病患者为肝郁化火，痰火扰心所致心悸，故本病患者用之不效当可预见。于教授强调中成药使用亦应注重辨证，做到有的放矢，不可妄用杂投。

本病案所用之抗早复脉Ⅲ号，系在黄连温胆汤基础上化裁而成，方中"并无温胆之药，而以温胆名方者，亦以胆为甲木，常欲其得春气温和之意耳"。又在原方基础上，加入青蒿、夏枯草、合欢皮、生龙齿、苦参，以在清热化痰基础上，加强疏肝气、清肝火之功效。方中以合欢皮疏肝解郁；以川连、苦参、青蒿、夏枯草清心肝之火；以陈皮、清夏、茯苓、枳壳、竹茹清热涤痰；以生龙齿清心除烦，宁心定悸；以甘草调和诸药。对于青蒿的使用，既往医家认为其主要功效是"清透虚热，凉血除蒸，截疟"，于教授根据多年临床经验，认为青蒿味苦辛，性寒，主归肝胆经，对于清肝之郁火、湿热效果尤佳，正如《医林纂要》所言"青蒿，清血中湿热，治黄疸及郁火不舒之证"。故而临床所见由于肝失疏泄所致化火生痰之证，加用青蒿效果极佳。

本病案患者眩晕明显，加天麻、钩藤以平肝熄风；症见呕恶加苏叶，与黄连组成苏叶黄连汤，治热呕如神。患者二诊时仍有胸闷痞满症状，加石菖蒲、郁金涤痰行气开结。

本案与前案比较，均见肝郁化火之象，区别在于前者兼有"心烦失眠，溲赤便干，舌红苔薄黄，脉象弦数"等心火炽盛之征，后者兼有"胸脘满闷，恶心呕吐，口苦口黏，腹胀纳呆，舌红苔黄腻，脉弦滑"等痰热扰心之象。

4. 痰火扰心，心神不宁证医案

初诊（2013/08/11）患者张某，男，37岁，主因阵发性心悸2周余就诊。患者体型偏胖，平素嗜食肥甘，自诉约2周前，饱食饮酒后发作心悸、胸闷症状，于铁路医院就诊，查心电图示"室上性期前收缩频发，可见二联律；偶发室性期前收缩"，予倍他乐克（25mg/片）每日早晚各一片口服。服用1周后，患者自觉症状减轻，自行停药。2天前，患者无明显诱因再次发作心悸症状，伴见胸中灼热满闷，恶心欲呕等症，遂于今日就诊于我院。就诊时见：心悸不宁，时作时止，胸中灼热烦闷，口干口苦，恶心欲呕，大便干结，舌暗红有瘀斑，苔黄腻，脉弦滑。查心电图示：室上性期前收缩二联律，偶发室性期前收缩。西医诊断为心律失常。中医诊断为心悸，证属痰火扰心，心神不宁。治以清热豁痰，宁心安神之法，方选参齿温胆汤加减。

处方：陈皮10g　　半夏10g　　竹茹10g　　苦参15g
　　　茯苓10g　　枳壳10g　　黄连10g　　生龙齿30g（先煎）
　　　丹参30g　　檀香6g　　 砂仁6g　　 炙甘草10g
　　　旋覆花10g（包煎）

7剂，水煎服，每日一剂，分早晚两次服用。

二诊（2013/08/18）患者服上方7剂，心悸胸闷、恶心欲呕等症减轻，大便仍干，2~3日一行。前方加厚朴10g，大黄10g（后下），再服7剂。

三诊（2013/08/25） 患者心悸症状明显改善，余诸症减轻。再服7剂巩固疗效。

按语：本病隶属中医心悸范畴。王肯堂《证治准绳》中所云："郁痰积于心包、胃口而致惊悸、怔忡者有之。"患者素体湿盛，加之平素嗜食肥甘，致使积湿生痰，痰浊困脾，积痰生热。本次发病"胸中灼热烦闷，口干口苦，恶心欲呕，大便干结"，为痰热中阻之象，"心悸不宁，时作时止"，为痰热扰动心神之征，其舌暗红有瘀斑，苔黄腻，脉弦滑，考虑痰阻气机，血行不利成瘀。故而治当以清热豁痰，宁心安神为主，兼以理气活血为宜，以于教授自拟"参齿温胆汤"加减治疗。

参齿温胆汤是在黄连温胆汤基础上加苦参15g、生龙齿30g（先煎）组成。方中龙齿镇惊安神，清热除烦；苦参有清热燥湿之功，而在《名医别录》中记载苦参"养肝胆气，安五脏，定志益精"；《药品化义》记载竹茹"轻可去实，凉能去热，苦能降下，专清热痰，为宁神开郁佳品，主治惊悸怔忡，心烦躁乱，睡卧不宁，此皆胆胃热痰之症，悉能奏效"；半夏清化痰热，和胃降逆；黄连苦寒泻火，清心除烦；陈皮理气化痰，枳壳涤痰下气，使气顺而痰自消；茯苓健脾渗湿，阻生痰之源；甘草调和诸药。诸药合用，使痰热得清，心神安宁，悸动复平。本病患者有血瘀之象，故再加丹参饮，理气活血；患者时有呕恶，《本草正》言"旋覆花，开结气，降痰涎，通水道，消肿满"，故再加用旋覆花，以增强其降气消痰止呕之功。

于志强教授强调，对于临床所见痰热中阻致病者，不可单用清热祛痰药物，当辅以健脾、行气、活血药物，健脾者清生痰之源，行气者助化痰消积，活血者防痰阻成瘀。诸药并用，方能标本兼顾，内顾无忧而外患可除。

5. 肝血不足，心脉失养证医案

初诊（2011/04/15） 朱某某，女性，78岁。主因间断心悸10余年，加重1周就诊。患者冠心病病史10余年，每于劳累后发作心悸胸闷，休息后可缓解，未就诊。近1周患者劳累后出现心悸胸闷情况，活动后加重。自服通脉养心丸等药物，症状缓解不明显，遂就诊。就诊时见：心悸惊惕，头晕目眩，面色少华，神疲乏力，气短自汗，舌淡苔白，脉细、结代。查心电图示：心肌缺血改变，室早二联律。西医诊断为冠心病，心律失常，室早二联律。中医诊断为心悸，证属肝血不足，心脉失养。治以养血柔肝，安神定悸之法，方选抗早复脉Ⅳ号加减。

处方：当归15g　　　白芍15g　　　酸枣仁30g　　　阿胶10g（烊化）

柏子仁 10g	女贞子 12g	旱莲草 10g	炙甘草 10g
川芎 6g	大枣 5 枚	党参 10g	五味子 10g
浮小麦 30g	琥珀粉 1.5g（冲服）		

7 剂，水煎服，每日一剂，分早晚两次服用。

二诊（2011/04/22） 服用前方后，患者病情好转，心悸减轻，无怔忡，眩晕减轻，气短自汗减轻，仍有乏力，失眠易醒，舌质淡，苔薄白，脉弦细。得之治疗辨证准确，治法得当，仍守原方加紫石英 30g（先煎），再服 7 剂巩固疗效。

三诊（2011/04/29） 服用前方后，患者病情好转，心悸减轻，无头目眩晕，无气短自汗，乏力减轻，失眠易醒改善，舌质淡红，苔薄白，脉弦滑。复查心电图：心肌缺血改变，室早，未见二联律。仍继服前方 7 剂，巩固疗效。

按语：心律失常一般隶属中医心悸范畴，于教授认为其病位在心，但与肝功能失调密切相关。《杂病广要》云："有因怒气伤肝，有因惊气入胆，母能令子虚，因而心血不足，又或嗜欲繁思。思想无穷，则心神耗散而心君不宁，此其所以从肝胆治也。"肝藏血，心主血，二脏在五行学说中为母子相生之关系。心之血脉的充足，有赖于肝藏血的不断补充。若肝血亏虚，母不生子，则心脉空虚，不得濡养，产生心悸、怔忡，即所谓"母能令子虚也"。正如《丹溪心法》所云："怔忡者，血虚血少者多。"

抗早复脉Ⅳ号，原方由当归 15g、白芍 15g、酸枣仁 30g、阿胶 10g、（烊化）、柏子仁 10g、女贞子 12g、旱莲草 10g、琥珀粉 1.5g（冲服）、川芎 6g、炙甘草 10g、大枣 5 枚组方，方中当归、白芍、酸枣仁、阿胶养血柔肝；女贞子、旱莲草滋阴补肾，内含"虚则补其母"之意；柏子仁养心安神；琥珀粉入心、肝经，安五脏，定魂魄，止惊悸；川芎为血中气药，加之使气分补而不滞；大枣、炙甘草养血复脉，调和诸药。若心悸，惊惕明显者，加紫石英镇心定悸；兼心气不足，气短，汗多者，酌加沙参、五味子、浮小麦益气养心止汗；兼心阳不振，畏寒肢冷，脉迟缓者，加桂枝温通心阳；兼心阴不足，舌红苔少，心烦而悸者，加生地、知母、麦冬滋阴除烦。

本病案患者若见气短，汗多，有心气不足之象，加党参、五味子、浮小麦益气养心止汗；心悸，惊惕明显加紫石英镇心定悸。

关于重镇安神之品，于教授常用紫石英、生龙齿，二者同属重镇安神之品，紫石英味甘性温，另具温肺益血之功，常用于心悸属虚症者；生龙齿味甘性凉，另具清热除烦之效，常用于心悸实热证者。

6. 气血亏虚，心神失养证医案

初诊（2010/09/03） 患者王某，女，70岁。主因间断心悸气短5年，加重10余天就诊。患者5年前无明显诱因，时感心中悸动不安，胸闷气短，在外院检查心电图、冠状动脉CT，考虑为冠心病，平素间断服用依姆多（单硝酸异山梨酯缓释片）、万爽力（盐酸曲美他嗪片）等，症状间断发作，患者平素思虑较重。10天前，患者自觉心悸症状加重，伴胸闷气短、失眠等症，遂就诊。就诊时见：心悸不安，胸闷气短，失眠多梦，神疲乏力，健忘眩晕，面色无华，口唇色淡，纳少腹胀，大便溏薄，舌质淡，苔薄白，脉细弱。查心电图示：窦性心律，心率60次/分，心肌缺血改变，未见心律失常。西医诊断为冠心病。中医诊断为心悸，证属气血亏虚，心神失养证。治宜益气养血，养心安神，方选归脾汤加减。

处方：人参15g　　白术10g　　炙黄芪20g　　当归15g
　　　茯苓10g　　远志15g　　炒枣仁30g　　龙眼肉10g
　　　木香6g　　　甘草10g　　生姜3片　　　大枣5枚
　　　合欢皮15g　 夜交藤15g　五味子10g

10剂，水煎服，每日一剂，分早晚两次服用。

二诊（2010/09/13） 患者服10剂后心悸气短逐渐减轻，缓解稳定，精神好转，仍有失眠。前方加丹参30g、紫石英30g，继服10剂，以宁心安神。

三诊（2010/09/23） 服用上方20剂后心悸气短、失眠减轻，心电图提示：心率76次/分，窦性心律，大致正常。

按语：心悸之心脾两虚型，以"心悸气短，体倦健忘，面色萎黄，纳呆便溏，舌淡苔白，脉细弱"为其辨证要点，主要病因病机为思虑过度，劳伤心脾，脾失健运，气血不足，心失所养。心藏神而主血，脾主思而统血，心脾气血暗耗，脾气亏虚则体倦、食少；心血不足则见惊悸、怔忡、健忘等；面色萎黄，舌质淡，苔薄白，脉细缓均属气血不足之象。上述诸症虽属心脾两虚，却是以脾虚为核心，气血亏虚为基础。脾为营卫气血生化之源，《灵枢·决气》提出"中焦受气取汁，变化而赤是为血"，故可以归脾汤加减治疗，《绛雪园古方选注》曰："归脾者，调四脏之神志魂魄，皆归向于脾也。"

方中以参、苓、术、草四君子汤健脾，佐以木香醒脾气，桂圆和脾血，先为调剂中州；复以黄芪走肺固魄，枣仁走心敛神，安固膈上二脏；当归入肝，芳以悦其魂；远志入肾，辛以通其志，通调膈下二脏；四脏安和，其神志魂魄自然归向于脾，而脾亦能受水谷之气，灌溉四旁，荣养气血矣；又以姜、枣调和脾胃，以资化源。全方共奏益气补血，健脾养心之功，为治疗思虑过度，劳伤心脾，气血两虚之良方。在此基础上于教授又加用合欢皮、夜交藤，加强解郁悦心，养血安神之功。

本方的配伍特点：一是心脾同治，重在调脾，用在养心，使脾旺则气血生化有源，则心神得安；二是气血并补，但重在补气，意即气为血之帅，气旺血自生，血足则心有所养；三是补气养血药中佐以木香理气醒脾，补而不滞。《古今名医方论》言："此方滋养心脾，鼓动少火，妙以木香调畅诸气。世以木香性燥不用，服之多致痞闷，或泄泻，减食者，以其纯阴无阳，不能输化药力故耳。"

7. 心阳不振，心脉瘀阻证医案

初诊（2010/08/05） 患者杨某，女，56岁。主因间断心悸、胸闷5年，加重10余天就诊。患者5年前因情志不舒常感心中悸动不安，在外院检查诊为冠心病、阵发性快速房颤，平素间断服用鲁南欣康（单硝酸异山梨酯片）、地高辛、阿司匹林等药物治疗，劳累或情绪激动后时有房颤发作。10天前患者劳累后再次发作心悸惊惕，胸闷气短，休息并服用药物后症状可得到暂时缓解，但发作频繁，遂就诊。就诊时见：心悸胸闷，惊惕不安，时有心胸刺痛，昼轻夜重，畏寒肢冷，失眠易醒，舌质淡暗，苔白，脉弦细数。查心电图示：快速房颤，心率110次/分，心肌缺血改变。西医诊断为冠心病，心律失常（快速房颤）；中医诊断为心悸，证属心阳不振，心脉瘀阻。治以温补心阳，活血安神之法，方选桂枝甘草龙骨牡蛎汤加减。

处方：桂枝15g　龙骨15g（先煎）　生牡蛎15g（先煎）　甘草20g
黄芪30g　酸枣仁30g　白芍15g　当归15g
蒲黄10g（包煎）　葛根10g　川芎10g　五味子10g
五灵脂10g

10剂，水煎服，每日一剂，分早晚两次服用。

二诊（2010/08/15） 患者服10剂后，心悸、胸闷逐渐减轻，精神状态较前好转。复查心电图示：心率86次/分，房颤，ST-T压低较前减轻。舌质淡暗，苔白，脉弦细，前方加丹参30g、紫石英30g、夜交藤30g，继服10剂。

三诊（2010/08/25） 患者胸闷、心悸症状缓解，畏寒肢冷情况较前明显减轻，心电图提示窦性心律，心率80次/分。以上方水泛为丸，继续服用，巩固疗效。

按语：本病案当属中医心悸、怔忡范畴，属本虚标实之证，病机在于气虚推动无力，血运迟滞，心阳不振，鼓动无力，气血运行不畅，久而瘀阻脉道，心神失养，而致心悸。"心悸胸闷，惊惕不安，畏寒肢冷，失眠易醒"为心阳不振之征，"心胸刺痛，昼轻夜重，舌质淡暗"为有瘀血内阻之象。故治当标本兼顾，以益气温阳为主，辅以活血通脉之法。于教授以桂枝甘草龙骨牡蛎汤为主方化裁治之。

桂枝甘草龙骨牡蛎汤出自《伤寒论》，主治心阳虚所致躁烦诸症。《伤寒贯珠集》注解"桂枝、甘草，以复心阳之气；牡蛎、龙骨，以安烦乱之神"。于教授以其为主方，加入黄芪益气助阳；白芍、当归、川芎养血活血，阴中求阳；葛根升阳通脉；五味子敛心气，安心神；加用"失笑散"蒲黄、五灵脂二味，取二药伍用活血通络之意，《本草正义》记载"蒲黄，专入血分，以治香之气，兼行气分，故能导瘀结而治气血凝滞之病"。五灵脂气味俱厚，专走血分，功专活血行瘀、行气止痛。二者合用，通利血脉、活血散瘀、消肿止痛力量增强。诸药配伍后，益气活血、温通心阳、安神定悸之功效倍增，患者心悸之证可除。

8. 阴虚内热，扰动心神证医案

初诊（2010/08/17） 患者郭某，女，39岁。主因反复心悸、胸闷15年，加重1月就诊。患者15年前由于感冒后出现心悸、胸闷、憋气症状，于外院确诊为病毒性心肌炎并住院治疗，好转出院。此后时有心悸发作，曾于外院就诊，查心电图示窦性心动过速，间断服用倍他乐克治疗。1月前，患者熬夜加班劳累后，再次出现心悸症状。遂来就诊，服用倍他乐克后心悸症状虽有所缓解，但仍有心中烦闷，失眠盗汗等症。查心电图示：窦性心动过速，心率105次/分。就诊时见：心悸心烦，胸闷气短，胸中热如炙烤，口燥咽干，失眠盗汗，舌红少苔，脉细数。西医诊断为窦性心动过速。中医诊断为心悸，证属阴虚内热，扰动心神证。治以滋阴清热、养心安神之法，方选酸枣仁汤加减。

处方：酸枣仁50g　　茯苓10g　　黄连10g　　知母10g
　　　川芎10g　　　沙参10g　　炙甘草18g　生龙齿30g（先煎）
　　　莲子心10g　　麦冬10g　　玉竹30g　　丹皮15g
　　　阿胶10g（烊化）

5剂，水煎服，每日一剂，分早晚两次服用。

二诊（2010/08/22） 患者服药 5 剂后，心悸心烦等症较前减轻，心悸发作次数减少，睡眠情况较前略有好转，舌红少苔，脉细数。上方去丹皮，继续服用 15 剂。

三诊（2010/09/07） 患者服药 20 剂后症状基本消失，查体：心率 85 次/分，律齐。以上方水泛为丸，巩固疗效，随访 1 年未发。

按语：本病隶属中医心悸范畴，患者"心悸心烦，胸闷气短，胸中热如炙烤，口燥咽干"非实热之象，结合舌脉，当为虚火上蒸，脏阴亏损之征。伤阴于肝，肝血不足，则魂不守舍；伤阴于心，则心阴不足，表现为心悸心烦、心神不宁、夜寐不安；伤阴于肺，肺津亏虚，则可表现为胸中烦热，口燥咽干等症。治宜养血以安神，清热以除烦。于教授以酸枣仁汤为主方加味化裁。

酸枣仁汤功效为养血安神，清热除烦。方中重用酸枣仁为君，以其甘酸质润，入心、肝之经，养血补肝，宁心安神。茯苓宁心安神；知母苦寒质润，滋阴润燥，清热除烦，共为臣药，与君药相伍，以助安神除烦之功。佐以川芎之辛散，调肝血而疏肝气，与大量酸枣仁相伍，辛散与酸收并用，补血与行血结合，具有养血调肝之妙。甘草和中缓急，调和诸药为使。临床加减：若睡眠时惊醒，心悸梦多，舌淡，脉弦细者，可加入龙齿 30g、党参 10g；若心中懊恼烦躁较甚者，可酌加莲子心 10g、栀子 10g、淡豆豉 10g；若血虚甚者，酌加阿胶 10g（烊化）、当归 12g、龙眼肉 10g；若阴虚火旺甚者，可加生地 15g、丹皮 10g；盗汗者，酌加五味子 8g、浮小麦 12g、煅牡蛎 20g；若见口燥咽干者，酌加沙参 10g、麦冬 10g、玉竹 30g。

二、胸痹医案

1. 肝郁气滞，瘀血内阻证医案

初诊（2009/06/12） 患者王某，男，59 岁，因间断胸闷、憋气 2 年余，加重 1 周就诊。患者胸闷憋气症状始于 2 年前，常于情绪激动后及劳累后发作，自觉时有心胸刺痛，含服速效救心丸后症状可缓解，曾于去年 10 月在外院查冠状动脉 CT 示："前降支中段狭窄 40～60%"，常服用拜阿司匹林、可定（瑞舒伐他汀钙片）、倍他乐克、依姆多等药物。1 周前，患者与人发生口角后，自觉胸闷症状再次加重，时有胸痛，自服药物不效，遂就诊。就诊时见：胸闷憋气，时有心胸部刺痛、闷痛，入夜尤甚，伴见烦郁太息，夜寐不安，舌暗边有瘀斑，苔薄白，脉弦。心电图示：心肌缺血改变。西医诊断为冠心病、心绞痛。中医诊断为胸痹心痛，证属肝郁气滞，瘀血内阻。治宜疏肝理气，活血化瘀，方选冠心煎Ⅰ号方合丹参饮加减。

处方：柴胡 10g　　川芎 12g　　当归 10g　　赤芍 12g
　　　生地黄 12g　丹参 12g　　桔梗 10g　　牛膝 12g
　　　枳壳 12g　　水蛭 10g　　丹参 15g　　蜈蚣 2 条
　　　檀香 6g　　　砂仁 6g

7 剂，水煎服，每日一剂，分早晚两次服用。

二诊（2009/06/19）　服药 7 剂后，患者胸闷胸痛发作次数明显减少，且每次发作时症状减轻。仍时有心中烦闷，夜寐欠佳，加栀子 10g、淡豆豉 10g、酸枣仁 30g，再服 7 剂以安神除烦。

三诊（2009/06/26）　服药 2 周后自觉症状基本消失。继服上方两周，诸症皆除。

按语：现代医学中冠心病、心绞痛，依据其症状表现，一般隶属中医胸痹、胸痹心痛、真心痛、厥心痛范畴。部分医家认为胸痹心痛的主要病机为心脉痹阻，其治疗应从之于心，因此临床上仅以大量活血化瘀药成方进行治疗，而于教授总结多年临床经验，认为对于本病单单使用活血化瘀药物不能达到理想治疗效果。从冠心病心绞痛时发时止的临床特点看，它更符合"风病"的表现，而肝为风木之脏，"风气通于肝"，因此其发病与肝的关系更为密切。其一，从五行关系看，肝属木，心属火，木能生火，系母子关系，正常情况下肝木可济心火。若肝木虚损，则可累及子脏；若肝木邪盛，则可乘其子，从而引起心之不足或有余之证。其二，从气血调节方面看，肝藏血，主疏泄，心主血脉。心血运行正常与否，取决于肝藏血和疏泄功能，若肝有所藏，调节血量功能正常，疏泄条达，则气血运行通畅，血脉充盈，而心方有所主。《血证论》说："以肝属木，木气冲和调达，不致遏郁，则血脉通畅。"若肝气（阳）血（阴）不足或肝经邪盛，则肝藏血及疏泄功能失常，气血运行不畅，致心脉失养或痹阻而引起心绞痛，这与现代医学对冠心病心绞痛的认识——"供需平衡失调理论"不谋而合。肝与心在生理上互相联系，在病理上互相影响，可以认为，冠心病心绞痛其病在心，而其制在肝，因此从肝论治更能体现中医学的整体观念和辨证论治原则。故在治疗用药上，加入疏肝、泄肝、养肝、柔肝、缓肝等药物，方能达到良好治疗效果。

从本病案来看，依据其发病诱因及相关症状，当考虑为肝郁气滞，瘀血内阻之证。于教授以自拟冠心煎Ⅰ号治之，主要是针对气滞血瘀以瘀为主的胸痹心痛证而设。其辨证要点有三：其一、病程较长；其二、典型瘀血证：心胸刺痛、固定不移、昼轻夜重；其三、舌质紫暗，有瘀斑或瘀点，脉象或弦或涩。本方组方是在血府逐瘀汤基础上，去原方中桃仁、红花，而酌加虫类药水蛭、蜈蚣而成。方中当归、川芎、赤芍、生地活血养血，使瘀去而不伤血；柴胡疏肝理气，使气畅而血行；牛膝破血通络，引瘀血下行；枳壳、桔梗一升一降调畅气机；水蛭、蜈蚣，加强活血祛瘀之功；甘草缓急，调和诸药。于教授指出：方中水蛭如生用为末1g，装入小胶囊中，以汤水送服，疗效更佳。正如《衷中参西录》所言："水蛭味咸专入血分，于气分丝毫无损。且服后腹不觉疼，并不觉开破，而瘀血默消于无形"，"其味咸为水味，色黑为水色，气腐为水气，纯系水之精华生成，故最宜生用，甚忌火炙。"

2. 痰热瘀结，心脉痹阻证医案一

初诊（2014/01/07）患者黄某，女，63岁。主因阵发性胸闷、胸痛10年余，加重2天就诊。患者阵发胸闷、胸痛症状始于10余年前，因发作时症状轻微，休息后或自行含服速效救心丸后症状可缓解，未系统诊治。2010年曾因"突发胸闷胸痛"于外院住院，诊为"冠心病、急性下壁心肌梗死"。此后间断服用依姆多、泰嘉（硫酸氢氯吡格雷片）等药物。2天前，患者情绪激动后，再次发作胸闷胸痛，自服硝酸甘油，约10分钟后症状缓解，此后又有数次胸闷发作，遂就诊。就诊时见：阵发胸闷胸痛，以刺痛、灼痛为主，夜间时有发作，伴心悸心烦，口黏纳呆，恶心欲呕，大便干结。舌质暗，有瘀斑，苔黄腻，脉弦滑。既往高血压病史5年。BP：150/95mmHg。查心电图示：窦性心律，Ⅱ、Ⅲ、AVF导联病理性Q波，T波低平；V3-V5导联T波低平；左室高电压。西医诊断为冠心病，陈旧性下壁心肌梗死，高血压病。中医诊断为胸痹心痛，证属痰热瘀结，心脉痹阻。治宜清热化痰，活血通络。方选自拟冠心煎Ⅱ号加减。

处方：丹参30g　檀香6g　砂仁6g　清夏10g
　　　瓜蒌30g　黄连12g　石菖蒲12g　水蛭10g
　　　陈皮10g　土元10g　蜈蚣2条

5剂，水煎服，每日一剂，分早晚两次服用。

二诊（2014/01/12）服用前方后胸痛未再发作，恶心欲呕等症好转，便干，2至3日一行，舌质淡暗，苔黄略厚，脉弦滑。前方加大黄6g（后下）通腑泻热，继

用7剂。

三诊（2014/01/19） 服用前方后诸症减轻，大便每日一行，舌质淡红，苔薄黄，脉弦滑。疗效肯定，继用前方7剂，巩固疗效。

按语：本病隶属中医胸痹心痛范畴。依据患者症状表现，考虑为痰热瘀血痹阻心脉所致，方投冠心煎Ⅱ号。

冠心煎Ⅱ号方，主要针对痰热瘀血痹阻心脉，而瘀血偏重之胸痹心痛证而设。临床见"心胸灼痛或闷痛，固定不移，夜间发作，恶心欲呕，口黏纳呆，暴怒或饱食诱发加重。舌质暗或有瘀斑，苔黄腻，脉弦滑或滑数"者加减使用本方，疗效甚佳。

冠心煎Ⅱ号方以丹参饮合小陷胸汤化裁而成，以"丹参、檀香、砂仁、清夏、瓜蒌、黄连、石菖蒲、陈皮、水蛭、土鳖虫、蜈蚣"组方。方中小陷胸汤清热化痰，宽胸散结；丹参饮活血化瘀，行气止痛；加陈皮、石菖蒲，加强健脾祛痰之功；土鳖虫、水蛭、蜈蚣加强活血化瘀之力。诸药合用，共奏清热化痰，活血通络之效。在临床应用中，若呕恶明显，酌加竹茹、苏叶，加强清热化痰，下气止呕之功；若纳呆明显，酌加山楂、内金，以健脾导滞；若兼见心悸燥扰，可加用栀子豉汤，以清热除烦。

3. 痰热瘀结，心脉痹阻证医案二

初诊（2012/10/05） 患者陈某，男，52岁。主因阵发性胸闷、胸痛2年余，加重4天就诊。患者胸闷胸痛症状始于2年前，曾于外院就诊，诊为冠心病，此后间断服用鲁南欣康、阿司匹林等药物。患者体型肥胖，平素嗜食肥甘，烟酒不节。4天前，患者无明显诱因再次发作胸闷憋气，心胸灼痛症状，自服速效救心丸、硝酸甘油，约15分钟后症状缓解，遂就诊。查心电图示：窦性心律，V3-V5导联T波低平，左室高电压。BP：150/95mmHg。就诊时见：阵发心胸痞闷灼痛，心烦易怒，头晕目眩，咯痰黄稠，纳呆呕恶，大便秘结，舌紫暗苔黄腻，脉弦滑。西医诊断为冠心病，高血压病。中医诊断为胸痹心痛，证候诊断属痰热瘀结，心脉痹阻。治以清热涤痰，开结止痛，方选陷胸温胆汤（小陷胸汤合温胆汤）加减。

处方：全瓜蒌30g　　半夏10g　　茯苓10g　　陈皮10g
　　　竹茹10g　　　枳壳10g　　黄连10g　　石菖蒲12g

天竺黄 10g　　　天麻 12g　　　炙甘草 10g　　　钩藤 30g（后下）

地龙 10g　　　　蜈蚣 2 条　　　大黄 6g（后下）

5 剂，水煎服，每日一剂，分早晚两次服用。

二诊（2012/10/10）服用前方后胸部灼痛、头晕心烦等症好转，效不更方，继服 7 剂。

三诊（2012/10/17）服用前方后胸痛、头晕等症未再发作，大便每日一行，舌质淡红，苔薄黄，脉弦滑。疗效肯定，继用前方 7 剂，巩固疗效。

按语：该患者以胸部灼痛为主证，属中医胸痹范畴。患者体胖，为脾虚湿盛之体，又过食肥甘厚腻，致脾胃损伤，运化失健，聚湿成痰，日久化热成瘀，痰热瘀血痹阻心脉而为胸痹，治疗以清热涤痰，开结止痛为主，方用自拟陷胸温胆汤加减。本方主要针对痰热瘀血痹阻心脉，而痰热偏重之"胸痹心痛"证而设。

陷胸温胆汤是于教授以小陷胸汤与温胆汤合方加减而成，以清夏、陈皮、茯苓、炙甘草、竹茹、枳壳、瓜蒌、黄连、石菖蒲、地龙、蜈蚣组方。方中瓜蒌清热化痰，理气宽胸，通胸膈之痹；半夏辛燥，降逆化痰，散心下之结；黄连苦寒，清热降火，开心下之痞，二者共助瓜蒌清热涤痰，开结宽胸之功。竹茹清胆和胃，止呕除烦，涤痰开郁；天竺黄清热化痰；石菖蒲除痰消积，开胃宽中；陈皮理气化痰；枳壳涤痰下气，使气顺而痰自消；茯苓健脾渗湿，杜生痰之源。诸味合用，融健脾化痰、理气化痰、清热化痰为一体，驱邪而清源。再加地龙、蜈蚣，活血散结，通络止痛。甘草调和诸药。诸药合用，清化痰热，开散痹结，胸痛可止。本医案中，患者头眩，又加天麻、钩藤，平肝熄风，缓解因肝风夹痰上扰清窍而致头晕之症。

4. 气阴两虚，瘀血内阻证医案

初诊（2009/06/12）患者王某，女，79 岁。主因间断胸闷、憋气 10 年余，加重伴心悸 1 周就诊。患者胸闷胸痛症状始于 10 余年前，曾于医院就诊，诊为冠心病。5 年前，患者因突发胸痛住院，考虑急性下壁心肌梗死，并予右冠放置支架 1 枚，此后间断服用依姆多、拜阿司匹林、波立维等药物，仍时有胸闷憋气发作。1 周前患者因劳累再次发作胸闷胸痛等症，伴心悸阵作，服用上述药物，症状仍时作时止，遂就诊。就诊时见：胸闷胸痛间断发作，入夜尤甚，伴心悸阵作，自汗乏力，动则尤甚，心烦不安，口干喜饮，舌质暗边有瘀点，苔少，脉细弦。心电图示：Ⅱ、Ⅲ、AVF可见病理性Q波，V4–V6导联ST段压低0.2mV，T波低平。西医诊断为冠心病、陈旧性下壁心肌梗死，支架术后，心功能Ⅲ级。中医诊断为：胸痹心痛，证属气阴两虚，瘀血内阻。治宜益气养阴，活血化瘀，方选冠心煎Ⅲ号加减。

处方：党参 20g　　麦冬 15g　　五味子 12g　　沙参 30g

玉竹 30g　　黄精 30g　　黄芪 15g　　丹参 10g

檀香 3g　　砂仁 3g　　水蛭 6g　　三七粉 3g（冲服）

酸枣仁 30g

5剂，水煎服，每日一剂，分早晚两次服用。

二诊（2009/06/17）　服药5剂后发作次数明显减少，且每次发作时症状明显减轻。仍偶觉心烦，原方加酸枣仁30g、知母10g、茯苓20g以安神除烦。

三诊（2009/06/26）　继服上方两周，诸症皆除，心电图也基本接近正常。

按语：本病属于中医胸痹心痛范畴。依据患者症状表现，考虑为气阴两虚，瘀血内阻所致，方投冠心煎Ⅲ号。本方主要针对年老久病，气阴耗损，血行无力，日久成瘀，心脉瘀阻，所致"气阴两虚，瘀血内阻型"胸痹心痛证而设。临床见"心胸隐痛，劳累后加重，伴有口干口渴，心悸气短，舌暗红少苔，脉弦细或弦细涩"。治以益气养阴，活血化瘀之法。

冠心煎Ⅲ号以生脉饮合丹参饮为基本方加减而成。方中生脉饮（党参、麦冬、五味子）益气养阴，以固其本。再加北沙参养阴生津；玉竹滋阴润燥，《滇南本草》更称其有"补气血，补中健脾"之功；黄精补气养阴，健脾润肺；黄芪补中益气，《医学衷中参西录》载其"能补气，兼能升气，善治胸中大气下陷"。上四味，增强益气养阴之功。丹参饮（丹参、檀香、砂仁）化瘀行气止痛，以治其标。又加三七、水蛭加强活血逐瘀之功。诸药合用，通补兼施，标本兼顾，使邪去而正复。若见气虚明显者加西洋参，以加强益气养阴之效；若兼见心烦不寐，可辅以酸枣仁汤，以清热除烦安神。

于教授强调，运用本方时，当注意活血行气药物使用剂量不宜过大，如檀香、砂仁，此乃辛温之品，用量宜小，既起到行气之功，使大量益气养阴之药物补而不滞，又防其耗气伤阴之弊。

5. 痰瘀互结，心脉痹阻证医案

初诊（2013/07/04） 患者梁某，男性，62岁。主因阵发性胸闷、心前区隐痛8余年，加重1周就诊。患者8年前因劳累、情志不舒等因素，常感胸闷、心前区隐痛，伴头晕头痛，曾于外院就诊，考虑冠心病，心绞痛，高血压病。平常服用硝酸酯类药及倍他乐克、阿司匹林等药。2年前查冠脉造影示"第一对角支近段狭窄60%，右冠中段狭窄50%"，确诊为冠心病。1周前，患者饮酒饱食后，引起心前区阵发性闷痛，伴头晕头痛，遂就诊。就诊时见：胸部闷痛，左臂麻木感，头昏头痛，纳呆恶心，夜寐差，舌质紫暗，苔白腻，脉弦滑。BP：150/100mmHg。心电图示心肌缺血。西医诊断为冠心病，心绞痛，高血压病。中医诊断为胸痹心痛，证属痰瘀互结，心脉痹阻。治以健脾祛痰，行气活血之法，方选冠心煎Ⅳ号方加减。

处方：瓜蒌皮20g　　薤白15g　　法半夏12g　　丹参30g
　　　檀香10g　　　砂仁10g　　土鳖虫10g　　石菖蒲15g
　　　水蛭10g　　　蜈蚣2条　　郁金15g　　　川芎15g
　　　天麻15g

5剂，水煎服，每日一剂，分早晚两次服用。

二诊（2013/07/09） 患者胸闷胸痛明显减轻，头痛亦减，仍觉头昏，左臂麻木。舌质暗，苔白，脉弦涩。效不更方，再服7剂。

三诊（2013/07/15） 胸痛未再发作，头晕肢麻亦减，时有口苦心烦，舌暗红，苔薄黄，脉弦略数。原方加栀子10g，淡豆豉10g。5剂后诸症减轻。

按语：心绞痛属中医胸痹心痛范畴，心居胸中，功主血脉，其病多由瘀血、痰浊、气滞、寒凝等邪气痹阻心脉引发，主要病机为胸阳痹阻，心脉不通。《素问·痹论》谓"心痹者，脉不通"，"不通则痛"。《素问·脏气法时论》亦云："心病者，胸中痛，胁支满，胁下痛，膺背肩胛间痛，两臂内痛。"《症因脉治·胸痛论》指出："内伤胸痛之因，七情六欲，动其心火，刑及肺金；或怫郁气逆，伤其肺道，则痰凝气结；或过饮辛热，伤其上焦，则血积于内，而闷闷胸痛矣。"本病患者平素情志不舒，气机不畅，气郁生痰，久而成瘀，痰瘀互结，阻于心脉，发为胸痹。临床以"胸部满闷疼痛，头昏头沉，纳呆恶心，舌质紫暗苔白腻，脉弦滑"为主要症状。以冠心煎Ⅳ号方治疗。

冠心煎Ⅳ号方是于教授以《金匮要略·胸痹心痛短气病篇》之"瓜蒌薤白半夏

汤"为主方化裁而成，以瓜蒌、薤白、清夏、枳壳、桔梗、陈皮、茯苓、石菖蒲、蜈蚣、水蛭组方。方中瓜蒌、薤白、半夏豁痰宣痹；陈皮、茯苓、石菖蒲健脾理气祛痰；水蛭、蜈蚣活血化瘀；枳壳、桔梗配伍使用，是于教授常用调畅气机的药对，二者合用，一降一散，一敛一泄，具有升降气机、开郁豁痰、宽胸利膈之功效，气机调畅则血行痰消，符合于教授"治痰治瘀，调气为先"的学术思想。

6. 气虚血瘀，心脉瘀阻证医案

初诊（2013/12/03） 患者胡某，男，83岁。主因阵发性胸闷、胸痛10年余，加重1周就诊。患者10年前，因突发胸痛于天津市武警医院住院，查冠状动脉造影示"右冠中段狭窄90%，回旋支远段狭窄60-70%"，于右冠放置支架1枚。此后间断服用依姆多、阿司匹林、氯吡格雷、辛伐他汀等药物，胸闷胸痛仍时有间断发作。近1周来，患者自觉胸闷胸痛发作较前频繁，常在活动后诱发，伴心悸汗出，遂于今日就诊。就诊时见：心胸隐痛，动则诱发，心悸气短，乏力自汗，舌质胖大且暗，有瘀斑，苔薄白，脉虚大无力。BP：100/60mmHg。查心电图示：窦性心律，全导联T波低平，Ⅱ、AVF导联T波倒置。西医诊断为冠心病，心绞痛。中医诊断为胸痹心痛，证属气虚血瘀。治以补气养心，活血化瘀之法。方选冠心煎V号加减。

处方：炙黄芪30g　　太子参30g　　当归10g　　赤芍10g
　　　地黄10g　　　水蛭10g　　　浮小麦30g　桃仁10g
　　　红花10g　　　川芎15g　　　蜈蚣2条　　桂枝10g
　　　紫石英30g（先煎）

　　　　　　　　　　　　　　7剂，水煎服，每日一剂，分早晚两次服用。

二诊（2013/12/10） 服用前方后，患者活动后即发作胸痛症状较前减轻，仍偶有发作，心悸汗出症状缓解，诉睡眠欠佳，上方加酸枣仁30g，继用10剂。

三诊（2013/12/20） 患者胸痛、心悸、汗出等症较前减轻，病情平稳，继用前方10剂后，水泛为丸，巩固疗效。

按语：本病隶属中医胸痹心痛范畴，气虚血瘀证型。于教授对于此种类型病症，常选用冠心煎V号方加减治疗，以黄芪、太子参、桂枝、赤芍、桃仁、红花、川芎、当归、生地、水蛭、蜈蚣组方。

冠心煎V号方主要针对先天不足或年老久病，正气不足，气虚推动无力，血行迟缓不畅，心脉瘀阻所致气虚血瘀型胸痹心痛证而设。临床见：心胸隐痛或刺痛，动则诱发或加重，伴有心悸气短，乏力自汗，舌质胖大且暗，或有瘀点瘀斑，苔薄白，脉虚大无力。治以补气养心，活血化瘀之法。方中黄芪、太子参补中益气、固表敛汗，桂枝温通心阳，赤芍、桃仁、红花、川芎活血祛瘀，当归、生地活血养血，水蛭、蜈蚣加强活血祛瘀之功。诸药合用，气血同调，补通结合，标本兼治，其证自愈。

在临床中，若兼见汗多，加浮小麦，以敛虚止汗；若兼水肿，可加苓桂术甘汤，以加强利水消肿，活血化瘀之功；若见喘症，则辅以葶苈大枣泻肺汤，以利水平喘；若伴心悸，则加桂枝甘草汤、紫石英，以养心安神定悸。

7. 肝火亢盛，夹痰夹瘀证医案

初诊（2012/11/18） 患者李某，男性，72岁。主因胸闷胸痛8年余，加重半月就诊。患者8年前突发胸闷胸痛，于医院就诊，诊为急性广泛前壁心肌梗死，建议介入治疗，患者拒绝，后以静脉溶栓治疗，病情好转，平素服用阿司匹林肠溶片、鲁南欣康等药。时有胸闷胸痛发作，每年到该院输液治疗。半月前由于情绪激动再次发作胸闷胸痛，含服硝酸甘油片可以缓解，发作较为频繁。既往高血压病史15年。平素性急易怒，每日吸烟约10支，仅少量饮酒。就诊时见：胸闷胸痛，痛如针刺，心烦易怒，口苦口黏，口干便干，舌质暗红，边有瘀斑，舌苔黄腻，脉象弦滑。BP：150/90mmHg，神清，双肺呼吸音粗，未及干湿性罗音，心率84次/分，律齐，腹软，肝脾未及肿大，双下肢不肿。查心电图示：窦性心律，陈旧前壁心肌梗死，缺血性ST-T改变。西医诊断为冠心病，陈旧前壁心肌梗死，心绞痛，高血压病。中医诊断为胸痹心痛，证属肝火亢盛，夹痰夹瘀。治以清肝泻火，化痰活血行痹之法。方选自拟清肝化痰汤加减。

处方：黄连12g　　半夏10g　　瓜蒌30g　　生山栀10g
　　　竹茹10g　　陈皮10g　　郁金12g　　水蛭10g
　　　石菖蒲12g　砂仁6g　　 地龙10g

7剂，水煎服，每日一剂，分早晚两次服用。

二诊（2012/11/25） 胸闷胸痛减轻，守前方继服20余剂。诸症改善，嘱患者戒烟，制怒，改善生活习惯，随访1月无明显复发。

按语：本病隶属中医胸痹心痛范畴，证属肝火亢盛，夹痰夹瘀，以清肝泻火，化痰活血行痹法治之，主要针对肝郁日久，化热化火，肝木亢盛，横逆中州，脾土失于健运，痰浊内生，肝热与痰浊互结，阻闭心脉而致的胸痹心痛证而设。临床上以"心胸闷痛或灼痛，痰多而黏，口干口苦，心烦易怒，恶心呕吐，舌质红，舌苔黄或黄腻，脉象弦滑或弦数"为主候。采用于教授自拟清肝化痰汤治之，以黄连、生山栀、天竺黄、半夏、瓜蒌、石菖蒲、黄芩、竹茹、郁金、地龙组方。方中黄连、生山栀、黄芩皆苦寒之品，清热泻火；半夏、瓜蒌、竹茹、石菖蒲涤痰开结，降逆清热止呕；郁金、地龙行气活血、化痰通络，使气行血自行，气行痰自消，全方合用，共奏清肝泻热、化痰行痹之功。若肝火上炎，见面红目赤、口苦易怒明显者，酌加龙胆草清肝泻火；若兼见大便秘结者，可酌加生大黄或番泻叶代茶饮，以泻郁火而通大便。

8. 肝血不足，心脾气虚证医案

初诊（2010/03/09）患者赵某某，女，58岁。主因心胸隐痛，心悸5年余，加重1周就诊。患者胸闷心悸等症间断发作5年余，常与情志有关，曾于外院就诊，查心电图、心脏彩超、冠状动脉造影均未见明显异常，诊为心脏神经官能症。1周前，患者郁怒后，再次发作心胸隐痛，憋闷不舒，伴心悸失眠，遂就诊。就诊时见：面色萎黄，心胸隐痛，憋闷不舒，心悸气短，善恐多梦，大便不成形，善太息，得嗳气则舒，舌质淡暗，舌苔薄白，脉弦细。患者平素性格内向，不喜与人交流。心电图示窦性心律，心率60次/分。中医脉证合参，证属肝血不足，心脾气虚，兼肝气郁滞。治宜养血柔肝，益气健脾复脉，兼疏肝理气法，方选养血柔肝汤加味。

处方：白芍12g　　当归12g　　何首乌15g　　炒枣仁18g
　　　紫河车15g　党参15g　　炒白术10g　　生龙齿20g（先煎）
　　　炙甘草10g　茯神15g　　合欢皮16g

7剂，水煎服，每日一剂，分早晚两次服用。

二诊（2010/03/09）服药7剂，心胸隐痛及心悸诸证减轻，守前方再服汤药20剂。再水泛为丸，继续服用，巩固疗效。

按语：本病隶属中医胸痹心痛范畴，证属肝血不足，心脾气虚，治以养血柔肝、宁心复脉之法，此法主要是针对肝之阴血不足，心脉失于濡养所致的胸痹心痛之证而设。临床上以"心胸隐痛，面色不华，心悸乏力，易惊善恐，失眠多梦，舌质淡暗，舌苔薄白，脉象弦细或结代"为主候。选用自拟养血柔肝汤治之，其药物组成为当归、白芍、何首乌、紫河车、枸杞子、炒枣仁、茯神、炙甘草、川芎、生龙齿、柏子仁。方中白芍、当归养血柔肝；何首乌、枸杞子、紫河车滋肾益精，滋水以涵木；炒枣仁、柏子仁、生龙齿、茯神养心宁神；炙甘草甘温益气，通经复脉；川芎行气活血，补而不滞。全方合用，共奏养血柔肝，宁心复脉之功。若见气短自汗，大便溏泄者，酌加白扁豆、党参、炒白术益气健脾；若见腰酸足软，肾阴不足者，酌加熟地、鹿角胶、怀牛膝滋补肾阴；若因阴血不足，水不行舟，见大便秘结者，酌加增液汤润肠通便。

三、眩晕医案

1. 风阳上扰证医案一

初诊（2010/10/18）患者王某，男，52岁，教师。因反复头晕3年，加重2天就诊。患者有高血压病史3年，反复出现头晕目眩，每因情绪激动或劳累后出现。近日因工作紧张后头晕加重，血压波动，伴头痛、心悸，手脚麻木，烦躁，夜难入眠，口苦，两胁胀满，大便干结，小便黄，舌红，苔黄腻，脉弦数。就诊时BP：170/100mmHg。西医诊断为高血压病。中医诊断为眩晕，证属肝阳上亢。治以平肝潜阳之法，方选降压护心煎Ⅰ号。

处方：天麻12g　　　苦丁茶10g　　泽泻12g　　　夏枯草12g
　　　生石决明30g（先煎）　地龙10g　　水蛭12g　　　车前子15g（包煎）
　　　制南星10g　　　牛膝30g　　益母草12g　　珍珠母30g（先煎）

7剂，水煎服，每日一剂，分早晚两次服用。

二诊（2010/10/25）患者头晕、心悸减轻，大便通畅，诉仍手脚麻木，夜寐不安，舌红，苔黄略腻，脉弦滑。于上方加石菖蒲30g、全蝎10g。煎服法同前，继服7剂。

三诊（2010/11/03）头晕等消失，口苦、手脚麻木减轻，舌红，苔薄黄，脉弦细。继服上方7剂，后制成丸药巩固疗效，3个月随访血压基本平稳。

按语：眩晕的病因病机，历代医家各说不一，《内经》"诸风掉眩，皆属于肝"，"髓海不足，则脑转耳鸣"，朱丹溪云"无痰不作眩"，张景岳言"无虚不作眩"，唐代孙思邈在《千金药方》中提出"风热痰致眩"，陈修园将眩晕病机概括为风、火、痰、瘀四个字。眩晕从临床上来看实证居多，虚证较少，实责之于肝，虚责之于肾，实证多为风、火、痰、瘀上扰清窍。虚主要责之于肾，肾精不足，《灵枢·海论》"髓海不足，则脑转耳鸣，胫酸眩冒，目无所见，懈怠安卧"，髓海空虚而致眩晕；另有气血亏虚，脑失濡养而致眩晕，亦与肝有关，肝旺乘脾，脾虚而致生化乏源，思虑过度亦劳伤心脾，气血生化之源不足，脑失濡养。总之多与肝肾有关。

本患者为肝阳上亢所致，方选自拟降压护心煎Ⅰ号加减。天麻、苦丁茶二药为君，天麻味甘性平，乃肝经气分之药，《素问·至真要大论》云："诸风掉眩，皆属于肝。"故天麻入厥阴之经治诸痰，主治眩晕眼黑，头风头痛，肢体麻木且有定悸之作用。正如《本草汇言》云："天麻主头风、头痛、头晕虚旋，癫痫强痉，四肢挛急，语言不利，一切中风、风痰。"而苦丁茶性味甘平而大寒，入肝胃肺经，能清热疏风，清头目，化痰除烦止渴。《中国医药大辞典》云："苦丁茶散肝风，清头目。"《本草再新》云：苦丁茶消食化痰，除烦止渴，利二便，去油腻。方中泽泻、制南星、水蛭三药为臣。泽泻味甘性寒入肾膀胱经，功善利水渗湿泄热，脾胃有湿热，则头重而目昏耳鸣，泽泻渗去其湿则热亦随去，而土气得生，清气上引，天气明爽，故泽泻有养五脏，益气力，治头眩，聪明耳目之功。制南星味苦辛，性温，归肺肝脾经，有燥湿化痰，祛风止痉之功。《医学启源》："去上焦痰及头眩晕。"《药性论》认为："治风眩目转，主疝瘕肠痈，伤寒时疾，强阴。"水蛭味咸苦而性平，入肝经血分，功善破血逐瘀。方中以地龙、车前子、生石决明三药为佐药，地龙咸寒，入肝脾肺经，功善清热化痰，平肝通络，《本草纲目》言"蚯蚓性寒而下行"，性寒故能解诸热疾，下行故能利小便，治足疾而通络也。车前子，味甘性寒，入肾膀胱经，能引水道而利痰湿，亦能清肝中风热。生石决明，咸寒入肝经，平肝潜阳，清肝明目。正如《山东中草药手册》云："镇肝、明目、治眩晕。"全方合用共奏泻火熄风，活血利湿，平肝潜阳之功。

2. 风阳上扰证医案二

初诊（2012/11/25） 患者段某，男性，58岁。主因间断头晕10年，加重10天就诊。患者10年前间断发作头晕症状，就诊于社区医院，BP：180/90mmHg，诊为高血压病，服用尼福达20mg qd治疗，每于气候寒冷及情绪激动时复发，血压波动明显。10天前由于天气寒冷，外出受寒后出现头晕头痛，自测血压190/100mmHg，服用尼福达效果不明显。就诊时见：头晕目眩，头胀头痛，急躁易怒，心烦口苦，耳鸣如潮，睡眠不安，舌暗红，舌苔黄腻，脉弦滑。BP：180/90mmHg，心率80次/分，律齐。查头部CT：皮层下动脉硬化性脑病，脑萎缩。西医诊断为高血压病3级，脑萎缩。中医诊断为眩晕，证属风阳上扰。治宜平肝熄风，清热活血通络。方选降压护心煎Ⅰ号加减。

处方：天麻12g　　苦丁茶10g　　紫石英30g（先煎）　泽泻12g
　　　水蛭12g　　车前子15g（包煎）知母12g　　　　地龙10g
　　　夏枯草10g　生龙齿30g（先煎）生石决明30g（先煎）酸枣仁50g

7剂，水煎服，每日一剂，分早晚两次服用。

二诊　患者头晕、心悸减轻，诉有手脚麻木，舌红，苔黄略腻，脉弦滑。于上方加石菖蒲30g、全蝎10g。煎服法同前，7剂。

三诊　患者症状好转，守前方10余剂，诸症改善。

按语：降压护心煎Ⅰ号主要是针对风、火、痰、瘀引起清窍经脉循行不畅，清窍失养为主要发病机制的高血压病，此时疾病以标实为主，治疗则应以祛邪为首要目的，故本方的主要功效为平肝熄风，清热泻火，活血化痰利湿。病人多见有形体肥胖，头晕目眩，头胀头痛，急躁易怒，心烦口苦，胸闷伴呕，耳鸣耳聋，肢体麻木，舌暗红或有瘀斑瘀点，脉象弦滑等症状表现。

处方以天麻、苦丁茶、泽泻、生石决明、地龙、水蛭、车前子为主。若见肢体麻木明显，可加桑枝、姜黄、豨莶草、蜈蚣以加强活血通络功效；若白睛红赤，可加青黛、黄芩以增强清泻肝火的作用；若胁肋疼痛、乳房胀痛，可加川楝子、橘叶以加强疏肝通络作用；若口臭、便秘、苔黄腻，可加生军以通腑泄热；若心悸明显可加紫石英、生龙齿以镇心定悸；若心烦不得眠，可加酸枣仁、知母以清心除烦安眠；若痰多呕恶，可加黄连、黄芩、竹沥、苏叶以清热降逆化痰止呕。

3. 肝肾阴虚，肝阳上亢证医案

初诊（2012/09/05）　患者蒋某，女，69岁，因阵发头晕10余年，加重半个月就诊。患者头晕症状始于10余年前，曾于天津市铁路医院就诊，查BP：160/90mmHg，诊为高血压病。此后间断服用降压避风片、寿比山等降压药物，近期血压未监测。近半个月无明显诱因出现头晕症状加重，遂于我院就诊。就诊时见：头目眩晕，两目干涩，耳鸣耳聋，面赤口干，心烦少寐，腰膝酸软，大便秘结，2至3日一行。舌质暗红，少苔，脉弦细略数。查心电图示：左室高电压，V1-V5 导联 ST 段压低，T 波倒置。BP：175/90mmHg，心率 92 次 / 分。西医诊断为高血压病 2 级。中医诊断为眩晕，证属肝肾阴虚，肝阳上亢。治宜滋补肝肾，平肝潜阳，方选降压护心煎Ⅱ号加减。

处方：白芍 15g　　　玄参 15g　　　制龟版 15g（先煎）　　天麻 12g
　　　生地黄 15g　　苦丁茶 10g　　旱莲草 15g　　　　　　石斛 15g
　　　石决明 30g（先煎）　水蛭 12g　　黑芝麻 10g　　　　磁石 30g（先煎）
　　　牛膝 12g　　　杜仲 10g

4 剂，水煎服，每日一剂，分早晚两次服。

二诊（2012/09/09）服用上方后，头晕、心烦、耳鸣减轻，大便秘结，2 至 3 日一行。舌暗红，苔薄白少津，脉弦细。查 BP：140/90mmHg，心率 87 次 / 分，律齐。上方加肉苁蓉 15g、郁李仁 10g，以滋阴润燥通便。7 剂，水煎服。

三诊（2012/09/16）服用上方后，头晕未再发作，诸症好转，大便日行一次，继续服上方 7 剂以巩固疗效。

按语：患者以头晕为主症，中医归属眩晕范畴。本患者年高久病，肾精不足，肾阴亏虚，水不涵木，肝阳上亢，上扰清窍发为眩晕，治法当以滋补肝肾，平肝潜阳为主，方选降压护心煎Ⅱ号加减。

降压护心煎Ⅱ号是自拟治疗高血压虚证基本方。《素问·阴阳应象大论》云"年四十而阴气自半"，《素问·上古天真论》指出"女子……六七，三阳脉衰于上，面皆焦，发始白；七七，任脉虚，太冲脉衰少，天癸竭，地道不通，故形坏而无子也"。患者为老年女性，年过六旬，肝肾亏虚。从肝肾的生理功能上讲，肝为刚脏、体阴而用阳，若肝阴不足不能摄纳肝阳，就会导致肝阳上亢。肝阳上亢为标，肝阴不足为本，而肝阴源于肾阴，有"乙癸同源"之称，故本证型在平肝的同时加用滋补肾阴的药物，标本兼治，即所谓"壮水之主，以制阳光"。

方中以白芍、制龟版为君，白芍苦酸微寒，入肝脾二经，功善养血柔肝，主治厥阴木郁风动之病；制龟版味咸甘而性平，入肝肾二经，功善滋阴潜阳，补养肾阴，二药合用，补肾柔肝潜阳。以玄参、生地、黑芝麻、旱莲草、石斛、天麻六药为臣，玄参味苦咸入肺肾二经，功善滋阴降火除烦，并能直入血分而通血瘀；生地"凉头面之火，清肝肺之热"，功善滋阴凉血；黑芝麻味甘性平，专善补肝肾，润五脏，主治肝肾不足，虚风眩晕；旱莲草、石斛滋补肾阴；天麻味甘性平，乃肝经气分之药，主治头风、头痛眩晕眼花。佐以牛膝入肝肾二经，善引气血下注而补肝肾；杜仲补肝肾，强筋骨，治腰膝酸软之症；水蛭味苦而性平，入肝经血分，功善破血逐瘀；磁石平肝潜阳，聪耳明目。全方合用，共奏滋肾柔肝，平肝潜阳，活血熄风之功效。二诊患者大便秘结症状明显，加用肉苁蓉15g、郁李仁10g，以滋阴润燥通便。

4. 肝肾阴虚，风阳上扰证医案

初诊（2009/10/13）李某，男性，56岁，主因阵发性眩晕耳鸣6年，加重2日就诊。患者近6年来无明显原因出现头目眩晕，耳聋耳鸣，心烦少寐，血压一直在140~170/70~85mmHg之间波动，间断性口服降压药，血压控制不理想。就诊时见：头目眩晕，两目干涩，腰膝酸软，面赤口干，形体消瘦，耳鸣耳聋，肢体麻木，舌质暗红少苔，脉象弦细。查BP：165/75mmHg，甘油三酯：3.17mmol/L。西医诊断为高血压病2级，高脂血症。中医诊断为眩晕，证属肝肾阴虚，风阳上扰。治以滋补肝肾，平肝熄风之法，方选降压护心煎Ⅱ号加减。

处方：天麻12g　　玄参15g　　白芍15g　　制龟版15g（先煎）
　　　牛膝30g　　女贞子15g　旱莲草15g　石决明30g（先煎）
　　　土元12g　　水蛭10g　　桑枝30g　　姜黄12g
　　　蜈蚣2条　　何首乌15g

7剂，水煎服，每日一剂，分早晚两次服用。

二诊（2009/10/20）服前方后患者头晕、耳聋耳鸣减轻，仍腰膝酸软，肢体麻木，心烦少寐明显，舌质暗红，少苔，脉弦细，查BP：140/90mmHg。故继前方去何首乌加酸枣仁30g、知母12g，养阴清热除烦，再进7剂。

三诊（2009/10/27）头晕诸症消失，睡眠尚可，舌红，苔薄白，脉弦细，查BP：135/70mmHg。继服上方10剂，后以本方水泛为丸，巩固疗效，3个月随访血压基本平稳。

按语：降压护心煎Ⅱ号是于教授治疗高血压病的经验方，主治肝肾阴虚，风阳上扰之眩晕。肝为刚脏，体阴而用阳，若肝阴不足，不能潜降肝阳，导致肝阳上亢，风阳上扰而为眩晕。其中肝阳上亢为标，肝肾阴虚为本，治病必求于本也。其方宗《内经》"热淫于内，治以咸寒，佐以苦甘"之理论，重用玄参、白芍、制龟版，咸寒坚阴清热；何首乌、牛膝、女贞子、旱莲草，滋养肝肾；天麻、石决明，平肝潜阳熄风；桑枝、姜黄、蜈蚣，活血通络；土元、水蛭，破血逐瘀（久病入络入血）。现代药理研究方面证实土元、水蛭生用均有明显降压作用。全方共奏滋补肝肾，平肝熄风之功。实践证明，此方尤对老年人单纯收缩期高血压病疗效颇佳。

5. 肝肾阴虚，瘀血阻络证医案

初诊（2009/08/02） 陆某，女性，70岁，主因间断头晕5年，加重伴肢体麻木3天就诊。就诊时见：头目眩晕，头痛，两目干涩，面赤口干，心烦少寐，肢体麻木，舌质暗红少苔，脉象弦细或弦细数。BP：180/90mmHg。西医诊断为高血压病3级。中医诊断为眩晕，证属肝肾阴虚，肝阳上亢，瘀血阻络。治以滋补肝肾，平肝潜阳，活血通络。治以降压护心煎Ⅱ号加减。

处方：天麻12g　　　白芍15g　　　　　玄参15g　　　　制龟版15g（先煎）
　　　生地黄15g　　苦丁茶10g　　　　旱莲草15g　　　石斛15g
　　　玳瑁15g（先煎）生石决明30g（先煎）钩藤30g（后下）　水蛭12g
　　　黑芝麻10g　　桑枝30g　　　　　姜黄12g　　　　稀莶草15g

　　　　　　　　　　　　　　7剂，水煎服，每日一剂，分早晚两次服用。

二诊（2009/08/09） 服用上方后，头晕、肢体麻木减轻，仍头痛，BP：150/90mmHg。原方加芥穗10g，蜈蚣2条。再服7剂。

三诊（2009/08/16） 服用上方后，头晕未发作，头沉重减轻，继服上方7剂以巩固疗效。

按语：于教授认为，高血压病从临床上来看实证居多，虚证较少，实责之于肝，虚责之于肾，实证多为风、火、痰、瘀上扰清窍。风为肝风，肝为风木之脏，体阴而用阳，其性刚劲，主动主升，风阳上扰而成眩晕。火为肝火，肝郁化火、肝火上炎、肝阳上亢而致眩晕。痰为风痰热痰，肝郁气滞痰阻，令火旺，火热之邪灼津成痰，痰浊上扰清窍而致眩晕。瘀为肝郁气滞日久而成，另痰浊中阻气血运行不畅而致，瘀血日久清阳不升而致眩晕。虚主要责之于肾，肾精不足，《灵枢·海论》："髓海空虚，脑转耳鸣。髓海不足，则胫酸眩冒，目无所见。"另有气血空虚脑失濡养而致眩晕亦与肝有关，肝旺乘脾，脾虚而致生化乏源，思虑过度亦劳伤心脾，气血生化之源不足，脑失濡养。

降压护心煎Ⅱ号临床常用加减：若见耳鸣耳聋明显的加磁朱丸、六神曲以聪耳明目；若见小便频数多加桑螵蛸30g、薏苡仁12g，以补肾缩便；若见头痛明显，日久不愈，原方加芥穗10g、蜈蚣2条，以活血通络止痛；若大便秘结，原方加肉苁蓉15g~30g、郁李仁30g，以润肠通便；若见腰痛明显者加炒杜仲15g、牛膝15g，以补肾壮腰。

6. 痰浊中阻，风痰上扰证医案

初诊（2013/01/22）患者齐某，男，45岁，因阵发性头晕2年余，加重10天就诊。患者于2年前出现头晕头沉症状，曾于外院就诊，查BP：160/90mmHg，诊为高血压病2级，自服避风降压片，血压未系统监测。平素喜食肥甘，久坐少动。近10日来，患者自觉眩晕加重，遂来就诊。查心电图示：窦性心律。BP：170/90mmHg。就诊时见：头晕目眩，头重如裹，面色少华，形体肥胖，肢体困重，胸闷呕恶，纳呆便溏，舌质淡舌体胖大，舌苔白厚，脉弦滑。西医诊断为高血压病2级。中医诊断为眩晕，证属痰浊中阻，风痰上扰。治宜燥湿健脾，熄风化痰，降逆和胃。方选半夏白术天麻汤合泽泻汤加减。

处方：半夏12g　　天麻12g　　白术10g　　陈皮10g
　　　茯苓10g　　泽泻30g　　炙甘草6g　　生姜3片
　　　大枣5枚　　代赭石15g（先煎）

5剂，水煎服，每日一剂，分早晚两次服用。

二诊（2013/01/27）患者服上方5剂，自觉头眩头沉渐轻。继服上方7剂。

按语：患者以头晕为主症，中医归属眩晕范畴。历代医籍对"因痰致眩"的论述颇多。《金匮要略》云："心下有支饮，其人苦冒眩，泽泻汤主之""卒呕吐，心下痞，膈间有水，眩悸者，小半夏加茯苓汤主之。"元代朱丹溪倡导痰火致眩学说，提出"无痰不作眩"。《丹溪心法·四卷·头眩·六十七》云："头眩，痰挟气虚并火，治痰为主，挟补气药及降火药。无痰不作眩，痰因火动，又有湿痰者，有火痰者。"于教授临床常用程氏半夏白术天麻汤加减，治疗痰浊中阻，风痰上扰型眩晕。方中半夏燥湿化痰，降逆止呕，天麻熄风止眩，共为君药，正如李东垣云："足太阴痰厥头痛，非半夏不能疗；眼黑头旋，风虚内作，非天麻不能除。"泽泻气味甘淡，利水渗湿，泄热通淋；白术燥湿健脾；茯苓健脾渗湿，共为臣药，正如丹溪所云"治痰法，实脾土，燥脾湿，是治其本"。佐以陈皮理气化痰，乃"治痰先理气，气行痰自消也"；代赭石下气祛痰，镇肝降逆；生姜、大枣调和脾胃；甘草和中，调和药性。诸药合用，风熄痰清，眩晕自愈。加减：若纳呆、腹胀明显，加炒莱菔子10g，厚朴10g，以理气消食除胀；若肢体沉重、多寐，加砂仁6g、苍术10g、石菖蒲10g，醒脾燥湿；若头痛明显，加蔓荆子10g，疏风燥湿止痛，为止头痛圣药。

7. 痰浊中阻，痰火上扰证医案

初诊（2014/02/10）患者李某，女，56岁，因阵发性头晕6余年，加重3天就诊。患者头晕症状始于6年前，曾被诊为高血压病，既往最高血压曾达180/110mmHg，近半年服用坎地沙坦、拜新同（硝苯地平控释片）每日各一片，自诉血压控制尚可，一般维持于120~140/80~90mmHg。3天前，患者郁闷恼怒后，发作头晕且胀，于家中自测血压170/100mmHg，仍服用坎地沙坦、拜新同每日各一片，血压控制不理想，遂于我院就诊。就诊时见：头晕且胀，头沉如蒙，胸中烦闷，偶有呕恶，口苦便干，舌质暗苔黄腻，脉弦滑。查BP：180/100mmHg，双肺（-），心率88次/分，律齐，腹软，无压痛及反跳痛，双下肢不肿。查心电图示：窦性心律，左室高电压。西医诊断为高血压病3级。中医诊断为眩晕。证属痰浊中阻，痰火上扰。治宜清热化痰，平肝熄风。方选天荟温胆汤加减。

处方：天麻10g　　陈皮12g　　半夏10g　　竹茹10g
　　　枳壳10g　　茯苓10g　　夏枯草12g　黄连10g
　　　炙甘草6g　　苦丁茶10g　钩藤30g（后下）　土元12g
　　　羚羊角粉0.3g（冲服）

7剂，水煎服，每日一剂，分早晚两次服用。

嘱患者仍坚持服用坎地沙坦、拜新同每日各一片，无需加量。中西药不可同时服用，之间间隔至少半小时。

二诊（2014/02/17）患者诉头晕头胀明显减轻，呕恶症状消失，时有心中烦闷，大便仍偏干，每日一行，舌质暗苔黄略厚，脉弦滑。查BP：145/90mmHg，患者症状较前缓解，上方去羚羊角粉，加栀子10g，继服7剂。

三诊（2014/02/24）患者现自觉诸症缓解，查BP：130/85mmHg，继服上方5剂后，水泛为丸，巩固疗效。

按语：清代沈金鳌强调痰是造成眩晕证的主要原因之一。《杂病源流犀烛·头痛源流·眩晕》中云："《医鉴》曰：眩晕者，痰因火动也，盖无痰不能作眩，虽因风者，亦必有痰。"天茶温胆汤由天麻10g、苦丁茶10g、半夏10g、陈皮10g、茯苓10g、夏枯草10g、钩藤30g（后下）、炙甘草10g、竹茹10g、枳壳10g、生姜3片、大枣5枚组成。

方中天麻性味甘平，入厥阴经，《本草纲目》称其为"治风之神药"，主治眩晕眼黑，头风头痛，肢体麻木，且有定悸之作用；钩藤其味甘、微苦、微寒，《本草纲目》云："钩藤，手、足厥阴药也。足厥阴主风，手厥阴主火，惊痫眩晕，皆肝风相火之病，钩藤通心包于肝木，风静火熄，则诸症自除。"二药共奏平肝熄风之功。苦丁茶甘、苦、寒，《中国医学大辞典》言其可入肝经，有"散肝风，清头目"之功；夏枯草苦、辛、寒，入肝、胆经，《滇南本草》载其可"祛肝风，行经络，行肝气，开肝郁"。二者合用，清肝胆，疏肝风，清利头目。半夏味辛性温而燥，为燥湿化痰之要药，兼有降逆和胃之功；竹茹性微寒，味甘，清（胆胃肺）热化痰、除烦止呕清热化痰，配半夏，一寒一热，健脾燥湿化痰，和胃降逆止呕力彰。陈皮性温，味辛、味苦，《本草经疏》称其"辛能散，苦能泻，温能通行，则逆气下，呕嗽止，胸中瘕热消矣"；枳壳苦酸、微寒，《主治秘要》云其用有四，"破心下坚痞一也，利胸中气二也，化痰三也，消食四也"。二者同用，下气化痰，使气顺而痰自消。茯苓健脾渗湿；生姜、大枣调和脾胃，共杜生痰之源；甘草调和诸药。诸药合用，使痰热得清，肝风得平，眩晕自停。

加减：若肝火亢盛明显，见头痛如裂，易怒，加羚羊角粉0.3g（冲服），栀子10g以增清热泻火之功；若肝阳上亢明显，见眩晕，如坐舟车，酌加玳瑁15g，牛膝15g，以平肝潜阳、引血下行；若风痰流窜经络，兼见肢体麻木，或如蚁走感者，加姜黄12g、桑枝30g、乌梢蛇12g、蜈蚣2条、豨莶草15g，以增搜风通络之功。若兼见舌质暗，瘀血内停者，酌加土鳖虫12g、水蛭12g，痰瘀并治，以增活血化瘀之功，或选用降压护心煎Ⅰ号。若以心动悸、脉结代为主者，可选用参英温胆汤（黄连温胆汤＋苦参10g、紫石英30g）。若兼失眠严重加半夏、夏枯草，用量各15g，名二夏汤。方中半夏禀夏气为主，是治疗失眠之佳品；夏枯草至夏则枯，喜阴而恶阳。二药合用，具有交通阴阳之功，故能起到安神催眠的作用。

8. 痰浊中阻，痰饮内停证医案

初诊（2012/12/03） 患者赵某，女性，52岁。主因间断头晕2年加重1月就诊。患者2年前由于饮食不节出现腹泻，后逐渐发作头晕，就诊医院测血压为160/90mmHg，诊为高血压病，先后服用依那普利、硝苯地平缓释片、厄贝沙坦等药物，均不能很好控制血压。近1个月由于生活劳累，饮食不规律，再次出现头晕加重。既往冠心病史。就诊时见：头晕目眩，头重头痛，昏昏沉沉，其形如肿，纳呆食少，腹胀便溏。查BP：160/100mmHg，体胖，颜面微肿，心率76次/分，律齐，双下肢水肿（+），舌体胖大，舌苔水滑，脉沉。头部CT：脑萎缩。心电图：窦性心律，缺血性ST-T改变。西医诊断为高血压病2级，冠心病。中医诊断为眩晕，证属痰饮内停。治宜渗利水饮，健脾祛痰。方选泽泻汤加减。

处方：泽泻30g   炒白术12g   茯苓10g   猪苓15g
　　　冬瓜皮15g 枳壳30g   地龙10g   半夏10g
　　　大腹皮10g 厚朴10g

7剂，水煎服，每日一剂，分早晚两次服用。

二诊 就诊时BP：150/80mmHg，头晕减轻，尿量增多，腹胀减轻，大便软，成形，舌苔水滑，脉沉。守前方继服7剂。

三诊 BP：140/90mmHg，诸症减轻，予参苓白术丸巩固疗效，嘱监测血压，未再有明显波动。

按语：汉代张仲景以痰饮立论，并创用泽泻汤及小半夏加茯苓汤治疗痰饮眩晕。《金匮要略》云："心下有支饮，其人苦冒眩，泽泻汤主之""卒呕吐，心下痞，膈间有水，眩悸者，小半夏加茯苓汤主之。"方解：泽泻气味甘淡，生于水中，功专利水饮迅速而下。正如《本草正义》云："泽泻产于水中，气味淡薄，而体质又轻，故最善渗泻水道，专能通利小便。"《长沙药解》亦云："泽泻咸寒渗利，走水府开闭癃较之二苓淡渗更为迅速。"白术气味甘温，培土制水，以防水气下而复上。茯苓甘淡渗湿，助泽泻通利水道。猪苓、冬瓜皮利水消肿。加减：若兼水肿明显，酌加猪苓15g、冬瓜皮15g，利水消肿；若兼咳喘不得平卧，酌加葶苈子30g、大枣10枚、枳壳30g，以泻肺下气平喘；若兼腹胀中满者，酌加厚朴10g、大腹皮10g，以理气消胀。

四、不寐医案

1. 肝血不足证医案

初诊（2010/10/27） 张某，女性，42岁。主因失眠多梦半年余就诊。患者为小学教师，近半年来因工作繁重，起居常无规律，出现失眠症状，曾于外院就诊，诊为神经衰弱症，经中西医治疗，效果欠佳，遂于我院就诊。就诊时见：失眠易醒，多梦惊惕，心悸盗汗，手足心热，头晕目眩，视物模糊，舌质淡红苔白，脉弦细。西医诊断为失眠。中医诊断为不寐，证属肝血不足，血不养魂。治以补肝养血，藏血安魂。方选酸仁安魂汤加减。

处方：酸枣仁 50g　　白芍 15g　　当归 15g　　何首乌 15g
　　　熟地 15g　　　夜交藤 15g　　柏子仁 10g　阿胶 12g（烊化）
　　　川芎 10g　　　桑叶 10g　　　钩藤 10g（后下）紫石英 30g（先煎）
　　　知母 20g　　　生百合 10g　　制龟版 10g（先煎）

7剂，水煎服，每日一剂，分早晚两次服用。

二诊（2010/11/03） 上方连服7剂，夜间睡眠改善，多梦易惊、头晕目眩诸症明显好转。效不更方，继服7剂。

三诊（2010/11/10） 再服7剂，夜间睡眠明显改善，多梦易惊、盗汗烦热、头晕目眩等诸症明显好转。前方减制龟版、知母、生百合、桑叶、钩藤，再服7剂，巩固治疗。

按语：患者以"失眠多梦"就诊，属中医不寐范畴，历代医家责之于心与脾胃者居多。然于教授总结多年临床经验结合前人论述，认为其发生又多与肝的功能失调密切相关，正如《血证论·卧寐》中云："肝病不寐者，肝藏魂，人寤则魂游于目，寐则魂返于肝，若阳浮于外，魂不入肝，则不寐。"强调了肝对人的睡眠的调控作用。宋代许叔微也认为："平人肝不受邪，故卧则魂归于肝，神静而得寐。今肝有邪，魂不得归，是以卧则魂扬若离体也。"

本病案中患者为中年女性，因诸事繁忙，起居无常，以致肝血亏虚，血不养魂，而发虚烦不寐等诸症，证属肝血不足，血不养魂。常以失眠易醒，多梦惊惕，面色少华，头晕目眩，视物模糊，舌质淡红苔白，脉弦细或弱为主要临床表现。治当以补肝养血，藏血安魂为主，于教授以自拟酸仁安魂汤加减治之。

酸仁安魂汤以酸枣仁汤合四物汤化裁而成,以酸枣仁、白芍、当归、何首乌、熟地、阿胶、夜交藤、柏子仁、紫石英、川芎组方。方中酸枣仁归心、肝经,具有养肝宁心安魂之功效,故重用为君(30~50g);以四物汤加何首乌、阿胶养血补阴;以夜交藤、柏子仁养心安神;紫石英甘温,具有镇心定悸、安神祛怯之功效,正如《本草纲目》所云:"紫石英,手少阴、足厥阴血分药也。上能镇心,重以去怯也,下能益肝……心主血,肝藏血,其性缓而补。"若见阴虚燥热,神魂不安,酌加金匮百合知母汤,以滋阴清热,润燥除烦,常用于心经肺经阴虚燥热,百脉不利,精神魂魄不定而引发之诸症;若阴虚阳亢,眩晕明显者,酌加桑叶、钩藤养肝熄风;若有心气不足,气短,自汗者,酌加太子参、浮小麦、麻黄根以益气养心止汗。

2. 肝郁血瘀证医案

初诊(2013/10/18) 患者陈某,女,53岁,主因失眠多梦3年余就诊。患者近3年来,睡眠不佳,常有难以入睡、多梦易醒等情况出现,常服用百乐眠、安定、地西泮等药物以助睡眠。近半年来,患者失眠情况加重,每晚需服用舒乐安定1~2片方能入睡,且多梦易醒,每日睡眠时间3~4小时。近半年间断服用汤药,睡眠情况时好时坏,遂今日再次于我院就诊。就诊时见:失眠多梦,胸闷憋气,善太息,心中懊恼,面色晦暗,舌暗有瘀点,苔薄黄,脉弦滑。高血压病史。查心电图示:窦性心律,左室高电压。西医诊断为神经衰弱,高血压病。中医诊断为不寐,证属肝郁血瘀夹火,魂神被扰不归。治以清肝解郁,活血安魂之法,方选化瘀还魂煎加减。

处方:柴胡10g   当归10g   川芎10g   赤芍10g
　　　生地10g   枳壳10g   桔梗10g   牛膝10g
　　　桃仁10g   红花10g   合欢皮15g 栀子10g
　　　淡豆豉10g 珍珠母30g(先煎)   三七粉3g(冲服)

7剂,水煎服,每日一剂,分早晚两次服用。

二诊(2013/10/25) 患者服上方7剂,睡眠质量提高,每晚能入寐5~6小时,多梦情况减轻,大便干,2至3日一行,舌暗苔黄,脉弦滑,原方加大黄10g(后下),继服10剂。

三诊(2013/11/03) 患者服上方10剂,失眠明显改善,余诸症减轻。又服用上方10剂后,水泛为丸,巩固治疗。

按语：本病属中医不寐范畴，根据患者症状表现，属肝郁血瘀夹火，魂神被扰不归之证。治疗宜清肝解郁，活血安魂，于教授临床常选用自拟化瘀还魂煎加减治疗，疗效甚佳。

化瘀还魂煎以血府逐瘀汤为基础，合用栀子豉汤，再加合欢皮、珍珠母等安神之品而成。方中桃仁、赤芍、红花、川芎活血祛瘀，配以当归、生地活血养血，使瘀去而不伤血；柴胡、枳壳疏肝理气，使气行则血行；牛膝破瘀通经，引瘀血下行；桔梗入肺经，载药上行；栀子味苦性寒，泄热除烦，降中有宣，香豉体轻气寒，升散调中，宣中有降，二药相合，共奏清热除烦之功；合欢皮疏肝解郁，养阴安神；珍珠母平肝潜阳，镇心安神。诸药合用，瘀血得除，火郁得清，神魂自安。若胸胁疼痛明显者，酌加金铃子散，以疏肝理气止痛；若血瘀明显者，可酌加水蛭、蜈蚣活血通络。

3. 肝郁化火证医案

初诊（2011/02/08）患者张某，男性，56岁，主因失眠1月就诊。患者1月前，与家人发生口角后，出现失眠心烦等症，且症状逐渐加重，遂就诊。就诊时见：患者失眠，夜间难以入睡，多梦易醒，一天睡眠时间总体少于5小时，性情急躁，心烦不安，心悸阵作，口干口苦，舌质红，舌苔薄黄，脉弦而略数。西医诊断为失眠。中医诊断为不寐，证属肝郁化火，魂不守舍。治以疏肝解郁，清肝泻火。方选清肝还魂煎加减。

处方：柴胡 10g　　丹皮 10g　　栀子 10g　　川连 10g
　　　郁金 10g　　白芍 10g　　乌梅 10g　　苦丁茶 10g
　　　合欢皮 15g　珍珠母 30g（先煎）　　　生龙齿 30g（先煎）

7剂，水煎服，每日一剂，分早晚两次服用。

二诊（2011/02/15）服用前方后，患者入睡较前改善，多梦易醒情况减轻，心烦心悸减轻，舌质淡红，苔薄黄，脉弦。守方再服7剂巩固疗效。

三诊（2011/02/08）服用前方后，患者病情较轻，失眠改善，一天总体睡眠时间达6小时以上，其他无明显不适，舌质淡红，苔薄白，脉弦滑。仍继服前方10剂，巩固疗效。症状好转，未再复诊。

按语：失眠亦称"不寐"、"不能眠"、"目不瞑"，于教授认为，在本病案中肝郁气滞是不寐发生的基础，肝阴不足、肝火旺盛是不寐加重的重要因素。若患者不寐迁延不愈，必有心情不畅、气机不调，从而形成"肝郁—不寐—肝郁"的恶性循环。于教授以清肝还魂煎加减治之。其中心烦，少寐，性情急躁，口干口苦，舌质红，舌苔薄黄，脉弦而略数为本证的辨证要点。

清肝还魂煎以化肝煎加减而成，以柴胡、丹皮、栀子、川连、郁金、白芍、乌梅、苦丁茶、合欢皮、珍珠母组方。方中柴胡、郁金疏肝解郁；丹皮、栀子、苦丁茶清泻肝经郁火而除烦；川连主清心经之火，实为"实则泻其子"之意；白芍、乌梅酸泻肝木，养肝柔肝，以防肝经郁火，耗伤肝阴；合欢皮安神解郁，具有较强的镇静作用；珍珠母咸寒，入肝、心二经，具有清肝潜阳，镇心安神的作用，正如《本草纲目》云："珍珠母，安魂魄，止遗精、白浊。"若肝郁化火，肝火犯胃，反酸者，加左金丸以治之；若心火也亢，舌尖红或起泡者加竹叶、莲子心以清心肝之火；若心悸明显者，加生龙齿镇心定悸。

4. 肝郁脾虚证医案

初诊（2012/11/18） 患者陈某，女，33岁，因失眠多梦1月余就诊。患者近半年来工作繁杂，起居常无规律，自觉心情郁闷。近1月来出现失眠多梦、胁肋乳房胀痛等症状，遂就诊。就诊时见：失眠多梦，心悸健忘，烦躁郁怒，两胁、乳房胀痛，神疲纳呆，大便时溏，舌质淡红苔薄白，脉弦细。心电图示：窦性心律。BP: 120/60mmHg。中医诊断为不寐，证属肝郁脾虚。治宜疏肝解郁，养血安神。方选逍遥散合酸枣仁汤加减。

处方：
柴胡 10g	当归 15g	白芍 15g	薄荷 3g（后下）
白术 10g	茯神 10g	煨姜 10g	炙甘草 10g
大枣 5 枚	何首乌 15g	酸枣仁 50g	知母 10g
熟地 10g	夜交藤 30g		

5剂，水煎服，每日一剂，分早晚两次服用。

二诊（2012/11/23） 上方连服5剂，夜间睡眠改善，心烦纳呆等情况减轻，效不更方，继服7剂。

三诊（2012/11/30） 上方再服7剂，患者自觉失眠心烦等症明显缓解，未再发作胁肋乳房胀痛等情况。又服7剂，巩固疗效。症状好转，未再复诊。

按语：患者以"失眠多梦"就诊，中医证属不寐范畴。患者发病与情志密切相关，于教授以自拟枣仁逍遥汤加减治之。使用本方治疗不寐是依据"五神学说"（魂神意魄志）肝藏魂的基本理论而成，其中失眠易醒（肝血不足，神魂失养），惊惕（肝气实则怒，虚则恐），舌淡脉细，为本证的辨证要点。

枣仁逍遥汤以逍遥散合酸枣仁汤加减组方。逍遥散具有疏肝解郁、养血健脾之功效，于教授强调，使用逍遥散应抓住三证：一为肝郁证，二为脾虚证，三为血虚证。张秉成《成方便读》云："夫肝属木，乃生气所寓，为藏血之地，其性刚介，而喜条达，必须水以涵之，土以培之，然后得遂其生长之意。若七情内伤，或六淫外束，犯之则木郁而病变多矣。此方以当归、白芍之养血，以涵其肝；苓、术、甘草之补土，以培其本；柴胡、薄荷、煨生姜俱系辛散气升之物，以顺肝之性，而使之不郁，如是则六淫七情之邪皆治而前证岂有不愈者哉。"酸枣仁汤具有养血安神、清热除烦之功，方中酸枣仁养血补肝、宁心安神；茯神宁心安神；知母滋阴清热；川芎调气疏肝；生甘草清热和中。于教授以上两方合用，去川芎，加夜交藤、何首乌、熟地、阿胶组成枣仁逍遥汤，具有养血安神、疏肝解郁之功。使用本方还需注意：方中酸枣仁须重用；柴胡、薄荷用量不宜过大，以防辛散太过，耗气伤阴；用熟地、首乌、阿胶（滋补肾阴，取其虚则补其母）方可增加疗效。

5. 痰热内扰证医案

初诊（2013/10/08）患者周某，女，42岁，因失眠多梦1年余就诊。患者体型偏胖，平素嗜食肥甘，自诉1年前因情绪焦虑而出现失眠症状，曾自服柏子养心丸等药物，效果不佳。后逐渐出现胸中灼热满闷，纳呆泛恶，易怒心烦等症，失眠情况亦日渐严重，曾于天津医科大学总医院查胃镜、心电图、心脏彩超等，均未见明显异常。近2月来，每晚服舒乐安定2片，睡眠约达到4小时。遂于我院就诊。就诊时见：失眠少寐，胸中灼热满闷，泛恶嗳气，易怒心烦，口苦痰黏，舌红苔黄腻，脉弦滑而数。查BP:130/80mmHg，心电图示：窦性心律，心率90次/分，律齐。中医诊断为不寐，证属痰热内扰，神魂不安。治以清热化痰，和中安神之法。方选双夏温胆汤加减。

处方：半夏15g　　夏枯草15g　　陈皮10g　　茯苓10g
　　　竹茹10g　　枳壳10g　　　川连10g　　珍珠母30g（先煎）
　　　远志10g　　石菖蒲10g　　栀子10g　　淡豆豉10g
　　　甘草10g

7剂，水煎服，每日一剂，分早晚两次服用。

二诊（2013/10/15） 患者服上方7剂，胸闷灼热感减轻，心烦纳呆改善，现每晚无需服用舒乐安定，能入寐5~6小时，舌红苔黄厚，脉弦滑。效不更方，继服10剂。

三诊（2013/10/25） 患者失眠明显改善，余诸症皆减轻或消除。又服用上方10剂，巩固治疗。

按语：《内经》认为，人之寤寐，与卫气运行有着密切的关系。卫气行于阳则阳经气盛，主动，神动出于舍则寤；卫气行于阴则阴经气盛，主静，神入于舍则寐。《灵枢·卫气行》中阐明了卫气的运行规律："阳主昼，阴主夜。故卫气之行，一日一夜五十周于身，昼日行于阳二十五周，夜行于阴二十五周，周于五藏。"由此可见白天卫气运行于阳经，人体阳气盛于外，人寤而活动；夜间卫气入内，运行于阴经和五藏，人则寐而休息。

双夏汤源于《重订灵兰要览》，为王肯堂编撰，记录戴良所著《九灵山房集》中治疗不寐的方子，有半夏和夏枯草两味药，顺应了天地间阴阳盛衰的自然规律，也暗合了人体营卫循行的节律，广泛用于治疗失眠。本病的病机为肝郁化火，灼液成痰，痰火内扰，肝魂离舍。于教授自拟双夏汤合温胆汤以清肝泻火，涤痰安魂。

双夏温胆汤由半夏15g、夏枯草15g、陈皮10g、茯苓10g、竹茹10g、枳壳10g、川连10g、珍珠母30g（先煎）、远志10g、石菖蒲10g、甘草10g组成。方中半夏燥湿化痰，和胃降逆，《本草纲目》记载其"治腹胀，目不得瞑"，《本草从新》云"半夏能和胃气，而通阴阳……饮以半夏汤，阴阳既通其卧立至"；夏枯草清肝火、散郁结，《本经疏证》亦谓其能"通阴阳……治不眠"。二药合而为用，其一清化痰热，和中安神；其二乃取交通阴阳之意也，即《医学秘旨》所云："盖半夏得阴而生，夏枯草得阳而长，是阴阳配合之妙也。"竹茹"清热痰，宁神开郁，主治惊悸怔忡，心烦躁乱，睡卧不宁"；黄连苦寒泻火，清心除烦；珍珠母镇惊安神；远志益脾安神；石菖蒲除痰消积，开胃宽中；陈皮理气化痰，枳壳涤痰下气，使气顺而痰自消；茯苓健脾渗湿，杜生痰之源；甘草调和诸药。诸药合用，使痰热得清，阴阳和平，目亦得瞑。

6. 瘀血内阻证医案

初诊（2013/07/15） 患者吕某，女，51岁，主因失眠5年余，加重1月就诊。患者失眠症状间断出现5年余，严重时出现入夜难以入睡，睡后易醒，每日睡眠总时间不足5小时，曾服用朱砂安神丸、百乐眠、柏子养心丸等药物，症状时轻时重。近半年，每晚服用舒乐安定1~2片，夜间睡眠可达5~6小时，但出现自觉头晕健忘，精神不能集中等症，遂于今日就诊于我院。就诊时见：入睡困难，多梦易醒，头晕健忘，心中烦闷，精神不能集中，面色晦暗，舌质紫暗，苔白，脉涩。中医诊断为不寐，证属瘀血内阻，阴阳不交。治宜活血安神，调和阴阳。方选血府逐瘀汤合双夏汤加减。

处方：柴胡 10g　　当归 10g　　川芎 10g　　赤芍 10g
　　　生地 10g　　枳壳 10g　　桔梗 10g　　牛膝 10g
　　　桃仁 10g　　红花 10g　　半夏 15g　　夏枯草 15g
　　　栀子 10g　　蜈蚣 2 条　　土鳖虫 10g

7剂，水煎服，每日一剂，分早晚两次服用。

二诊（2013/07/21）服药7剂，失眠减轻，入睡较前改善，头晕减轻，舌质暗，苔白，脉涩。效不更方，再服7剂巩固疗效。

三诊（2013/07/28）再服7剂，患者病情较轻，失眠改善，停服舒乐安定，一天总睡眠时间能达6小时以上，其余诸症均见缓解，舌质淡暗，苔薄白，脉弦。仍继服前方10剂，巩固疗效。

按语：本病患者不寐日久，出现"面色晦暗，舌质紫暗，脉涩"之症，是为久病入络之象。其理论依据源于《内经》，"病久入深，荣卫之行涩，经络时疏"，清代叶天士秉承其旨，进一步提出"久病入络"、"久痛入络"理论，言"经主气、络主血"、"初为气结在经、久则血伤入络"。故使用血府逐瘀汤行病久而入络之血瘀，王清任言道："夜不能睡，用安神养血药治之不效，此方若神""夜睡梦多，是瘀血，此方一两剂全愈，外无良方。"于教授在此基础上又加双夏汤以调整阴阳，加栀子清心除烦，加蜈蚣、土鳖虫以加强活血化瘀之功。诸药合用，共奏活血安神，调和阴阳之效。

于教授还强调，目前治疗失眠中成药颇多，在使用时应注意辨证应用，不可乱投。如朱砂安神丸其作用为镇心安神、泻火养阴，可用于治疗心火偏亢，阴血不足所致失眠。柏子养心丸作用为补气养血安神，对于因痰火食湿等因素造成之不寐，不仅不能缓解症状，还有加重症状的可能。

（刘长玉、刘岩、曹旭焱、周琪、朱明丹、冯利民）

第六章　其他疾病医案选

一、胃病医案

1. 胃痛肝郁气滞证医案

初诊（2013/09/09）　患者殷某，女，54岁，因反复发作胃脘胀痛3年，加重1周就诊。患者近3年来反复发作胃脘部不适，饱食或生气后胃脘部胀痛明显，曾于天津市一中心医院就诊，查胃部B超示"胃蠕动减慢，慢性胃炎"，间断服用气滞胃痛冲剂、三九胃泰、奥美拉唑等药物，症状仍时有发作。1周前患者生气后再次发作胃脘胀痛，昼轻夜重，服药后症状缓解不明显，遂于我院就诊。就诊时见：胃脘胀痛，昼轻夜重，两胁作痛，得嗳气矢气则舒，口苦口干，善太息，神倦乏力，舌暗有瘀斑，苔白，脉弦细。查心电图示：窦性心律。西医诊断为慢性胃炎。中医诊断为胃痛，证属肝郁气滞，瘀血内停。治以疏肝解郁，活血止痛之法。方选逍遥散合手拈散加减。

处方：柴胡10g　　当归15g　　白芍15g　　薄荷3g（后下）
　　　茯苓10g　　炙甘草10g　白术10g　　煨姜3片
　　　五灵脂10g　没药10g　　草果12g　　元胡10g

　　　　　　　　　　　　　　7剂，水煎服，每日一剂，分早晚两次服用。

二诊（2013/06/16）　服药7剂，胃脘胀痛及两胁作痛减轻，诉饭后腹胀明显，大便干燥，舌暗红瘀斑，脉弦细，苔薄白。原方加枳壳10g，焦三仙30g，郁李仁10g。

三诊（2013/06/23）　再服7剂，初诊诸症均见明显缓解，大便正常，继服本方7剂，巩固疗效。

按语：患者以胃脘胀痛为主症，属中医胃痛范畴。患者忧思恼怒，伤肝损脾，肝失疏泄，横逆犯胃，脾失健运，胃气阻滞，致胃失和降，不通则痛，而发胃痛。该患者为典型的肝郁气滞证。然而，"气为血帅"，气行则血行，气滞则血瘀。气滞日久影响血络通畅，以致血瘀胃络。即"久病入络"，"胃病久发，必有聚瘀"。因此患者又兼有血瘀之象，故有"舌质暗有瘀斑，胃痛昼轻夜重"等表现。故本病治以疏肝解郁，理气止痛，方选逍遥散为主方，将调畅气机作为治疗疾病的关键，在此基础上加入手拈散，活血通络止痛。

方中当归、白芍，一辛一酸，"辛补之，酸泻之"，得调肝之主旨精髓，有散有收，体用兼顾，既能养血滋阴，调理肝气，又能养血柔肝，缓急止痛，更兼其寒温相配，不凉不燥；柴胡味苦、微辛，气平而寒，禀少阳升发之气，具清轻升散，宣透疏达之性；白术甘、苦、性温，入脾胃经，甘温则补中，苦可燥湿，为补脾燥湿之第一要药；茯苓甘、平，清热利湿，助甘、术以益土而令心气安宁；甘草甘、平，炙之则气温，能助白术补脾之不足，又能与白芍合用，有缓急止痛功效；薄荷入肝经，用少量可以疏散透达肝经郁热；煨生姜温胃和中，且能辛散达郁。又加手拈散，其中延胡索行气活血，长于止痛；五灵脂通利血脉，行血止痛；没药祛瘀止痛；草果理气散寒。故用于气滞血瘀所致的脘腹疼痛有效，犹如"通闭解结，手到病除"。诸药合用，共奏疏肝解郁，活血止痛之功。

2. 胃痛肝火犯胃证医案

初诊（2014/03/19） 患者李某，女，29岁，因反复发作胃脘胀痛5年，加重1周就诊。患者近5年来反复发作胃脘部不适，饱食或生气后，胃脘部胀痛明显，曾于我院门诊就诊，查胃B超示"胃蠕动减慢，慢性胃炎"，间断服用三九胃泰、西米替丁等药物，症状仍时有发作。1周前患者生气后再次发作胃脘胀痛，昼轻夜重，伴两胁窜痛，呃逆吞酸，服药后症状缓解不明显，遂就诊于我院。就诊时见：胃脘胀痛，昼轻夜重，眩晕时作，两胁窜痛，呃逆吞酸，口苦口干，大便干结，舌暗有瘀斑，苔黄，脉弦略数。西医诊断为慢性胃炎。中医诊断为胃痛，证属肝郁化火，瘀血内停。治以疏肝泄热，活血止痛之法。方选左金丸、金铃子散合丹参饮加减。

处方：川楝子10g　元胡10g　丹参30g　檀香6g
　　　砂仁6g　夏枯草10g　五灵脂10g　牛膝10g
　　　黄连12g　吴茱萸2g　焦三仙30g　代赭石30g（先煎）
　　　石决明30g（先煎）

7剂，水煎服，每日一剂，分早晚两次服用。

二诊（2014/03/26） 服药7剂，胃脘胀痛及两胁作痛减轻，仍有大便干燥，舌暗红瘀斑，苔黄，脉弦。原方加大黄8g后下，继服7剂。

三诊（2014/04/01） 再服 7 剂，初诊诸症均见明显缓解，大便日行一次，黄软便，舌暗苔薄黄，脉弦，继服 7 剂，巩固疗效。

按语：患者以胃脘胀痛为主症，属中医胃痛范畴。该患者为肝郁气滞化火，伴瘀血内停之证，方选左金丸、金铃子散合丹参饮加减。

金铃子散药虽两味，但功效卓著：川楝子清热行气，泄气分之热而止痛；元胡活血行气，行血分之滞而止痛。《古方选注》曰："金铃子散一泄气分之热，一行血分之滞……方虽小制，配合存神，却有应手取愈之功，勿以淡而忽之。"左金丸的功用是清泻肝火，降逆止呕，是为治疗肝火犯胃证之专方，方中重用黄连苦寒泻火为君，佐以辛热之吴茱萸，既能降逆止呕，制酸止痛，又能制约黄连之过于寒凉；二味配合，一清一温，苦降辛开，以收相反相成之效。丹参饮是化瘀行气止痛之良方。其中丹参活血化瘀止痛而不伤气血；檀香、砂仁温中行气止痛，三药相伍，药性平和，气血并治而重在化瘀，使瘀化气畅疼痛自止。再加用代赭石，重镇降逆止呕；石决明、夏枯草，平肝熄风止眩；焦三仙健脾和胃；五灵脂行血止痛，牛膝引血下行。诸药并用，肝郁解而热自清，气血行而疼痛止，临床应用效果甚佳。

3. 胃缓脾虚下陷证医案

初诊（2014/04/06） 患者黄某，男，58 岁。主因反复发作脘腹痞满坠胀 3 年，加重半月就诊。患者自 3 年前出现进食后脘腹痞满，坠胀不舒，嗳气频作等症，自服气滞胃痛冲剂后，症状仍有反复发作，每遇劳累则症状加重。半月前，患者家中装修劳累后，脘腹痞满坠胀症状加重，伴纳谷不馨，倦怠乏力，消瘦明显，遂就诊。就诊时见：脘腹痞满，坠胀不舒，劳累后尤甚，面色少华，倦怠乏力，嗳气频频，纳呆便溏，舌淡苔薄白，脉细弱。上消化道造影示胃下垂。西医诊断为胃下垂。中医诊断为胃缓，证属脾虚下陷。治以益气健脾，升阳举陷。方选补中益气汤加减。

处方：黄芪 30g　　党参 30g　　白术 20g　　升麻 6g
　　　柴胡 5g　　 陈皮 10g　　当归 10g　　炙甘草 10g
　　　枳壳 30g　　鸡内金 10g

5 剂，水煎服，每日一剂，分早晚两次服用。

二诊（2014/04/11） 服药 5 剂，脘腹痞满坠胀较前减轻，仍便溏，1~2 日行一次，上方加莲子肉 15g，白扁豆 10g，继服 10 剂。

三诊（2014/04/20） 再服10剂，初诊诸症均见明显缓解，大便正常。继服10剂，巩固疗效。

按语："胃缓"这一名称，首见于《黄帝内经》。《灵枢·本藏》篇云："脾应肉……肉䐃不称身者胃下，胃下者，下管约不利。肉䐃不坚者，胃缓。"明确指出肌肉瘦弱与身形不相称的胃的位置偏下，肌肉不够坚实的则称胃缓，与西医所称"胃下垂"症状相符。结合本病患者症状表现，当属脾虚下陷之证。脾虚则中气下陷，故有脘腹痞满，甚则坠胀不舒，劳累后尤甚；脾虚则运化无权，可有倦怠乏力，纳谷不馨；脾气不升，胃气不降，则嗳气频频；气血生化乏源，肌肉失养，故见面色少华，形体消瘦；苔薄白舌淡，脉濡细或缓弱为脾虚之象，治疗以补中益气汤加减。

补中益气汤中，黄芪补中益气、升阳固表为君；人参、白术、甘草甘温益气，补益脾胃为臣；陈皮调理气机，当归补血和营为佐；轻剂升麻、柴胡协同大剂量参、术、芪升举清阳为使，《本草纲目》亦云"升麻同柴胡，引生发之气上行"。于教授特别强调，应用补中益气汤治疗胃下垂时，必配伍枳壳，前者主升，后者主降，合而用之，方可使气机升降有道，补而不滞，各安职守。综合全方，一则补气健脾，使后天生化有源，脾胃气虚诸证自可痊愈；一则升提中气，升中有降，中焦升降功能得复，使下脱、下垂之证自复其位。

4. 胃痞寒热错杂证医案

初诊（2014/05/04） 患者杨某，男，39岁，因反复发作胃脘胀满2年，加重1周就诊。患者2年前出现胃脘部胀满不适，2012年10月曾于天津市武警医院就诊，查胃镜示慢性萎缩性胃炎，曾服用奥美拉唑、达喜等药，症状时有反复。近1周，患者胃脘胀满症状再次发作，遂于我院就诊。就诊时见：胃脘痞满，按之不痛，进食加重，时有呕恶，纳呆心烦，大便稀溏，舌质淡尖红，苔薄白，脉弦。西医诊断为慢性萎缩性胃炎。中医诊断为痞证，证属脾胃失和，寒热错杂。治以降逆消痞，平调寒热之法。方选半夏泻心汤加减。

处方：半夏10g　　黄连10g　　黄芩12g　　干姜10g
　　　党参10g　　甘草10g　　豆蔻10g　　砂仁6g
　　　扁豆10g　　白术10g　　内金10g　　大枣5枚

7剂，水煎服，每日一剂，分早晚两次服用。

二诊（2014/05/11） 服药7剂，胃脘痞满、大便溏泄等症减轻，仍觉纳食不馨，舌质淡红，苔薄白，脉弦。原方加焦三仙30g，继服7剂。

三诊（2014/05/18） 再服7剂，初诊诸症均见明显缓解，纳食较前好转，舌淡苔白，脉弦。继服7剂，巩固疗效。

按语：半夏泻心汤是治疗消化系统疾病的一首经典高效方。《伤寒论》中主治寒热错杂之痞证，即"伤寒五六日，呕而发热者，柴胡汤证具，而以他药下之，柴胡证仍在者，复与柴胡汤。此虽已下之，不为逆，必蒸蒸而振，却发热汗出而解。若心下满而硬痛者，此为结胸也，大陷胸汤主之；但满而不痛者，此为痞，柴胡不中与之，宜半夏泻心汤"，"呕而肠鸣，心下痞者，半夏泻心汤主之"。其中"心下痞"、"但满而不痛"、"呕"、"肠鸣"是本方方证识别的关键。于教授认为，临证应用半夏泻心汤，当以"心下痞满不舒，满而不痛，上见呕吐或吐涎，下见大便泻利"为辨证要点；其病机责之于"脾胃虚弱，气机升降失常"。本方是由小柴胡汤化裁得到，即去柴胡、生姜，而加黄连、干姜。本方中半夏、干姜辛温除寒，和胃止呕；黄连、黄芩苦寒泄降除热，清肠燥湿；人参、大枣、炙甘草补中益气，养胃。诸药合用，寒热平调，共奏消痞散结之功。

5. 吐酸肝郁化火证医案

初诊（2009/09/20） 患者王某，男性，62岁，主因泛酸、烧心5天就诊。患者平素性情急躁，1年前间断出现泛酸、烧心等症，间断服用兰索拉唑等药物。5天前，患者生气后再次出现胃部泛酸、烧心、嘈杂等症状，伴口干、口苦、胁肋胀痛，舌红苔薄黄，脉弦数。西医诊断为急性胃炎。中医诊断为吐酸，证属肝郁化火犯胃。治以清肝泻火，和胃止酸之法。方选丹栀逍遥散合左金丸化裁。

处方：柴胡10g　　　当归15g　　　白芍15g　　　薄荷3g（后下）
　　　茯苓10g　　　白术10g　　　黄连12g　　　吴茱萸2g
　　　瓦楞子15g（先煎）乌贼骨12g（先煎）丹皮10g　　　栀子10g
　　　炙甘草10g　　浙贝母10g

7剂，水煎服，每日一剂，分早晚两次服用。

二诊（2009/09/27） 服上方后泛酸、烧心、口干、口苦症状减轻，舌红苔薄黄，脉弦数。前方减栀子，继服10剂。

三诊（2009/10/6） 患者烧心泛酸明显减轻，大便正常。嘱患者规律饮食，进食易消化食物，调畅情志，忌食辛辣。继服7剂，巩固疗效。

按语：吐酸证虽有寒热之分（河间主热，东垣主寒），但于教授认为"皆由肝木曲直作酸也"。正如《寿世保元·吞酸》曰："夫酸者，肝木之味也，由火盛制金，不能平木，则肝木自甚，故为酸也。"说明吐酸与肝气有关。《素问·至真要大论》云："少阳之盛，热克于胃……吐酸善饥""诸逆冲上，皆属于火，诸呕吐酸，皆属于热。"可见肝热移于胃致酸多矣。

本案患者平素性情急躁，易伤肝损胃，证属肝郁化火犯胃，治以清泻肝火，和胃降逆，方用丹栀逍遥散养血健脾，疏肝清热。方中当归、白芍一辛一酸，"辛补之，酸泄之"，得调肝之主旨精髓，有散有收，体用兼顾，既能养血滋阴，调理肝气，又能养血柔肝，更兼其寒温相配，不凉不燥；柴胡味苦、微辛，气平而寒，禀少阳升发之气，具清轻升散，宣透疏达之性；白术甘、苦，性温，入脾胃经，甘温则补中，苦可燥湿，为补脾燥湿之第一要药；茯苓甘、平，清热利湿，助甘、术以益土而令心气安宁；甘草甘、平，炙之则气温，能助白术补脾之不足；薄荷入肝经，用少量可以疏散透达肝经郁热；丹皮性寒苦泄，其气清芬，其色赤，专入血分，可凉血；栀子味苦气寒，善清血分之热。合用左金丸清泻肝火，和胃降逆；再加入瓦楞子、浙贝母、乌贼骨治酸敛阴。海螵蛸与浙贝母伍用，见于《中华人民共和国药典》2000年版之"乌贝散"。海螵蛸，味涩性温，长于收敛止血，制酸，止带，涩精；浙贝母，味苦性寒，功专清热化痰，开郁散结。两药相伍，一温一寒，相反相成；一收一泄，收散并举，共奏收敛制酸之功。

二、癃闭医案

1. 肝郁气滞，浊瘀阻塞证医案

初诊（2014/07/02） 患者王某，男，56岁，因排尿困难间断发作半年余就诊。患者近半年前生气郁怒后，逐渐出现排尿困难症状，伴小腹拘急，睾丸胀满等症，查前列腺B超示前列腺增生，口服桑塔、前列舒通等药物，症状有所缓解。自行停药后，上述症状再次发作，遂于我院就诊。就诊时见：排尿困难，小腹拘急，睾丸胀满，多烦易怒，胸胁胀满，善太息，便干，舌红苔薄黄，脉弦。前列腺B超示前列腺增生。西医诊断为前列腺增生症。中医诊断为癃闭，证属肝郁气滞，浊瘀阻塞。治以疏肝活血，软坚散结消积之法。方选自拟疏肝化瘀消增煎加减。

处方：王不留行 15g　　水蛭 3g　　　土鳖虫 10g　　穿山甲 10g
　　　莪术 10g　　　　柴胡 10g　　　土贝母 10g　　昆布 10g
　　　元胡 10g　　　　乌药 10g　　　橘核 10g

7剂，水煎服，每日一剂，分早晚两次服用。

二诊（2014/07/09）　患者排尿困难、小腹拘急症状较前减轻，胸胁胀满有所缓解，便干。原方加大黄 10g（后下），继服 7 剂。

三诊（2014/07/16）　患者诸症减轻，效不更方，继服前方 10 剂后，水泛为丸，巩固疗效。

按语：本病属中医癃闭范畴，依据患者症状表现，证属肝郁气滞，浊瘀阻塞之证。于志强教授根据经络辨证的理论，即《灵枢·脉经》所云"肝足厥阴之脉……入毛中，环阴器，抵小腹"，阐明本病发病部位与肝经循行之处密切相关，由此提出本病发病基础在于"肝之疏泄异常"。《圣济总录·小便不适》亦云："人年六十，肝气始衰，疏泄功能减退，若情怀不宜或恼怒伤肝，则可致肝逆失泄，水道受阻，而成癃闭之症。"由此佐证癃闭（积证）发生与肝脏密切相关，即情志不舒或恼怒伤肝，肝失疏泄条达之性，气机逆乱，精血津液的运行输布失调，聚而成痰，成湿，成瘀，成败精，聚结在下焦肝经部位（前列腺），久而成积，阻塞，压迫不通，水道不通而成本病。正如《济生方·积聚论治》所言："忧、思、喜、怒之气……过则伤乎五脏……乃留结为五积。"

疏肝化瘀消增煎是于教授自拟治疗肝郁气滞，浊瘀阻塞型癃闭的方剂。由王不留行 15g、水蛭 3g、土鳖虫 10g、穿山甲 10g、莪术 10g、柴胡 10g、土贝母 10g、昆布 10g 组成。方中以王不留行为主药，有行血利小便之功，《本草纲目》载"王不留行能走血分……其性行而不住也"，并明确记载其能"利小便"。《资生经》记载"一妇人患淋卧久，诸药不效，用剪金花（王不留行）十余叶煎汤，遂令服之，明早来云，病减八分矣"。穿山甲活血散结，消痈溃坚；水蛭、土元，破血逐瘀通经，可治癥瘕积聚；莪术行气消积；柴胡疏肝解郁；土贝母散结毒，消痈肿；昆布消痰软坚，利水退肿。诸药并用，共奏疏肝活血，软坚散结消积之功。

若见肾阳不足，腰膝酸软，畏寒肢冷，阳痿，加仙茅 15g、仙灵脾 15g、菟丝子

15g，以温补肾阳；若见肾阴不足，腰膝酸软，头晕耳鸣，舌红少苔者加女贞子15g、旱莲草15g、制龟版15g、玄参15g，以滋阴清热潜阳，软坚散结；若见肝郁气滞加重，小腹拘急，睾丸胀满，善太息者加元胡10g、乌药10g、橘核10g，以增舒肝止痛之功效；若见脾肺气虚加重，气虚自汗，周身乏力，面色萎黄者，加生黄芪30g、党参15g、白术15g，以益气健脾；若兼见湿热明显，小便黄赤，淋涩不畅，口干口苦，舌红苔黄腻者，加石韦30g、白花蛇舌草30g、土茯苓30g、车前子30g，清热利湿通淋。

2. 肾阳不足，瘀血积聚证医案

初诊（2014/10/02） 患者王某，男，79岁，因排尿困难间断发作3年，加重1周就诊。曾于某医院就诊，查前列腺B超示"前列腺增生，前列腺炎"，间断口服前列康等药物。1周前，患者上述症状再次发作，遂于我院就诊。就诊时见：小便不畅，点滴不下，下肢拘急胀痛，腰膝酸软，畏寒肢冷，舌胖大且暗，脉沉细涩。西医诊断为前列腺增生症。中医诊断为癃闭，证属肾阳不足，瘀血积聚。治以温肾活血，软坚散结消积之法。方选自拟温肾化瘀消增煎加减。

处方：仙茅15g　　仙灵脾15g　　覆盆子15g　　巴戟天15g
　　　三棱10g　　莪术10g　　　水蛭6g　　　王不留行15g
　　　牛膝15g　　乌药10g　　　炮甲珠10g

7剂，水煎服，每日一剂，分早晚两次服。

二诊（2014/10/09） 患者排尿困难、小腹拘急、畏寒肢冷症状较前有所减轻，且常年大便干结。加肉苁蓉15g、火麻仁10g，继服10剂。

三诊（2014/10/19） 患者诸症减轻，继服前方10剂后，水泛为丸，巩固疗效。

按语：本病属中医癃闭范畴，证属肾阳不足，瘀血积聚。肾阳不足，命门火衰，气不化水，是以"无阳则阴无以化"，久而精血津液的运行输布失调，聚而成积，阻塞压迫，水道不通，而致尿不得出。

温肾化瘀消增煎是于教授自拟治疗肾阳不足，瘀血积聚型癃闭的方剂，由仙茅、仙灵脾、覆盆子、巴戟天、三棱、莪术、水蛭、王不留行、牛膝、乌药、炮甲珠组成。方中仙茅、仙灵脾，名为"二仙汤"，温肾壮阳，强筋壮骨；覆盆子滋养肝肾，助阳固精；牛膝补肝肾，强筋骨，活血祛瘀，利尿通淋；王不留行、穿山甲行血利小便，消痈溃坚；三棱、莪术行气消积；水蛭破血逐瘀通经，可治癥瘕积聚；乌药行气止痛，温肾散寒。诸药并用，共奏温肾活血，软坚散结消积之功。患者长期便秘，二诊加肉苁蓉、火麻仁二味。肉苁蓉补肾阳，益精血，润肠通便；火麻仁质润通降，润燥滑肠，利水通淋，活血祛风。于教授强调，老年人便秘，当辨证用药，不可妄用攻下之品。

三、皮肤病医案

1. 蛇串疮肝火郁阻证医案

初诊（2013/07/09） 患者王某，女，66岁，主因胸胁部疱疹2天就诊。就诊时见：右侧胸胁部疱疹，颜色深红，灼热刺痛，疱壁紧张，密集成群，伴有性情急躁，心烦口苦，口渴口干，小便短赤，舌质红，舌苔黄，脉象弦数。西医诊断为带状疱疹。中医诊断为蛇串疮，证属肝火郁阻，气血凝滞。治以清肝泻火解毒，活血通络止痛之法。主方选用自拟疱疹合剂Ⅱ号加减。

处方：柴胡12g   栀子10g   丹皮10g   夏枯草12g
      大青叶30g 蒲公英15g 元胡10g   川楝子10g
      路路通12g 蜈蚣2条   生甘草10g 三七粉1.5g（冲服）

7剂，水煎服，每日一剂，分早晚两次服用。

二诊（2013/07/16） 患者疼痛减轻，疱疹颜色变浅，疹形缩小，舌质暗红，苔薄黄，脉仍弦滑。故前方苦寒之品均减少用量，改为栀子6g、大青叶15g、蒲公英10g、夏枯草10g，再服10剂。

三诊（2013/07/26） 诉诸证明显好转，大便不成形，日行2次，舌质红，苔薄白少津，脉弦细。前方去栀子、蒲公英，加白扁豆15g，甘淡健脾。

四诊 诉诸证悉除，大便正常。继服7剂，巩固疗效。

按语：带状疱疹是西医的病名，属于中医腰缠火丹、蛇串疮之范畴。清代祁坤在《外科大成》中曰："腰缠火丹，一名火带疮，俗称蛇串疮，初生于腰，紫赤如疹，或起水泡，痛如火燎……"于教授认为，带状疱疹的病位在肝（胆），病机关键不越热（火）、毒、湿三个方面，其中以火毒最为重要，在治疗方面主张以经络辨证为纲，以发病的部位辨证为目，以清肝泻火解毒、活血通络、止痛为总的治疗大法，并分期论治。

疱疹合剂Ⅱ号方,是以化肝煎化裁而成,化肝煎为明代医学家张景岳所创之方,列于《景岳全书·新方八阵·寒阵》之中,治疗"怒气伤肝,因而气逆动火,致为烦热,胁痛,胀满,动血等证"。方中以柴胡、栀子、夏枯草为君药,清热泻火;以大青叶、蒲公英为臣药,清热解毒;以丹皮、元胡、川楝子、三七粉、路路通、蜈蚣诸药为佐药,活血通络止痛;以生甘草为使药,清热解毒,调和诸药。

二诊患者疼痛减轻,疱疹颜色变浅,疹形缩小,舌质暗红,苔薄黄,脉仍弦滑。其热象减轻,故前方苦寒之品均减用量。三诊大便不成形,加健脾养胃之扁豆,以调养正气。

2. 蛇串疮肝胆湿热证医案

初诊(2012/05/10) 患者黄某,男,40岁,主因胸胁部疱疹3天就诊。患者平素嗜食肥甘,嗜烟嗜酒,1周前,出现左侧胸胁部疼痛,昼轻夜重,严重时痛不可忍,服用芬必得、扶他林等药物,疼痛缓解不明显。3天前,左侧胸胁部出现疱疹,诊为带状疱疹,外用阿昔洛韦软膏,静点阿昔洛韦注射剂,患者仍有疼痛症状,遂就诊。就诊时见:患者左侧胸胁部疱疹,颜色深红,灼热刺痛,疱壁紧张,密集成群,性急易怒,胸闷纳呆,小便黄赤,口苦且黏,舌质暗红,苔黄腻,脉象弦滑。西医诊断为带状疱疹。中医诊断为蛇串疮,证属肝胆湿热。治以清热利湿解毒,活血止痛之法。方选自拟疱疹合剂Ⅲ号加减。

处方:龙胆草10g 夏枯草12g 虎杖12g 白花蛇舌草10g
栀子10g 柴胡10g 大青叶15g 蒲公英15g
泽泻15g 生甘草6g 赤芍10g 车前子30g(包煎)
三七粉3g(冲服)

7剂,水煎服,每日一剂,分早晚两次服用。

二诊(2012/05/17) 患者疼痛减轻,疱疹颜色变浅,疹形缩小,大便干结,舌质暗红,苔薄黄,脉弦滑。原方加大黄6g(后下),再服10剂。

三诊(2012/05/27) 患者疼痛减轻,疱疹颜色变浅,疹形缩小,大便正常,舌质暗红,苔薄黄,脉弦滑。再服10剂。

四诊(2012/06/06) 患者诉诸证悉除,自觉纳呆腹胀。原方去白花蛇舌草、夏枯草、蒲公英,加内金10g,白扁豆10g,固护脾胃,再服7剂,巩固疗效。

按语：疱疹合剂 III 号方系于教授针对肝胆湿热型蛇串疮所设方剂，本方以龙胆泻肝汤加减化裁而成，以龙胆草、夏枯草、虎杖、白花蛇舌草、栀子、柴胡、大青叶、蒲公英、泽泻、生甘草、赤芍、车前子、三七粉组方。方中以龙胆草、夏枯草、栀子为君药，清利肝经湿热；以虎杖、白花蛇舌草、大青叶、蒲公英为臣药，清热解毒；柴胡亦为臣药，疏肝解郁；以车前子、泽泻、三七、赤芍为佐药，引湿热下行，从小便而出，活血止痛；以生甘草为使药，清热解毒，调和诸药。若水疱溃破渗液较多者，酌加苍术 6~10g、黄柏 6~10g，以清热利湿。若兼大便溏泄者，酌加白术 10~15g、茯苓 10~15g、白扁豆 10~15g，以健脾淡渗利湿而止泻。

3. 蛇丹痛气虚血瘀证医案

初诊（2012/07/19） 患者瞿某，女，70 岁，主因间断左肋间疼痛 1 年就诊。患者 2 年前患带状疱疹，经治疗后，疱疹消失，但仍时有肋间一过性窜痛，遂就诊。就诊时见：阵发性左肋间疼痛，以窜痛、刺痛为主，夜间疼痛明显，左侧胸背部可见色素沉着，面色晦暗，身倦乏力，少气懒言，夜寐不安。舌质淡紫，或有紫斑，脉沉涩。中医诊断为蛇丹痛，证属气虚血瘀。治以益气活血，通络止痛之法。方选补阳还五汤加减。

处方：生黄芪 40g　　赤芍 12g　　当归 12g　　地龙 12g
　　　川芎 10g　　　蜈蚣 2 条　　水蛭 10g　　元胡 10g
　　　甘草 6g　　　 伸筋草 30g　 酸枣仁 40g

7 剂，水煎服，每日一剂，分早晚两次服用。

二诊（2012/07/26） 患者身倦乏力等情况较前好转，疼痛次数减少，疼痛程度减轻，效不更方，再服 10 剂。

三诊（2012/08/05） 患者睡眠改善，肋间疼痛减轻，再服上方 10 剂，症状缓解，未再复诊。

按语：中医学称带状疱疹后遗神经痛为"蛇丹痛"，属中医学的络病。络脉分大络、支络、细络、孙络、毛络等，逐级分次，为数甚多，结构复杂，形成网络，行使运行气血、渗灌和排泄之作用。《医门法律·络病论》说："十二经生十二络，十二络生一百八十系络，系络生一百八十缠络，缠络生三万四千孙络。自内而生出者，愈多则愈省，亦以络脉缠绊之。"是指孙络之间有缠绊，其中浮现于体表的称"浮络"，它们遍布全身不计其数，正如明代张景岳《类经》中所说："络之别者为孙，孙者言其小也，愈小愈多矣，凡人遍体细脉，即皆肌腠之孙络也。"

"蛇丹痛"患者多为年老和体弱者，久病不愈，气血虚衰，不养脉络，造成了"至虚之处，便是留邪之地"，也就是说，蛇串疮发作后，人体之细小络脉（孙络、浮络）被破坏且有毒邪滞留，孙络、浮络处于"绌急"状态，即屈曲拘急。《素问·举痛论篇》说："缩蜷则脉绌急，绌急则外引小络，故卒然而痛。"

于教授总结前人理论结合多年临床经验，认为"蛇丹痛"属中医本虚标实证，本虚在于肝肾阴虚或气虚不能濡养肌肤，不荣则痛；标实者在于气滞血瘀，阻滞经络，不通则痛。治疗时，应标本兼治。对于肝肾阴虚，血脉瘀阻者，多运用一贯煎加减治疗，以沙参、麦冬、生地黄、当归、枸杞子、蜈蚣、水蛭、土鳖虫、王不留行组方；对于气虚血瘀，脉络瘀阻者，运用补阳还五汤加减治疗，以生黄芪、赤芍、当归、地龙、川芎、蜈蚣、水蛭、土元组方。

4. 痤疮肝经郁热证医案

初诊（2010/09/10）王某某，女性，34岁，主因面部痤疮反复发作1年就诊。就诊时见：颜面痤疮，颜色鲜红，瘙痒明显，散在脓疱小结节，性格急躁，胸胁胀满，月经提前，口苦口干，大便秘结，小便黄赤。舌质红苔黄腻，脉象弦滑。西医诊断为痤疮。中医诊断为粉刺或肺风粉刺，证属肝经郁热，血热瘀滞。治以清热解毒，凉血活血散结。方选自拟痤疮合剂加减。

处方：柴胡10g　　夏枯草10g　　生栀子10g　　丹皮10g
　　　生地黄10g　枇杷叶10g　　天花粉10g　　白花蛇舌草10g
　　　白芷6g　　　皂角刺6g　　　生甘草6g　　　薄荷10g（后下）
　　　蒲公英10g　生大黄8g（后下）

7剂，水煎服，每日一剂，分早晚两次服用。

二诊（2010/09/17）患者痤疮减少，颜色暗红，脓疱消失，未见新发痤疮，大便日行1~2次。舌质淡红，苔黄微腻，脉弦滑。原方减生大黄，继服7剂。

三诊（2010/09/24）服用前方后，患者痤疮明显减少，无胸胁胀满、口苦口干，二便调，舌质淡红，苔薄黄。仍继服前方7剂，巩固疗效。症状好转，未再复诊。

按语：中医将痤疮称为"粉刺"、"酒刺"，认为其多由肺胃蕴热，上蒸颜面，血热瘀滞而成，亦与过食膏粱厚味有关。中医治疗痤疮有一定优势，而辨证论治是取得疗效的关键，只有辨证准确，才能正确立法、处方。根据我们临床所见，寻常痤疮发病原因不同，但常表现出湿热蕴毒、热久成瘀之证，故可见粉刺、红丘疹、脓疱、结节等皮损。于教授认为痤疮病位在肝，涉及肺胃，病机关键不外热（火）、毒、瘀，在治疗方面以清热解毒，凉血活血散结为主，痤疮合剂是在丹栀逍遥散的基础上加减化裁而成，组方如下：柴胡、夏枯草、生栀子、丹皮、生地黄、枇杷叶、天花粉、白花蛇舌草、白芷、皂角刺、生甘草、薄荷。

方中柴胡、夏枯草、生栀子、薄荷清肝泻火，疏肝解郁。正如《本草新编》云："夫柴胡可解郁热之气……"《本草思辨录》云："栀子解郁火，故不治胆而治肝。"夏枯草苦辛寒，归肝胆经，能散郁结，清肝火，治瘰结肿毒；薄荷辛凉，归肺肝经，能助柴胡疏肝清热解郁。丹皮、生地黄，功专清热凉血散瘀。枇杷叶苦凉，归肺胃经，功专降逆下气，具有驱除上蒸颜面郁热火毒之邪的作用。《食疗本草》云："煮汁饮之，止渴。治肺气热嗽及肺气疮，胸面上疮。"天花粉甘微苦微寒，归肺胃经，除善治消渴外，《医学衷中参西录》又云其"善通行经络，解一切疮家热毒"。白花蛇舌草苦甘寒，归心肝肺经，功专清热解毒，活血消肿。白芷辛温，归肺胃经，为足阳明胃经之引经药，能治阳明经一切头面诸疾。皂角刺辛温，归肝肺胃经，主治痈疽肿毒，活血散结，《本草江言》："皂荚刺，拔毒祛风，凡痈疽未成者能引之以消散……又泻血中风热风毒，故风药中亦推此药为先锋也。"生甘草甘平，清热解毒并调和诸药。全方合用，共奏清郁热解毒，凉血活血散结之功效。

四、妇科病医案

1. 乳癖肝郁血瘀证医案

初诊（2009/09/25）庄某，女性，36岁，在职。主因乳房胀痛1月就诊。患者长期情志郁闷，善太息，近1月自觉乳房作胀，遂就诊。就诊时见：乳房胀痛，可触及肿块，情志郁闷，善太息，脘闷不舒，月经不调，月经量少，经行不畅，经色紫红，夹血块。舌暗红有瘀点，脉弦细。乳腺超声示：乳腺增生。中医诊断为乳癖，证属肝郁血瘀。治以疏肝解郁，活血止痛，软坚散结。方选自拟乳腺增生方加减。

处方：柴胡 10g　　　当归 15g　　　白芍 10g　　　炙甘草 10g
　　　川芎 15g　　　青皮 10g　　　橘皮 10g　　　王不留行 12g

| 郁金 12g | 穿山甲 6g | 莪术 12g | 蜈蚣 2 条 |
| 山慈菇 15g | 昆布 12g | 茯苓 10g | 白术 10g |

7剂，水煎服，每日一剂，分早晚两次服用。

二诊（2009/10/06）乳房胀痛减轻，肿块略减小。舌暗红有瘀点，脉多弦细。继服原方。

三诊（2009/10/13）乳房无不适感，肿块明显减轻。舌暗红，脉弦细。再服10剂，水泛为丸，巩固疗效。

按语：本证属于中医乳癖范畴，祖国医学认为情志失调是乳癖的主要发病原因，尤以思虑伤脾、郁怒伤肝而致气血郁结为主。正如《外科正宗》所说："乳癖乃乳中结核，随喜怒消长，多由思虑伤脾，恼怒伤肝，气血郁结而生。"临床主要以乳房疼痛及乳房有形肿块为其突出表现，多为胀痛，肿块和疼痛程度与月经周期或情志变化密切相关，常伴胸胁胀痛，烦躁易怒等。乳癖出现的乳房疼痛及乳房有形肿块二大主症均系肝脾失调，导致痰瘀凝结。由于肝失疏泄，气机郁滞，气郁则生痰；肝病及脾，脾失健运，湿聚则成痰。痰气互结，血行失畅，终至痰凝血瘀，日久则形成有形之结块。痰郁血瘀是乳癖成因之标，肝郁气滞、冲任失调是本病成因之本。

本案患者长期情志郁闷，善太息，思虑伤脾，恼怒伤肝，故属肝郁血瘀证，其治疗应以疏肝理气、化痰软坚、活血化瘀为主要法则。本案以自拟乳腺增生方加减治疗，原方由柴胡、川芎、当归、青皮、橘皮、郁金、白芍、赤芍、莪术、穿山甲、山慈菇、昆布、王不留行、蜈蚣、茯苓、白术、炙甘草组成。方中柴胡疏肝理气使肝木条达，体现"木郁达之"的原则。川芎行气活血，为"血中之气药"，辛散，解郁，通达，止痛；当归性柔而润，补血调经，活血止痛。当归以养血为主，川芎以行气为要，二药伍用，互制其短而展其长，气血兼顾，养血调经，行气活血，散瘀止痛之力增强。橘皮质轻力缓，温和不峻，作用偏于中上二焦，主理脾肺气滞；青皮质重沉降，下行力猛，作用偏于中下二焦，主疏肝胆郁结。青皮行气于左，橘皮理气于右，二者伍用，升降调和，疏肝和胃，理气止痛。郁金理气解郁，白芍柔肝止痛，二者配伍，养肝体而调肝用。白术健脾益气，茯苓健脾宁心，此二药为伍，培土以荣木，扶脾以调肝，体现"肝病实脾"原则。穿山甲、山慈菇、昆布活血化瘀消癥。王不留行、蜈蚣通络止痛，莪术破气消积。炙甘草调和诸药。诸药并用，共奏疏肝解郁，活血止痛，软坚散结之效。

2. 带下过多湿热下注证医案

初诊（2014/09/05） 患者李某，女，34岁，已婚。主因带下量多1年就诊。孕一产一。患者1年来工作压力大，带下量明显增多，色黄，质稠，有臭气，伴有阴痒，平素烦躁易怒，口苦咽干，舌质红，苔黄腻，脉弦滑。遂于我院就诊。西医诊断为慢性盆腔炎。中医诊断为带下过多，证属湿热下注。治以清肝利湿止带之法，方选龙胆泻肝汤加减。

处方：龙胆草 30g　　栀子 9g　　黄芩 12g　　当归 15g
　　　柴胡 12g　　生地黄 30g　　车前子 30g（包煎）　泽泻 15g
　　　甘草 10g

7剂，水煎服，每日一剂，分早晚两次服用。

嘱患者学会自我解压，治疗期间禁同房，同时内衣勤洗消毒。

二诊（2014/09/12） 服7剂后带下减少，口苦咽干亦减轻，原方继服7剂。

三诊（2014/09/19） 继服7剂后带下明显减少，阴痒减轻，嘱患者继服此方丸药以巩固疗效。

按语：盆腔炎的病因主要是经期、产后、崩中漏下等胞脉空虚之时，或不洁性交，或摄生不慎，湿热、湿毒之邪乘虚而入，损伤任带二脉，致任脉、带脉失约，或湿瘀互结为病。《素问·骨空论》曰："冲脉为病，逆气里急。任脉为病，女子带下瘕聚。"故盆腔炎的发病机制为湿热之邪损伤冲任二脉所致。一方面，因正气虚弱，抗病能力不足。另一方面，因湿邪缠绵，郁久化热，与气血互结，蕴结胞脉胞络，日久难愈而致病程迁延，形成慢性盆腔炎。

本患者湿热蕴结于下，损伤任带二脉，故带下量多，色黄，质稠，有臭气，阴痒；湿热蕴结，阻遏气机，则小腹痛；湿热内盛，阻于中焦，则口苦咽干；舌红，苔黄腻，脉弦滑均为湿热之征。

方中龙胆草苦寒入肝，兼入胆，为泻肝胆实火、湿热峻品。黄芩、栀子清热泻火；当归、柴胡、生地疏肝活血，凉血养阴；车前子、泽泻利水渗湿；诸药合用，共奏清泻肝胆实火，清下焦湿热之功。

3. 月经不调肝郁证医案

初诊（2014/11/05） 患者王某，女，37岁，已婚。主因月经先后无定期半年就诊。末次月经5月10号。月经初潮14岁，5~7/20~40天。孕一产一。患者半年前因情绪波动后出现经期或前或后，经量少，色暗红，有血块，经前心烦，胸胁、乳房胀满，少腹胀痛，嗳气食少，大便时溏时干，小便正常，舌质暗，苔薄白，脉弦。遂就诊于我院。妇科检查：外阴阴道阴性，宫颈光滑，子宫前位，大小正常，无压痛。中医诊断为月经不调，证属肝郁。治以疏肝健脾，理气调经之法，方选逍遥散加减。

处方：当归 20g　　白芍 15g　　柴胡 12g　　茯苓 12g

白术 10g　　甘草 10g　　薄荷 3g（后下）　　益母草 15g

皂刺 10g　　煨姜 6g

7剂，水煎服，每日一剂，分早晚两次服用。

二诊（2014/11/12）服7剂后月经来潮，经量适中，心烦减轻，胸胁、乳房胀满减轻，二便正常。舌质淡，苔薄白，脉弦。原方继服7剂。嘱患者在下次月经前就诊，连调3个周期，月经定时而来，心烦、乳胀消失，随访半年未发。

按语：妇女的生理特点是经、带、胎、产、乳。女子以血为用，以血为本。而月经在五行六气中属木，主风，十二经络为足厥阴之脉。金元四大家之一的刘完素在《素问病机气宜保命集·妇人胎产论》中指出："妇人童幼天癸未行之间，皆属少阴；天癸既行，皆从厥阴论之。"叶天士《临证指南医案·淋带》言："女科病，多倍于男子，而胎产调经为主要。淋带癥泄，奇脉空虚，腰背脊瘠，牵掣似坠，而热气反升于上。从左而起，女人以肝为先天也。"清·唐容川在《血证论·脏腑病机论》中说："肝主藏血焉，至所以能藏之故，则以肝属木，木气冲和条达，不致郁遏，则血脉得畅。"近代妇科名家朱南山先生指出：治经肝为先，疏肝经自调。肝主藏血，具有贮藏血液、调节血量和防止出血的功能。所以肝主藏血与其疏泄之功密切相关。肝的疏泄功能正常，则女性月经按时来潮；反之，则出现月经失调，经行不畅，痛经闭经等疾病。

本患者郁怒伤肝，疏泄失常，冲任失调，血海蓄溢无常，故月经先后无定期；气郁血滞，则有血块；肝经循少腹布胁肋，肝郁气滞，经脉不利，故胸胁、乳房、少腹胀痛；肝气犯胃（脾），则嗳气食少，大便时溏时干；气郁化火，可见经色暗红；脉弦为肝郁气滞之象。

方中当归为君药，疏肝郁、补肝血、散肝热、补脾虚；白芍酸苦微寒，与当归相配，一散一收，可调理肝气，白芍又能养血滋阴；柴胡疏肝解郁；白术、茯苓健脾和中；薄荷少量入肝经，可以散肝热；煨生姜温胃、补胃气。全方重在疏肝理脾，肝气得疏，脾气健运，则经自调。

五、脂肪肝医案

1. 气郁痰阻证医案

初诊（2010/11/05） 患者王某，女性，41岁，主因右季胁满闷2月余就诊。患者近2个月来，自觉右季胁满闷，伴乏力、纳呆等症，遂就诊。就诊时见：右季胁满闷，眼睑黄色瘤，形体肥胖，口黏口苦，头沉，脘腹痞闷，乏力，痰多，恶心纳呆。舌苔黄腻，脉弦滑。查血脂正常，腹部B超示轻度脂肪肝。西医诊断为脂肪肝。中医诊断为肥气，证属气郁痰阻。治以疏肝解郁，清热化痰，方选越鞠丸加味。

处方：苍术12g   川芎12g   栀子10g   六神曲10g
　　　香附6g   泽泻30g   决明子15g 荷叶10g
　　　焦山楂10g 石菖蒲10g 茵陈30g   虎杖10g

7剂，水煎服，每日一剂，分早晚两次服用。

二诊（2010/11/12） 患者服7剂后胁肋满闷减轻，乏力逐渐减轻，仍时有脘腹痞闷，咯痰黄稠。加黄连10g、瓜蒌30g，以清热化痰。再服10剂。

三诊（2010/11/19） 服药上方10剂后诸症减轻。水泛为丸，继续服用巩固疗效。

按语：中医没有脂肪肝的病名，但却有类似脂肪肝的病证。于教授认为，根据其临床表现，脂肪肝应归属于"积聚"或"肥气"范畴。《灵枢·邪气脏腑病形》篇曰："肝脉微急为肥气，在胁下如覆杯。"说明肝之积块在胁下，其状如覆杯，名曰肥气。唐·杨玄操在《难经集注》中认为："肥气者，肥盛也。言肥气聚于右胁下，如覆杯突出，如肉肥盛之状也。"描述了人体肥胖的特征。《重订严氏济生方·癥瘕积聚门》亦云："夫积有五积，聚有六聚……故在肝为肥气，在心曰伏梁，在脾曰痞气，在肺曰息贲，在肾曰奔豚。"亦明确指出肥气的病位在肝。

于教授认为，脂肪肝主要由情志内伤，或过食肥甘厚味，饮酒过度，身体肥胖或久坐少动，损伤于脾（胃），造成了肝脾的功能失调，气血津液运行障碍。气郁不畅则津液凝聚而为痰；火郁灼液而为痰，唐容川的《血证论》又云："须知痰水之壅，由瘀血使然，然使无瘀血，则痰气自有消溶之地。"可见，瘀血日久必然影响水液代谢，使水湿停聚，复为痰浊。久之则气结、血凝、湿浊（脂质）积聚于肝而成。故云本病病位在肝，与脾（胃）的关系密切。由此可见，从本质上来讲，"六郁"是导致肥气的主要病因。

越鞠丸乃治疗气、血、痰、火、湿、食六郁证的代表方。方中香附行气解郁，以治气郁，黄宫绣谓"香附专属开郁散气"（《本草求真》卷4），故为方中君药。川芎活血行气，为血中气药，既能治血郁，又可加强君药行气解郁之功；苍术气味芳香雄烈，可以悦脾化湿，以治湿郁。朱丹溪谓"苍术、抚芎，总解诸郁…凡郁皆在中焦，以苍术、抚芎开提其气以升之"（《丹溪心法》卷3）。山栀清热泻火，以治火郁；神曲消食和胃，以治食郁，以上共为臣佐药。至于痰郁，或因气滞湿聚而生，或因饮食积滞所致，或因火邪炼津而成，今五郁得解，则痰郁自消，此亦治病求本之义。方中行气、活血、除湿、清热、消食诸法并举，然重在调理气机。

2. 肝郁脾虚证医案

初诊（2011/02/18） 赵某某，男，45岁。主因右胁隐痛两周就诊。平素嗜食肥甘厚味并饮酒，少运动，就诊时见右胁隐痛，食后腹胀，形体肥胖，面色萎黄，面部及下肢浮肿，神疲乏力，纳少嗳气，大便溏泻。舌质淡红，舌体胖大边有齿痕，苔薄白，脉象弦细。查腹部B超：中度脂肪肝。血脂：TC 8.8mmol/L，TG 4.2 mmol/L，HDL-C 0.35 mmol/L。西医诊断为脂肪肝，高脂血症。中医诊断为肥气，证属肝郁脾虚。治以疏肝健脾，活血化积之法，方选自拟疏肝降脂煎加减。

处方：柴胡 10g　　郁金 10g　　三棱 10g　　莪术 10g
　　　炒白术 15g　枳壳 10g　　炙甘草 10g　制鳖甲 12g（先煎）
　　　茯苓 15g　　生山楂 10g　泽泻 15g　　荷叶 10g
　　　坤草 30g　　车前子 30g（包煎）

7剂，水煎服，每日一剂，分早晚两次服用。

二诊（2011/02/25） 服用前方后右胁下隐痛减轻，腹胀减轻，嗳气减轻，大便溏泻。舌质淡红，舌体胖大，边有齿痕，苔薄白，脉弦细。此为脾虚湿盛，酌加莲子肉12g、炒扁豆12g以健脾止泻。继服7剂。

三诊（2011/03/04） 服用前方后右胁下隐痛减轻，无腹胀，大便溏泻、面色萎黄减轻，无嗳气，进食可，仍有乏力神疲。舌质淡红，苔薄黄，脉象弦滑。以前方水泛为丸，巩固疗效。

四诊（2011/04/01） 患者复诊，大便正常，体力尚可，面色无萎黄。舌质淡红，苔薄白，脉弦，病情基本缓解，复查B超示肝内脂肪浸润，复查血脂恢复正常，肝功能正常。仍继服前方制成水蜜丸，每次10g，一日3次，巩固疗效。

按语：于教授认为脂肪肝可归属于中医学积聚范畴。对于临床见"性情郁闷，两胁肋胀满或疼痛，形体肥胖，神疲乏力，腹胀便溏，面部或双下肢浮肿，面色萎黄，或纳少嗳气，舌质淡红或胖大边有齿痕，脉象弦细或弦缓（肝功能检查多属正常）"，属肝郁脾虚型的脂肪肝，于教授常以自拟疏肝降脂煎加减治疗，原方由柴胡、郁金、枳壳、三棱、莪术、山楂、白术、茯苓、炙甘草、泽泻、荷叶、鳖甲组成。方中柴胡、郁金、枳壳疏肝解郁；三棱、莪术、山楂破血化瘀；白术、茯苓、炙甘草健脾利湿；泽泻、荷叶利湿泄热，鳖甲软坚化积。若肝气郁滞明显者，酌加元胡10g、川芎10g，二药均为血中之气药，以增理气活血之效。若脾虚明显，便溏者，酌加莲子肉12g、炒扁豆12g，以健脾止泻。腹胀明显者，酌加厚朴10g、大腹皮10g，以理气除胀。水肿明显者，酌加车前子30g（包煎）、坤草30g，以活血利水。肝硬化腹水明显者，酌加水红花子12g、半枝莲12g、半边莲12g，以增强活血利水之功。痰湿明显者，酌加苍术10g、半夏10g，以燥湿祛痰。

3. 湿热瘀阻证医案

初诊（2011/03/25） 王某某，男，48岁，主因右胁下胀满疼痛2月，加重1周就诊。患者平素嗜食肥甘厚味并饮酒，少运动，就诊时见右胁下胀满疼痛，形体肥胖，口苦口黏，烦躁易怒，时有恶心欲呕，头晕目眩，食后腹胀。舌质紫暗，苔黄腻，脉弦滑。查腹部B超：中度脂肪肝，血脂：TC 9.6mmol/L，TG 3.8 mmol/L。西医诊断为脂肪肝，高脂血症。中医诊断为肥气，证属湿热瘀阻。治以清肝利湿，破血软坚化积之法，方选自拟清肝降脂煎加减。

处方：柴胡10g　　茵陈15g　　虎杖15g　　鸡骨草15g
　　　三棱10g　　莪术10g　　茯苓15g　　制鳖甲12g（先煎）
　　　草决明15g　川楝子10g　生牡蛎30g　泽泻15g
　　　炒白术10g　夏枯草15g　天麻10g　　大腹皮10g

7剂，水煎服，每日一剂，分早晚两次服用。

二诊（2011/04/01） 服用前方后右胁下胀满疼痛减轻，腹胀减轻，口苦口黏好转，仍有烦躁，未再发怒，无恶心呕吐，头晕目眩减轻。舌质紫暗，苔薄黄腻，脉弦滑。守方继服 7 剂。

三诊（2011/04/08） 服用前方后无胁下疼痛，但仍有腹胀、大便溏泻，无口苦口黏，烦躁减轻，无头晕目眩。舌质淡红，苔薄黄，脉象弦滑。此为脾虚湿盛，酌加莲子肉 12g、炒扁豆 12g 以健脾止泻。并将清肝利湿的药量酌减，以疏肝健脾，活血化积为主。继服 6 周。

四诊（2011/05/20） 服用前方后无腹胀，大便正常，无烦躁，舌质淡红，苔薄白，脉象弦滑，病情基本缓解。复查 B 超示肝内脂肪浸润，复查血脂恢复正常，肝功能正常。以前方制成水蜜丸，每次 10g，一日 3 次，巩固疗效。

按语：本病病位在肝，由于患者嗜食肥甘厚味，饮酒过度，身体肥胖或久坐少动，损伤脾（胃），运化失司，气血津液运行障碍，久之气结、血凝、湿浊（脂质）积聚于肝而成。临床可见右胁下积块疼痛或不适，口黏口苦，烦躁易怒，恶心欲呕，头晕目眩，面垢或面色黑滞，舌质紫暗或有瘀点瘀斑，舌苔黄腻，脉象弦滑或弦滑数（多有长期饮酒史，肝功能转氨酶偏高）者，属湿热瘀血内停所致的脂肪肝，于教授以自拟清肝降脂煎加减治疗，原方由柴胡、川楝子、茵陈、虎杖、决明子、鸡骨草、泽泻、三棱、莪术、白术、茯苓、鳖甲、生牡蛎、大腹皮组成，方中柴胡、川楝子疏肝解郁；茵陈、虎杖、决明子、鸡骨草、泽泻清肝利湿；三棱、莪术破血化瘀；白术、茯苓健脾渗湿，并取其"见肝之病，知肝传脾，当先实脾"之意；鳖甲、生牡蛎软坚化积；大腹皮行气除满，全方合用共奏清肝利湿，破血软坚化积之功。眩晕明显者，加夏枯草、天麻以增清肝祛火，平肝熄风之功。湿热明显并大便干者，酌加生大黄 6~10g（后下），以泻热通便。瘀血明显者，酌加水蛭 12g、五灵脂 10g，以破血化瘀。眩晕明显者，为肝风夹痰火上扰清窍，酌加夏枯草 10g、天麻 10g，以增清肝祛火，平肝熄风之功。若舌质暗红血分有热者，酌加丹皮 10g、赤芍 10g，以活血凉血。另外，此方兼具有明显的降血脂、改善肝功能的作用，临床疗效显著。

六、消渴医案

1. 肝郁化火证医案

初诊（2012/12/17） 患者吴某，女性，46 岁，因多饮多食 2 年就诊。患者 2 年前出现多饮多食症状，逐渐消瘦，就诊于社区医院，测空腹血糖 9.0mmol/L，餐后 2 小时血糖 11.6mmol/L，诊为糖尿病，服用二甲双胍、拜糖平治疗，血糖控制在空腹

7.2mmol/L，餐后2小时10mmol/L水平。就诊时见：烦渴多饮，多食易饥，口苦易怒，腹胀便秘，溲黄刺痛，嗳气反酸。舌质红，舌苔薄黄少津，脉象弦滑。辅助检查：早餐后2小时血糖12.1mmol/L。西医诊断为糖尿病。中医诊断为消渴，证属肝郁化火，灼伤津液。治宜酸泻肝木，清热生津。方选消渴煎I号加减。

处方：柴胡 10g　　木瓜 15g　　白芍 15g　　乌梅 15g
　　　黄连 10g　　栀子 10g　　黄芩 10g　　天花粉 20g
　　　麦冬 15g　　厚朴 10g　　生甘草 6g　　生军 6g（后下）

7剂，水煎服，每日一剂，分早晚两次服用。

二诊（2012/12/24）　口干口苦减轻，大便每日两次，稀软便，仍有腹胀感，舌红苔薄黄，脉弦滑。前方去栀子、大黄，减轻其泻下之力，加白术 10g，枳壳 10g，消补兼施，加强健脾消痞之效。煎服法同前，10剂。

三诊（2013/01/04）　诸症减轻，测空腹血糖6.8mmol/L，餐后2小时血糖8.2mmol/L。守方继服20剂，后改丸药继服巩固疗效。

按语：糖尿病属中医消渴范畴。传统的观点认为其发病机理为阴虚燥热，阴虚为本，燥热为标，分上、中、下三消论治，主张上消治肺，中消治胃，下消治肾。于教授通过长期的临床实践发现，追溯许多糖尿病患者病史，多数有情志内伤存在。《灵枢·本脏篇》云："肝脆则善病消瘅易伤。"《灵枢·五变篇》云："怒气上逆，胸中蓄积，血气逆流，髋髀充肌，血脉不行，转而为热，热则消肌肤，故为消瘅。"此后刘河间在《三消论》中提到："消渴者……耗乱精神，过违其度……此五志过极，皆从火化，热盛伤阴，至今消渴。"因此，于志强教授遵经立旨，在结合临床的基础上，提倡辨病与辨证相结合、宏观与微观相结合，提出糖尿病"从肝论治"，指出此病病机关键在于七情内伤。肝失疏泄调达之情，郁久化热，肝火或刑肺金，或乘脾（胃）土，湿热内生，或下灼肾水，津伤液涸，则三消乃作，变证丛生。在此基础上对该病进行分证论治。

本患者辨证为肝郁化火，灼伤津液之证，临床见"烦渴多饮或多食，口苦易怒，面赤眩晕，溲黄便秘，或胸闷胁痛，或嗳气反酸，舌苔薄黄少津，脉象多弦滑或滑数"。治以酸泻肝木，清热生津之法，自拟消渴煎I号，方以柴胡、木瓜、白芍、乌梅、天花粉、黄连、栀子、生甘草、麦冬、黄芩为主。本方是在《类证治裁》"乌梅木瓜汤"合《丹溪心法》"川黄连丸"的基础上化裁而得，方中以乌梅、木瓜、白芍三药酸泻肝木为君，乌梅、木瓜又有酸甘化阴之功；以柴胡、黄芩、栀子疏肝清热为臣；佐黄连清心泻火，为"实则泻其子"之义；以天花粉、麦冬清热止渴生津；甘草调和诸药。若消谷善饥明显者，加生石膏，以清泻胃火。若肝阳上亢眩晕明显者，加天麻、钩藤、玳瑁，以平肝熄风。若大便秘结者，加厚朴、大黄，以通腑泻热。若胸胁痛明显者，加川楝子、郁金，以疏肝理气止痛。

2. 肝郁土壅，湿热内生证医案

初诊（2011/01/14） 刘某某，女性，60岁，主因口渴多饮2月就诊。患者2月前于外院确诊为糖尿病，间断服用二甲双胍，血糖未系统监测。自觉口渴多饮，每天饮水约2升，遂就诊。就诊时见：形体肥胖，口渴多饮，易怒口苦，胸闷纳呆，头沉身重，四肢乏力，舌体胖大，苔黄腻，脉象弦滑。查空腹血糖7.9mmol/L，尿糖+。西医诊断为糖尿病。中医诊断为消渴，证属肝郁土壅，湿热内生。治以疏肝清热，燥湿健脾之法。方选消渴煎Ⅱ号加减。

处方：苍术12g　　黄连12g　　柴胡10g　　荷叶10g
　　　枳壳10g　　葛根10g　　鸡内金10g　蚕砂10g（包煎）
　　　栀子10g

水煎服，7剂，每日一剂，分早晚两次服用。

二诊（2011/01/21） 服用前方后，患者病情好转，口渴减轻，纳呆减轻，无口苦、胸闷，仍有头身沉重，呕恶，四肢乏力。舌体胖大，质淡红，苔薄黄腻，脉弦滑。前方加竹茹10g，以涤痰开郁，清热止呕；加生山楂10g，化滞消积、活血散瘀、化痰行气。再服7剂巩固疗效。

三诊（2011/01/28） 服用前方后，患者病情好转，无口渴，饮水量减少，无呕恶，饮食量可，感觉头身沉重四肢乏力略有好转，舌质淡红，苔薄白，脉弦滑。复查空腹血糖：6.3mmol/L。仍继服前方7剂，巩固疗效。

四诊（2011/02/04） 服用前方后，患者病情好转，饮水量可，无口渴，体力可，舌质淡红，苔薄白，脉弦滑。将上方制成水丸，每次10g，每日3次。

按语：糖尿病是一种以糖代谢紊乱为主要表现的慢性内分泌疾病，属于中医消渴范畴。传统的观点认为宜从肺、胃、肾三消论治，然于教授认为糖尿病不只是与肺、胃、肾三脏有密切的联系，肝脏与糖尿病发病亦有着内在联系，故应注重从肝论治，使五脏安定，气血平调而津液能够正常生化、输布、封藏。该患者为情志不遂，肝气郁滞，肝郁横逆犯脾胃，脾不运化，胃不受纳，湿热内生，纳呆胸闷，肢体乏力，易怒口苦。治疗以疏肝清热，燥湿健脾为主，方为自拟的消渴煎Ⅱ号。本方是在朱丹溪"越鞠丸"的基础上加减化裁而得，方以苍术、黄连、柴胡、荷叶、枳壳、葛根、蚕砂、鸡内金、栀子为主。方中柴胡、枳壳，疏肝解郁，升降气机；苍术、蚕砂、栀子、黄连，清热燥湿；葛根、荷叶，升胃中清气，生津止渴；鸡内金健胃助运。若见双下肢水肿明显者，加泽泻、冬瓜皮、车前草，以利水消肿。若兼舌暗瘀血者，加三棱、莪术，以活血化瘀。若见湿热瘀血积于胁下（脂肪肝）者，加决明子、鳖甲、茵陈，以增清热化湿、软坚散结之力。若见呕恶厌油腻明显者，加竹茹、生山楂，以消食化积、降逆止呕。

3. 肝郁脾虚证医案

初诊（2011/03/04） 宋某某，女性，52岁，主因乏力、尿频2周就诊。患者发现糖尿病5年余，现使用甘精胰岛素每晚18u皮下注射。近2周自觉疲乏无力，尿频明显，遂就诊。就诊时见：情志抑郁，神疲乏力，尿频尿甜，形体消瘦，少气懒言，面色萎黄，腹胀便溏。舌淡暗有齿痕，舌苔薄白，脉弱或虚弦。查空腹血糖8.4mmol/L，尿糖（–）。西医诊断为糖尿病。中医诊断为消渴，证属肝郁脾虚，脾津不摄。治宜疏肝解郁，健脾升清。方选消渴煎Ⅲ号加减。

处方：柴胡6g　　枳壳6g　　黄芪30g　　党参15g
　　　白术15g　　当归12g　　茯苓15g　　葛根12g
　　　陈皮10g　　炙甘草10g　山药10g　　厚朴10g
　　　莲子肉10g　白扁豆10g

7剂，水煎服，每日一剂，分早晚两次服用。

二诊（2011/03/11） 患者病情好转，乏力减轻，腹胀减轻，大便正常。仍尿频，面色萎黄，舌体有齿痕，质淡红，苔薄白，脉弱。患者便溏已缓解，故去莲子肉、白扁豆，加桑螵蛸15g、龙骨30g。汪昂《医方集解·收涩之剂》云："虚则便数，故以螵蛸、龙骨固之（螵蛸补肾，龙骨涩精）。"再服7剂巩固疗效。

三诊（2011/03/18） 患者乏力尿频等症减轻，舌质淡红，苔薄白，脉弦滑。复查空腹血糖6.1mmol/L。守方继服7剂，巩固疗效。

四诊（2011/03/25） 患者病情好转，舌质淡红，苔薄白，脉弦滑。将上方制成水丸,每次 10g,每日 3 次,巩固疗效。

按语:该患者为情志不遂,精神抑郁,肝气郁滞,肝郁横逆犯脾,脾气虚弱,脾津不摄而为病。津不上承而口渴,脾气虚而少气懒言,神疲乏力,腹胀便溏,舌淡有齿痕,苔白,脉弱为脾虚之舌脉。治疗以疏肝解郁,健脾升清为主,方为自拟的消渴煎Ⅲ号,本方是在"钱氏七味白术散"的基础上加减化裁而成,以柴胡、枳壳、黄芪、党参、白术、当归、茯苓、葛根、陈皮、山药、炙甘草组方。方中以党参、黄芪、白术、茯苓、山药、炙甘草补气健脾,以葛根升发脾胃阳气,升降气机,以当归养血活血,以陈皮理气行气,旨在补而不滞。若腹胀明显者,可加厚朴,以理气除胀。若腹泻便溏明显者,加莲子肉、白扁豆,以健脾淡渗止泻。若兼四肢麻木者,酌加桑枝、姜黄、蜈蚣、牛膝,以活血通络。若兼尿如浮脂者,乃肾不约制,加服金匮肾气丸。

4. 肝肾阴亏证医案

初诊(2011/03/10) 张某某,男性,70 岁,主因多饮多尿 2 月余就诊。患者糖尿病史 10 余年,每早服用格列美脲 1 片,早晚餐前均皮下注射诺和灵 14IU。近 2 月来,患者自觉多饮多尿症状较前加重,遂就诊。就诊时见:烦渴多饮,尿频量多,浊如脂膏,形体消瘦,腰膝酸软,五心烦热,视物模糊,耳聋耳鸣。舌体瘦,舌质红,苔少,脉象弦细而数。实验室检查:空腹血糖 11.2mmol/L。尿常规:尿糖++,尿蛋白+。西医诊断为糖尿病。中医诊断为消渴,证属肝肾阴亏,燥热津伤。治宜滋补肝肾,清热生津。方选消渴煎Ⅳ号加减。

处方:熟地黄 24g　　制龟版 15g(先煎)　　知母 10g　　山萸肉 12g

　　白芍 15g　　沙苑蒺藜 10g　　菟丝子 10g　　玉竹 15g

　　天花粉 15g　　枸杞子 15g　　夜明砂 10g　　栀子 10g

7 剂,水煎服,每日一剂,分早晚两次服用。

二诊(2011/03/17) 患者病情好转,口渴减轻,尿浊如脂膏减轻,无五心烦热,仍有尿频量多,夜尿多,视物模糊,耳聋耳鸣,舌体瘦,质淡红,苔薄白,脉弦细。五心烦热缓解减栀子,夜尿多加桑螵蛸 15g、补骨脂 10g 补肾缩泉。再服 7 剂巩固疗效。

三诊(2011/03/24) 患者病情好转,无口渴,饮水量减少,无尿频,尿量减少,尿中无脂膏,腰膝酸软减轻,仍视物模糊,耳聋耳鸣,舌质淡红,苔薄白,脉弦滑。

复查空腹血糖 8.1mmol/L，尿常规：尿糖+、尿蛋白+。守方继服 10 剂，巩固疗效。

四诊（2011/04/03） 患者病情好转，饮水量可，无口渴，夜尿减少，腰膝酸软减轻，视物模糊减轻，耳聋耳鸣减轻，舌质淡红，苔薄白，脉弦滑。仍继服前方巩固疗效，将上方制成水丸，每次 10g，每日 3 次。

按语：该患者为老年男性，病程日久，迁延不愈，肝肾阴亏，阴虚燥热而为病。肝肾阴亏而烦渴多饮，腰膝酸软，视物模糊，耳聋耳鸣；肾不固摄而尿频量多，浊如脂膏；五心烦热，舌体瘦，舌质红，苔少，脉象弦细而数为肝肾阴亏，阴虚燥热之征。治疗以滋补肝肾，清热生津为主，方选自拟消渴煎Ⅳ号，本方是在朱丹溪"大补阴丸"的基础上加减化裁而成，以熟地黄、制龟版、山萸肉、知母、白芍、沙苑蒺藜、菟丝子、玉竹、天花粉、栀子、枸杞子组方。方中以熟地、枸杞子、制龟版、菟丝子滋补肝肾，以白芍、山萸肉、沙苑蒺藜收敛肝肾，补肾固精，以天花粉、知母、栀子、玉竹，清热除烦、止渴生津。若视物模糊明显者，加夜明砂、密蒙花，以养肝明目。若夜尿频多者，加桑螵蛸、补骨脂，以补肾缩泉。若耳聋耳鸣者，加磁朱丸，以治虚阳之上奔。若心烦不寐明显者，加酸枣仁、夜交藤，以养血安神。

七、瘿病医案

1. 肝郁化火证医案

初诊（2011/04/20） 梁某某，女性，38 岁，主因甲亢病史 3 年，心悸 1 周就诊。患者 3 年前因生气郁怒出现颈部增粗，于天津总医院经检查诊为甲状腺功能亢进症。后口服西药他巴唑等治疗，病情反复发作。1 周前，患者情绪激动后，再次发作心悸等症，遂就诊。就诊时见性情急躁，心悸而烦，汗出怕热，眼球突出，颈部增粗，双手震颤，大便干。舌质红，苔薄黄，脉弦数。查体：心率 98 次/分，突眼征（+），甲状腺Ⅱ°肿大，T3、T4、FT3、FT4 均升高，TSH 低于正常。西医诊断为甲亢。中医诊断为瘿病，证属肝经郁热。治宜酸泻肝木，方选甲亢煎加减。

处方：柴胡 10g　　桑叶 10g　　夏枯草 15g　　钩藤 30g（后下）
　　　茯苓 15g　　玉竹 15g　　莪术 10g　　　沙参 10g
　　　麦冬 10g　　白芍 15g　　乌梅 15g　　　木瓜 12g
　　　浮小麦 30g

7 剂，水煎服，每日一剂，分早晚两次服用。

嘱其慎服含碘食物，继服赛治（甲巯咪唑），注意休息，调畅情志，清淡饮食，避风寒，按时服药，变化随诊。

二诊（2011/04/27） 患者病情好转，心悸汗出减轻，仍有心烦，眼球突出，颈部增粗，双手震颤，舌质红，苔薄黄，脉弦数。前方加紫石英 30g（先煎），白蒺藜 15g，海浮石 15g，三棱 10g，再服 7 剂巩固疗效。

三诊（2011/05/04） 患者病情好转，心悸心烦减轻，汗出减少，仍有眼球突出，颈部增粗，双手震颤，舌质红，苔薄黄，脉弦数。守方继服 7 剂，巩固疗效。

四诊（2011/05/11） 患者病情好转，无心悸，偶有心烦，双手震颤减轻，舌质淡红，苔薄黄，脉弦滑。前方继服 3 周，巩固疗效。

五诊（2011/06/09） 无心悸心烦，无怕热汗出，纳可便调，双手震颤好转，眼球突出减轻，颈部增粗减轻，稍觉气短乏力。舌质淡红，苔薄白，脉弦细少力。查：心率 78 次/分，突眼征（+），甲状腺 I° 肿大，复查甲状腺功能均正常，故将本方配成水丸，口服一次 10g，一日 3 次，巩固疗效。

按语：甲状腺功能亢进，简称"甲亢"，属中医瘿病范畴，是指由多种病因导致甲状腺功能增强，分泌甲状腺激素过多所致的临床综合征。其临床表现以甲状腺弥漫性肿大（颈部增粗）、突眼、双手震颤、恶热多汗、心悸易怒、多食消瘦为主要证候特征。

于教授认为甲亢病位在肝，病机要点为气滞、痰凝、血瘀。正如《诸病源候论·瘿候》云："瘿者，由忧恚气结所生。"《济生方·瘿病论治》说："夫瘿瘤者，多由喜怒不节，忧思过度，而成斯疾焉。"病因是以水土因素和情志内伤两个方面，致使气、痰、瘀壅结颈前而发病。其临床表现常有精神抑郁、急躁易怒、胸闷胁痛、脉弦滑数等症，与现代某些肝病症状相似，而有些患者眼球突出，与肝开窍于目的理论相吻合。颈部是肝经循行所过，《灵枢》称此部位为"颃颡"，所以认为发病多与肝经有关。于教授在继承其恩师王士相运用酸泻肝木法治疗甲亢的经验基础上，遵《内经》"肝苦急，急食甘以缓之，以酸泻之"之明训，将原甲亢煎方药进行了调整，以白芍、乌梅、木瓜、白术、茯苓、沙参、玉竹、麦冬、柴胡、桑叶、钩藤、莪术组方。该方突破组方思路，少用含碘药物。以白芍、乌梅、木瓜为君药，酸泻肝木；柴胡、夏枯草，疏肝理气，清降肝热；桑叶、钩藤，平肝熄风；并结合五行生克制化的理论，配以沙参、麦冬、玉竹强金制木；以白术、茯苓培土荣木，健脾渗湿，体现

"见肝之病，知肝传脾，当先实脾"之义；莪术破血软坚；全方合用共奏平肝熄风、培土荣木、软坚化瘀散结之功。其方在临床上加减运用疗效显著，未发现有任何毒副作用，安全可靠。

患者大便干结，故不用温燥之白术。再加浮小麦以养心止汗，紫石英镇心定悸。突眼、甲状腺肿大明显加白蒺藜、海浮石、三棱，以增强活血化瘀、软坚散结之力。

2. 阴虚阳亢证医案

初诊（2012/08/15）患者李某，女性，62岁，主因心悸汗出伴手颤2年就诊。患者7年前确诊甲亢，治疗后症状稳定，2年前因家庭琐事致暴怒后复发，服用赛治治疗，仍不能缓解，遂就诊。就诊时见：汗出手颤，心悸易怒，头晕目眩，口渴引饮，手足心热。舌淡有裂纹，苔薄黄少津，脉弦细，沉取无力。BP：140/70mmHg，体型偏瘦，双目无明显凸出，甲状腺区饱满，质地柔韧，未触及结节，心率100次/分。西医诊断为甲亢。中医诊断为瘿病、气瘿，证属阴虚阳亢。治宜滋阴敛阳，酸泻肝木。方选自拟甲亢煎加减。

处方：白芍12g   乌梅12g   木瓜15g   桑叶10g
      柴胡10g   玉竹10g   浮小麦30g 麻黄根10g
      炒白术10g 钩藤30g   黄芩6g   天麻12g
      生牡蛎30g（先煎）

7剂，水煎服，每日一剂，分早晚两次服用。

二诊（2012/08/23）患者汗出心悸减轻，大便偏干，原方加黄芩10g，火麻仁15g，以泄热润肠通便，再服10剂。

三诊（2012/09/03）患者汗出心悸减轻，手颤减轻，时有便溏，原方减黄芩、火麻仁，再服10剂。

四诊（2012/09/13）患者诸症减轻，守方继服半月后去麻黄根，制丸药服用巩固疗效。

按语：甲亢多由于肝郁化火化风所致，可兼见挟痰挟瘀等，肝火亦可因五脏之间的互相影响而形成多脏共同发病的可能，而兼见心肝火旺、木火刑金、肝火犯胃、肝郁克脾等，故治法以酸泻肝木、平肝熄风为基础，根据合并症不同需要兼以培土荣木、强金制木、化痰、活血等法，病变日久则多见肝肾阴虚，治疗时可兼以滋水涵木之药。本方即于教授甲亢煎在临床中的实际化裁使用,此方中白芍、乌梅、木瓜养肝血、滋肝阴、泻肝木;柴胡疏肝理气;白术培土荣木;玉竹强金制木;黄芩泄上焦郁火;天麻、钩藤、桑叶平肝熄风,可减轻手颤症状;浮小麦、麻黄根敛汗;生牡蛎重镇安神,软坚散结。

3. 肝郁脾虚证医案

初诊(2013/09/02) 患者侯某,女,55岁,因颈部增粗7年余,加重伴手颤1月余就诊。患者自诉7年前因生气郁怒等诸多因素,出现颈部增粗、消瘦、心悸等症,于外院就诊,确诊为甲状腺功能亢进症,后间断口服甲巯咪唑及中药治疗。近1年来,患者症状较稳定,1年前查甲功正常,口服药物基本停用。1个月前,患者由于劳累、生气等因素,自觉颈部增粗较前明显,伴双手震颤,心悸烦躁,遂今日就诊于我院。就诊时见:颈部增粗,双手震颤,眼球微突,心悸烦闷,急躁易怒,乏力神倦,大便不成形,一日2~3次。舌红苔黄,脉弦数。高血压病史3年。查体:BP145/90mmHg,突眼征(+),甲状腺Ⅱ°肿大,双手震颤(+),双肺听诊(-),心率98次/分,律齐,双下肢不肿。甲状腺B超:双侧甲状腺弥漫性肿大。甲功:TT3、TT4、FT3、FT4均升高;TSH降低。西医诊断为甲状腺功能亢进,高血压病。中医诊断为瘿病,证属肝郁脾虚,气郁痰阻。治宜疏肝健脾,消瘿散结。方选甲亢煎加减。

处方:白芍10g 乌梅15g 白术20g 茯苓10g
　　　木瓜15g 柴胡10g 白扁豆30g 莲子肉30g
　　　桑叶10g 莪术10g 白蒺藜12g 钩藤30g(后下)

7剂,水煎服,每日一剂,分早晚两次服用。

二诊(2013/09/10) 患者手颤减轻,乏力便溏症状缓解,仍时有心悸,上方加生龙齿15g(先煎)、紫石英15g(先煎),以加强安神定悸之功,继服10剂。

三诊(2013/09/20) 患者心烦手颤诸症减轻,继服前方10剂。

四诊(2013/09/30) 患者自觉心烦手颤等症均见缓解,查BP130/80mmHg,心率84次/分,律齐。继服前方10剂后,水泛为丸,巩固疗效。

按语:本病以颈部增粗(甲状腺弥漫性肿大)、突眼、双手震颤、心悸易怒等为主要症状,属于中医瘿病范畴,相当于现代医学单纯性甲状腺肿、结节性甲状腺肿和甲状腺腺瘤伴有甲状腺功能亢进等。于教授认为甲亢的病位在肝，肝病日久，肝木乘土，以致肝郁脾虚，治疗当肝脾同治，"肝病实脾"是临床上治疗肝脏疾患的常用法则，培土以荣木，扶脾以调肝，白术、茯苓伍用即为此意。在甲亢煎的配伍用药中，充分体现了于教授五行制化的用药特点。全方以酸泻肝木为主，理气化瘀、平肝熄风为辅，并根据五行生克制化的理论融强金制木、培土荣木为一体。

白芍、乌梅、木瓜配伍，取其味酸之性，皆入肝经，与于教授治疗甲亢之根本法则"酸泻肝木"相合，共为治疗甲亢之君药。白术、茯苓均具健脾之功，配伍应用，培土以荣木，扶脾以调肝，体现了祖国医学中利用五行生克规律治疗疾病的原则，以及"见肝之病，知肝传脾，当先实脾"理论精髓。沙参、玉竹、麦冬，均可入肺，相互配伍，意在强金，旨在治木，使肝木有所克制，不致亢盛太过。加减应用之际，还需注意，脾虚湿盛便溏明显者不宜使用。桑叶、钩藤，取其平肝熄风之效，针对双手震颤之甲亢典型症状而设。中医认为风主乎动，故震颤责之于风，《内经》又云"诸风掉眩，皆属于肝"，故见双手震颤，则应以平肝熄风为基本治疗要务。柴胡、莪术，疏肝理气，破血化瘀。针对甲亢主要病机气滞、痰凝、血瘀而设，"气、痰、瘀壅结在肝经循行之颈颊，则为瘿病"，故二者合用，对于缓解本病中甲状腺弥漫性肿大（颈部增粗）效果明显。

4. 痰气瘀结证医案

初诊（2013/01/09） 患者陈某，男性，41岁，因颈部肿大1年加重伴心悸3个月就诊。患者1年前因工作中与同事发生争执导致情绪激动久久不能平复，烦躁易怒，偶然发现颈部出现肿大结节，未引起重视，近3个月来烦躁易怒，心悸，情绪激动时手抖明显，发现颈部肿大明显，就诊于外院查B超示：甲状腺内部血流丰富、甲状腺弥漫性肿大、甲状腺肿大Ⅱ°，甲状腺功能检查示甲亢。就诊时见：心悸易怒，手颤汗出，口干口苦，胁肋胀痛，脘腹胀满，呕恶纳呆，大便秘结，舌质紫暗，舌苔黄燥，脉象弦数。查体：甲状腺肿大Ⅱ°，心率102次/分，律齐，双下肢不肿。西医诊断为甲亢。中医诊断为瘿病，证属肝郁气滞、痰凝血瘀。治宜酸泻肝木，软坚散结，活血化瘀。方选甲亢煎加减。

处方：柴胡 12g　　白芍 10g　　乌梅 10g　　木瓜 10g
　　　莪术 10g　　桑叶 10g　　地龙 10g　　钩藤 30g（后下）

夏枯草 12g　　白术 10g　　茯苓 10g　　生龙骨 30g（先煎）
水蛭 10g　　栀子 10g

7剂，水煎服，每日一剂，分早晚两次服用。

二诊（2013/01/16）患者用药后心悸手颤等症好转，仍有腹胀，时有头沉，舌暗红，苔薄，脉弦滑。方病相应，续以前治。原方加石菖蒲 10g，远志 10g 以化痰开窍醒神，加枳壳 10g，以行气消痞，再服 7 剂。

三诊（2013/01/23）患者服药后诸症均减，复查甲状腺功能较前改善，多汗、嗜睡、手抖改善。再服药 10 剂后，以前方改制水丸巩固疗效。

按语：甲状腺与肝经循行有关。于老认为肝郁气滞、痰凝、血瘀而成瘿病。肝的经脉循行，《灵枢·经脉》篇已明确记载："肝，足厥阴之脉……属肝，络胆，上贯膈，布胁肋，循喉咙之后，上入颃颡。"可见足厥阴肝经循行路径较长，从足到头，纵贯全身，其间经过许多部位，涉及许多器官组织。这些特定的部位及器官组织成为肝在生理状态下的功能体现和病理状态下的病变反映。本病可因肝火与五脏之间的互相影响而形成多脏共同发病的可能，而兼见心肝火旺、木火刑金、肝火犯胃、肝郁克脾等，故治法以酸泻肝木、平肝熄风为基础，根据合并症不同需要于临床中兼以培土荣木、强金制木、化痰、活血等法，病变日久则多见肝肾阴虚，治疗时可兼以滋水涵木之药。治疗以自拟甲亢煎为主，方中白芍、乌梅、木瓜为君酸泻肝木，白术、茯苓培土荣木，玉竹、麦冬、沙参强金制木、滋阴润肺共为臣药，柴胡、莪术疏肝理气、破血化瘀，钩藤、桑叶平肝熄风。结合临床实际随证加减，可以达到较好的治疗甲亢、减轻并发症、改善患者体质、实现良好远期疗效的目的。对于临床见到肝火亢盛，无大便溏泻者，可加栀子、夏枯草以清泻肝火；心悸明显者可加紫石英、生龙齿以镇心定悸。

（林扬、袁宏伟、孙非非、丛紫东、田盈）

第七章 论文汇编

　　中医药的继承、发展和创新工作是一项长期的系统工程，是中医药界当前的首要任务。名中医是中医学科和学术的带头人，是中医医院创名科、建名院的基础和前提。中医药事业的发展需要"薪火传承"，广大中医人要贯彻落实国家关于做好老中医药专家学术经验继承工作的指示精神，认真做好中医药专家学术经验的继承与创新工作并进一步发扬中医特色，促进中医人才与学科建设的不断发展壮大。于志强教授为天津中医药大学教授，硕士生导师，全国第四、第五批名老中医学术经验继承工作指导老师，天津市名中医。天津中医药大学第二附属医院在总结以往师徒结对工作经验的基础上，于2010年10月成立了于志强名老中医药专家传承工作室，以建立名老中医工作室为载体，加强名老中医学术思想和临床经验的传承与创新，通过整理、总结、继承、发扬和创新名老中医的学术经验，全面实施中医药的继承、发展、创新工作，推进医院中医内涵建设的发展，为中医药特色优势的研究和中医药人才的培养，提供了良好的实践及勘验的平台，促进了中医药学事业发展。名中医工作室的建立也为进一步实施"名医、名科、名院"战略，带动医院的专科专病建设和中医学术的整体发展，确保医院核心竞争力的提升和可持续发展，提供了有力保障。

　　于志强名老中医药专家传承工作室的建立，旨在收集、整理、挖掘、研究、推广和应用于志强教授的学术思想、验方及诊疗技术以及思辨特点，系统研究于志强教授的学术思想产生的背景和渊源，系统总结于老的成才轨迹，使于志强教授的学术思想和经验得以传承、发扬和创新。首批进入工作室的9名学生是经过医院层层选拔、具有发展潜力的中青年骨干医师。于志强名老中医药专家传承工作室现有工作人员12名，其中高级职称7人，中级职称3人，初级职称2人。其中博士2人，硕士8人，本科2人。于志强教授为首席专家，刘长玉教授为工作室负责人，工作室主要成员包括杜武勋教授、刘岩副主任医师、周琪副主任医师、曹旭焱主治医师等，其中全国第三、第五批名老中医学术继承人共4人，国家中医药管理局优秀中医临床研修人才2人，医学博士2人，正在攻读博士学位者3人。

　　在严格要求、勤奋敬业的同时，于志强教授自己也孜孜以求，不断提高自己的学业水平，在繁忙的医疗、教学之余，年近花甲依然笔耕不辍，不但将先辈们丰富的临床经验和治医的学术思想整理出来，并反刍多年之诊疗得失，对自己的学习心得、诊疗体会及临证经验也常笔录载记，将其赠与弟子。"夫医者，非仁爱之士，不可托也；非聪明理达，不可任也；非廉洁纯良，不可信也"，对于勤奋好学者，常常赞许有加，对所有的年轻中医都毫无保留，倾其所有，助其成才。他甘为人梯、无私传授的风范使很多人受益终生。他时时要求年轻学子做到言之有理，强调文以载道，每年审阅研究生毕业论文时从不敷衍，逐字逐句精心批阅，一本论文要修改几天。他常常告诫后学："此记事纂言，虽片鳞只羽，也熠熠映辉，与臆度闭造者未可同日而语。"于志强教授自勉要以勤补拙，决意专心致一，临证之暇非涉猎医籍，即反思诊疗得失，或于师徒之间谈医论药，或追寻巡视患者，铭记于心，一有所得，则整理成文，投诸杂志，他时常提醒学生要多记多写，否则一点心得，一丝感悟便似流水一去不复。初始学生略有心得，成文干枯少味，于教授仍对其进行嘉奖，予以鼓励，并且不辞辛苦加以润色，使文章质量有所提升，让学生感慨不已。于老反复教诲，不写永远不会，越写越有信心，心悟与笔耕可相得益彰。在医院的支持和师生们的共同努力下，工作室的成效日益显著，通过整理名中医的学术经验及临证精华，已经积累有深度、有价值的文字资料100多万字，在老师的督促和鼓舞下，学生在3年的学习中发表相关论文10余篇，整理医案医话100余则、临床随诊笔记200余篇。

苦丁降压液治疗高血压病的临床研究

杜武勋　于志强　刘梅　顾宏年

苦丁降压液是用于治疗高血压病的中药复方制剂，主要由苦丁茶、地骨皮、地龙等药物组成，具有清肝熄风、涤痰利湿、活血通络、滋补肝肾等作用，适用于肝肾亏虚，痰湿瘀血内阻型高血压病，现将临床37例观察结果总结如下：

1 资料与方法

1.1 基本情况　本组病例67例，随机分为治疗组和对照组。治疗组37例，男性24例，女性13例。年龄30~39岁9例，40~49岁15例，50~59岁13例，60~69岁3例，平均年龄51岁；病史最长15年，最短半年；高血压Ⅰ期12例，高血压Ⅱ期20例，高血压Ⅲ期5例。对照组30例，男性17例，女性13例，年龄30~39岁5例，40~49岁12例，50~59岁11例，60~69岁2例，平均年龄50岁，病史最长14年，最短8个月；高血压Ⅰ期8例，高血压Ⅱ期18例，高血压Ⅲ期4例。两组基本情况无显著性差异。

1.2 诊断标准

1.2.1 西医诊断标准　在未服用抗高血压药物的情况下，收缩压≥140mmHg，和/或舒张压≥90mmHg。

1.2.2 中医辨证标准　根据国家卫生部制定《中药新药治疗高血压病的临床研究指导原则》及中医院校五版教材制定分型标准如下：眩晕，头痛，胸闷，烦躁，腰膝酸软，耳鸣，健忘，舌质暗红，舌有瘀点或瘀斑，苔薄黄或黄腻，脉弦滑或细数。

1.2.3 疗效诊断标准　（1）降压疗效评定标准　显效：舒张压下降10mmHg（1.3kPa）以上，并达到正常范围；舒张压虽未降至正常，但已下降20mmHg（2.71kPa）或以上，须具备其中一项。有效：舒张压下降不及10mmHg（1.3kPa），但已达正常范围；舒张压较治疗前下降10~19mmHg（1.3~2.5kPa），但未达到正常范围；收缩压较治疗前下降30mmHg（4kPa）以上，须具备其中一项。无效：未达到上述标准。（2）症状疗效评定标准　显效：上述症状消失。有效：上述症状减轻。无效：上述症状无变化。

1.3 观察指标 血压、症状、血脂、血液流变学、血浆内皮素、血尿便常规及肝肾功能等。

1.4 治疗方法 治疗组采用苦丁降压液，煎煮灌装成150mL，每日2次，每次75mL口服。对照组采用硝苯吡啶，每次10mg，每日3次，血压下降后可减为每日2次，3周为1疗程。以上二组治疗过程中停用其他降压药物，有兼症或并发症及其他情况临时予以处理。记录观察实验前后各项指标。

2 结果

2.1 症状疗效分析 两组治疗前后比较，对眩晕、头痛都有明显的改善作用，两组比较无显著性差异（P>0.05）。治疗组对腰膝酸软、耳鸣、烦躁的改善作用与对照组比较有显著性差异（P<0.01）。

2.2 降压疗效分析 治疗组37例，显效15例，有效18例，无效4例，总有效率为88.9%。对照组30例，显效12例，有效15例，无效3例，有效率为90.0%。二组疗效统计学处理无显著性差异（P>0.05）。见表1。

表1 两组治疗前后血压变化情况表

项目	组别	例数	治疗前	治疗后	P值
收缩压 kPa	治疗组	37	22.75 ± 2.02	18.54 ± 2.15	P<0.01
	对照组	30	22.81 ± 2.52	18.83 ± 1.92	P<0.01
舒张压 kPa	治疗组	37	12.72 ± 1.12	10.91 ± 1.10	P<0.01
	对照组	30	13.29 ± 1.08	10.78 ± 0.98	P<0.01

2.3 降脂疗效分析 治疗前后比较，治疗组治疗后血清总胆固醇、甘油三酯及载脂蛋白B明显下降，载脂蛋白A升高，统计学处理P<0.01，有显著性差异。苦丁降压液对血脂有明显的改善作用。

表2 治疗组治疗前后血脂情况表

项目	例数	治疗前	治疗后	P值
总胆固醇（TC）mmol/L	37	7.22 ± 0.97	5.33 ± 0.84	P<0.01
甘油三酯（TG）mmol/L	37	2.22 ± 0.65	1.63 ± 0.62	P<0.01
载脂蛋白A（apoA）g/L	37	1.11 ± 0.12	1.94 ± 0.22	P<0.01
载脂蛋白B（apoB）g/L	37	1.93 ± 0.11	1.93 ± 0.12	P<0.01

2.4 改善血液流变学疗效分析 通过下表可以看出治疗后患者的血液流变学指标获得明显改善,治疗后高切、低切变率下的全血黏度、血浆黏度、血小板聚集率、纤维蛋白原较治疗前明显下降,统计学处理 P<0.01,有显著性差异。红细胞压积、红细胞刚性指数、红细胞聚集率无明显变化,统计学处理 P>0.01,无显著性差异。

表3 治疗前后血液流变学情况变化表

项目	治疗前	治疗后	P 值
全血黏度(mPas)切变率(1/s)			
低切 200	8.15 ± 2.11	5.91 ± 2.11	P<0.01
高切 1	25.29 ± 3.41	20.18 ± 2.59	P<0.01
血浆黏度(mPas)100	2.12 ± 0.82	1.72 ± 0.62	P<0.01
红细胞压积	0.59 ± 0.13	0.56 ± 0.12	P>0.01
红细胞刚性指数	7.31 ± 1.10	7.23 ± 1.12	P>0.01
红细胞聚集率(%)	5.61 ± 1.32	5.58 ± 1.24	P>0.01
血小板聚集率(%)	68.25 ± 6.56	61.35 ± 6.24	P<0.01
纤维蛋白原(g/L)	5.91 ± 0.61	4.32 ± 0.49	P<0.01

2.5 对血浆内皮素的疗效 经测定,治疗组22例患者治疗前后血浆内皮素由治疗前的 68.16 ± 7.58 下降到治疗后的 54.18 ± 6.89,统计学处理 P<0.01,有显著性差异。

3 讨论

根据多年的临床观察,我们认为高血压病的病因病机可归纳为风、火、痰、瘀、虚,由此引起的清窍失养是高血压病发生的主要机理。风、火、痰、瘀为标,肝肾阴虚为本,其病位在清窍,与肝、脾、肾三脏功能失调密切相关。标实证方面应重视瘀的存在,本虚证方面应注重肾虚的存在。于氏统计临床以虚证为多,共占76.67%,而虚证又以肾虚为多见。标实证中,阳亢、肝火、痰阻、血瘀,瘀血阻络及虚证夹瘀血阻络占58.98%。本方以清肝息风,活血通络,滋补肝肾为法,以苦丁茶、地骨皮、地龙、杜仲、淫羊藿、牛膝、车前子、荆芥等组方。苦丁茶清热散风,清头目,化痰,除烦止渴。《中国医药大词典》:"散肝风,清头目……"《本草再新》:"清食化痰，除烦止渴，利小便，去油腻。"药理研究证明苦丁茶具有降压和减肥、增加冠脉血流量、降低脑血管阻力的作用。地骨皮能去下焦肝肾虚热，研究证明其具有降压作用；地龙清热化痰，平肝通络降压；杜仲滋补肝肾降压；牛膝补肝肾，活血通经降压；车前子利水渗湿兼清肝明目降压；淫羊藿甘温，补肾助阳，现代研究表明其具有活血益精作用，并且具有扩张外周血管和β受体阻滞样作用。荆芥入血分，可引方内其他药物上达头部，也可疏散郁热而清头目，以达祛风活血通络之功用。全方寒温并用，补泻兼施，药物平和，共奏清肝熄风、涤痰利湿、活血通络、滋补肝肾之功效。

通过临床规察，表明苦丁降压液具有改善高血压临床症状，降低血压、血脂，改善血液流变性，减低血浆内皮素的作用。其降压疗效与硝苯吡啶相似。而对高血压所致的眩晕、头痛、头重、腰膝酸软、耳鸣、烦躁等症状的改善作用优于对照组。

发表于天津中医学院学报，2001，20（1）：13-14.

降压护心煎 I 号治疗高血压病 42 例

杜武勋　于志强　宋和文　王辉

降压护心煎 I 号是用于治疗高血压病的中药复方制剂，主要由天麻、苦丁茶、泽泻、半夏、水蛭、地龙等组成，具有清肝熄风、涤痰利湿、活血通络等作用，适用于痰湿瘀血内阻，肝经郁热，风阳上扰型高血压病，现总结如下。

将临床资料 72 例随机分为治疗组和对照组。治疗组 42 例，男 25 例，女 17 例；年龄：30~39 岁 6 例，40~49 岁 15 例，50~59 岁 17 例，60~69 岁 4 例，平均年龄 53 岁；病史最长 20 年，最短 1 年。对照组 30 例，男 18 例，女 12 例；年龄：30~39 岁 4 例，40~49 岁 10 例，50~59 岁 13 例，60~69 岁 3 例，平均年龄 52 岁；病史最长 19 年，最短 0.5 年。两组基本情况无显著性差异。

西医诊断标准，参照 1999 年世界卫生组织（WHO）/国际高血压学会（ISH）制定的标准，收缩压 ≥ 18.6kPa，舒张压 ≥ 11.9kPa。中医辨证标准：根据国家卫生部制定的《中药新药治疗高血压病的临床研究指导原则》及中医院校五版教材制定分型标准如下：形体肥胖，头晕且痛，头重如蒙，心烦口苦，胸闷恶心或肢体麻木，舌质暗红，舌有瘀点或瘀斑，苔薄黄或黄腻，脉弦滑或滑数。

治疗方法

治疗组采用降压护心煎 I 号，由天麻、苦丁茶、泽泻、半夏、水蛭、地龙、车前子（包煎）、珍珠母（先煎）等，煎煮灌装成 150mL，每日 2 次，每次 75mL 口服。对照组采用硝苯吡啶，每次 10mg，每日 3 次，血压下降后可减为每日 2 次，3 周为 1 疗程。

以上二组治疗过程中停用其他降压药物，有兼症或并发症及其他情况临时予以处理。记录观察实验前后各项指标，如血压、症状、血脂、血液流变学、血浆内皮素、血尿便常规及肝肾功能等。

疗效标准

（1）降压疗效评定标准　①显效：舒张压下降 1.3kPa 以上，并达到正常范围；

舒张压虽未降至正常，但已下降 2.7kPa 或以上，须具备其中一项。②有效：舒张压下降不及 1.3kPa，但已达到正常范围；舒张压较治疗前下降 1.3~2.5kPa，但未达到正常范围；收缩压较治疗前下降 4kPa 以上，须具备其中一项。③无效：未达到上述标准。

（2）症状疗效评定标准　①显效：上述症状消失。②有效：上述症状减轻。③无效：上述症状无变化。

治疗结果

（1）症状疗效分析　两组治疗前后比较对眩晕、头痛都有明显的改善作用，两组比较无显著性差异（P>0.05）。治疗组对头重、胸闷、心烦、口苦、恶心的改善作用与对照组比较有显著性差异（P<0.01）。对舌脉的改善作用治疗组优于对照组。

（2）降压疗效分析　治疗组 42 例，显效 27 例，有效 10 例，无效 5 例，显效率为 64.29%，总有效率为 88.10%。对照组 30 例，显效 20 例，有效 7 例，无效 3 例，显效率为 66.67%，有效率为 90.00%。二组疗效统计学处理无显著性差异（P>0.05）。见表 1。

表 1　两组治疗前后血压变化情况表

	组别	例数	治疗前	治疗后	P 值
收缩压 kPa	治疗组	42	22.15 ± 2.12	18.64 ± 2.10	P<0.01
	对照组	30	22.51 ± 2.67	18.63 ± 1.90	P<0.01
舒张压 kPa	治疗组	42	12.72 ± 1.12	10.81 ± 1.09	P<0.01
	对照组	30	13.29 ± 1.08	10.68 ± 0.94	P<0.01

（3）降脂疗效分析　治疗前后比较，治疗组治疗后血清总胆固醇、甘油三脂下降，统计学处理 P<0.01，有显著性差异。

表 2　治疗组治疗前后血脂情况表

项目	例数	治疗前	治疗后	P 值
总胆固醇（TC）mmol/L	42	7.12 ± 0.95	5.52 ± 1.24	P<0.01
甘油三脂（TG）mmol/L	42	2.12 ± 0.75	1.61 ± 0.21	P<0.01

（4）改善血液流变学疗效分析　通过表 3 可以看出治疗后患者的血液流变学指标获得明显改善，治疗后高切、低切变率下的全血黏度、血浆黏度、血小板聚集率、纤维蛋白原、红细胞聚集指数较治疗前明显下降，统计学处理 P<0.01，有显著性差异。红细胞压积、红细胞刚性指数无明显变化，统计学处理 P>0.01，无显著性差异。

表3 治疗组治疗前后血液流变学情况变化表

项目	治疗前	治疗后	P值
全血黏度（mPas）切变率（1/s）			
低切200	8.45 ± 2.17	5.93 ± 2.15	P<0.01
高切1	25.58 ± 3.5	21.17 ± 2.63	P<0.01
血浆黏度（mPas）100	2.11 ± 0.81	1.82 ± 0.72	P<0.01
红细胞压积	0.58 ± 0.21	0.56 ± 0.16	P>0.01
红细胞刚性指数	7.24 ± 1.14	7.17 ± 1.32	P>0.01
红细胞聚集指数	5.66 ± 1.35	4.46 ± 1.21	P<0.01
血小板聚集率（%）	67.24 ± 6.34	62.33 ± 5.94	P<0.01
纤维蛋白原（g/L）	5.72 ± 0.65	4.43 ± 0.51	P<0.01

（5）对血浆内皮素的疗效 通过对12例治疗组患者治疗前后血浆内皮素的观察，可以看出治疗后患者血浆内皮素明显下降，由治疗前的65.14 ± 6.88下降到治疗后的52.16 ± 6.79，统计学处理P<0.01有显著性差异，见表4。

表4 治疗组患者治疗前后血浆内皮素的变化情况表

组别	例数	治疗前（Pg/L）	治疗后（Pg/L）	P值
治疗组	31	65.14 ± 6.88	52.16 ± 6.79	P<0.01

讨论

（1）对高血压病的认识 高血压病属中医眩晕、头痛的范畴，一般认为其病机为本虚标实，病位在肝，根源在肾，临床治疗多从肝肾阴虚、肝阳上亢立论。根据多年的临床观察我们认为高血压病的病因病机可归纳为风、火、痰、瘀、虚，由此引起的清窍失养是高血压病发生的主要机理。风、火、痰、瘀为标，肝肾阴虚，气血不足为本，其病位在清窍，与肝、脾、肾三脏功能失调密切相关，降压护心煎Ⅰ号就是在此理论指导下，结合临床实践，总结出来的治疗高血压病标实证期的中药制剂。

（2）药物组方配伍分析 降压护心煎Ⅰ号主要由天麻、苦丁茶、泽泻、半夏、水蛭、地龙、车前子、珍珠母等药物组成。方中以天麻、苦丁茶二药为君。天麻味甘性平，乃肝经气分之药，《内经》"诸风掉眩，皆属于肝"。故天麻入厥阴之经，主治眩晕眼黑，头风头痛，肢体麻木，且有定惊之作用，正如《本草汇言》："头风头痛，头晕虚眩，癫痫强痉，四肢挛急，语言不利一切中风、风痰。"而苦丁茶味苦甘而性大寒，入肝、胃、肺经，能清热散风、清头目，化痰，除烦止渴。正如《中国医药大词典》云其能"散肝风，清头目"，《本草再新》言其"消食化痰，除烦止渴，利小便，去油腻"。方中以泽泻、半夏、水蛭三药为臣，泽泻性味甘寒，入肾、膀胱经，其功善利水渗湿，泄热，脾胃有湿热，则头重而目昏耳鸣，泽泻渗去其湿，则热亦随去，而土气得令，清气上行，天气明爽。泽泻有养五脏，益气力，治头眩，聪明耳目之功。《本草纲目》云："半夏，味辛性温，入脾胃经，功专燥湿化痰，降逆止呕。水蛭味咸性寒而平，入肝经血分，功专破血逐瘀。"方中地龙、车前子、珍珠母三药为佐药，地龙咸寒，入肝、脾、肺经，功善清热化痰，平肝通络。《本草纲目》云："蚯蚓，性寒而下行，性寒，故能解诸热痰，下行，故能利小便，治足疾而通络也。"车前子味甘性寒，入肾、膀胱经，能行水道而利痰湿，亦能清肝中风热。珍珠母，味咸性凉，入心肝二经，功专平肝潜阳，主治头眩耳鸣、心悸失眠。全方合用，共奏清肝熄风，涤痰利湿，活血通络之功效。

通过观察表明降压护心煎Ⅰ号具有减低血压，改善症状，降低血脂，改善血液黏稠度，降低血浆内皮素水平，减少心血管的危险因素，对心脏及血管具有保护作用。

发表于陕西中医，2003，24（6）：510-511.

降压护心煎Ⅱ号治疗老年收缩期高血压40例疗效观察

刘长玉　于志强　曹旭焱

收缩期高血压（isolated systolic hypertension，ISH）常见于60岁以上的老年人，是左室肥厚（LVH）、充血性心力衰竭（CHF）、脑卒中等心脑血管病的重要危险因素[1]。2000年3月~2003年6月，我们应用降压护心煎Ⅱ号治疗ISH40例，并与服用依那普利治疗的40例进行对照观察，现报告如下。

1 资料与方法

1.1 诊断标准 西医诊断标准依据高血压全国联合委员会第7次会议（JNC Ⅶ）[2]，中医诊断标准参照中华人民共和国卫生部《中药新药临床研究指导原则》[3]。年龄为60岁；收缩压（SBP）>18.7kPa（140mmHg），舒张压（DBP）>12kPa（90mmHg）；眩晕耳鸣，两目干涩，腰膝酸软，少寐健忘，心烦口干，肢体震颤或颜面潮红，舌质黯红，有瘀点或瘀斑，舌红少苔，脉弦细或细数。

1.2 一般资料 全部80例，随机分为2组。治疗组40例，男27例，女13例；年龄60~78岁；病程2~28年；伴LVH35例；高血压分级：1级18例，2级15例，3级7例。对照组40例，男24例，女16例；年龄60~76岁；病程1~27年；伴LVH32例；高血压分级：1级17例，2级17例，3级6例。2组病例一般资料比较无显著性差异（$P>0.05$），具有可比性。

1.3 治疗方法 2组患者均在观察前停用其他降压药物。有兼症或并发症及其他情况临时予以处理，记录观察实验前的各项指标，如症状、血压、血脂、血流变、血尿便常规及肝肾功能等。

1.3.1 治疗组 予降压护心煎Ⅱ号治疗。药物组成：白芍药20g，苦丁茶15g，制龟版30g，玄参15g，天麻12g，水蛭10g，牛膝10g，生石决明20g，黑芝麻12g。水煎浓缩至150mL封装1袋，早晚分服。

1.3.2 对照组 依那普利（扬子江药业集团江苏制药股份有限公司，国药准字H32Q26568），每次5~10mg，每日1次。

1.3.3 疗程 2组均4周为1个疗程。

1.4 疗效标准 显效：SBP下降2.67kPa（20mmHg）以上，并达到正常范围，脉压差（PP）≤7.33kPa（55mmHg）；或血压虽未降至正常范围，但SBP下降4.00kPa（30mmHg）以上，PP≤7.33kPa（55mm Hg）。有效：SBP下降不及2.67kPa（20mmHg），但达到正常范围，PP≤8.00kPa（60mmHg）；或SBP下降达2.67kPa（20mmHg），但未达到正常范围，PP≤8.00kPa（60mmHg）。无效：血压未达到上述标准。

2 结果

2.1 疗效比较 治疗组40例，显效24例，有效11例，无效5例，显效率60.0%，总有效率87.5%；对照组40例，显效25例，有效11例，无效4例，显效率62.5%，总有效率87.5%。2组显效率及总有效率经统计学处理均无显著性差异（P>0.05）。

2.2 治疗前后血脂情况比较 见表1。

表1 治疗前后血脂情况比较 mmol/L，$\bar{x}\pm s$

	治疗组（n=40）		对照组（n=40）	
	治疗前	治疗后	治疗前	治疗后
总胆固醇	5.67±1.02	5.01±1.0*▲	5.72±1.08	5.54±1.13 △
甘油三酯	1.75±0.73	1.49±0.65*▲	1.78±0.80	1.69±0.68 △

与本组治疗前比较，* P<0.01，△ P>0.05；与对照组治疗后比较，▲ P<0.01

2.3 治疗前后血液流变学情况比较 见表2。

表2 治疗前后血液流变学情况比较

	治疗组（n=40）		对照组（n=40）	
	治疗前	治疗后	治疗前	治疗后
全血黏度（mPa·s）				
高切	8.45±2.17	5.93±2.14*▲	8.47±2.1	8.41±2.01 △
低切	25.58±3.50	21.16±2.63*▲	25.78±3.8	26.11±3.20 △
血浆黏度（mPa·s）	2.11±0.81	1，82±0.71*▲	2.06±0.87	2.13±0.65 △
红细胞聚集指数	5.66±1.35	4.45±1.21*▲	5.56±1.41	5.49±1.22 △
血小板聚集	0.67±0.06	0.62±0.06*▲	0.68±0.05	0.66±0.07 △
纤维蛋白原（g/L）	5.21±0.65	4.13±0.51*▲	5.24±0.62	5.25±0.68 △

与本组治疗前比较，* P<0.01，△ P>0.05；与对照组治疗后比较，▲ P<0.01

3 讨论

高血压病属中医眩晕、头痛范畴。ISH 多见于 60 岁以上的老年患者,因其年老体衰,精亏血耗,肝肾不足,髓海空虚,常表现为头晕耳鸣、腰膝酸软、健忘少寐、心烦口干等肝肾阴虚、虚阳上扰之证。针对这一病机,我们以滋补肝肾、平肝潜阳、活血熄风为原则,予降压护心煎Ⅱ号治疗老年收缩期高血压。方中以白芍药、制龟版为君,白芍药味苦酸,入肝、脾之经,养血柔肝,主厥阴木郁风动之疾;制龟版味咸甘而性平,入肝、肾二经,滋阴潜阳,补益肝肾,正如《本草通玄》云:"肾经药也,大有补水制火之功。"二药合用,补肾柔肝潜阳[4]。玄参、黑芝麻、天麻、石决明为臣,玄参味苦咸,入肺、肾二经,滋阴降火除烦,并能直入血分而通血瘀;黑芝麻味甘性平,入肝、肾二经,补肝肾润五脏;天麻味甘性平,乃肝经气分之药,主治头目痛、眩晕、眼花等;石决明味咸性平,入肝、肾二经,平肝潜阳,清热明目,主治头痛眩晕,为凉肝镇风之要药;牛膝味酸苦而性平,入肝、肾经,活血祛瘀,引血下行,补肝肾;水蛭味咸性寒而平,入肝经血分,功专破血逐瘀;苦丁茶味苦甘而性大寒,清热散风,祛头风。全方合用,共奏滋肾柔肝、平肝潜阳、活血熄风之功。观察结果表明,降压护心煎Ⅱ号具有降低收缩压、改善症状、降低血脂、改善血液黏稠度、减少心血管危险因素功效,对心脏及血管具有保护作用。

参考文献

[1] 杨宁,胡勤辉,程廉,等.调压益心胶囊治疗老年收缩期高血压 50 例疗效观察.中国中西医结合急救杂志,2002,9(6):359-361.

[2] Chobanian AV, Bakris GL, Black HR, et al.National Heart, Lung, and Blood Institute Joint National Committee on Preven-tion, Detection, Evaluation, and Treatment of High Blood Pres-sure;National High Blood Pressure Education Program Coord-inating Committee.The Seventh Report of the Joint NationalCommittee on Prevention, Detection, Evaluation, and T reatmentof High Blood Pressure : the JNC 7 report.JAMA.2003, 289.

[3] 郑筱萸.中药新药临床研究指导原则.北京:中国医药科技出版社,2002,198.

[4] 杨宁.汤益明补气活血、育阴潜阳法治疗高血压病经验.实用中西医结合临床,2002,2(1):29-30.

于志强治疗脂肪肝的经验

周祺

脂肪肝是临床常见、多发病,该病是由于肝脏本身及肝外原因引起的过量脂肪在肝内持久积聚而成。现代医学认为,脂肪肝主要由脂类摄入过多、蛋白质缺乏、营养不良、毒物或药物摄入及先天遗传与代谢因素引起的过量脂肪(主要是甘油三酯、脂肪酸)在肝内堆积而成。实践证明,大多数化学合成的降血脂药物对脂肪肝短期疗效不理想,长期服用又具有肝毒性。然而,中医学对脂肪肝的认识和治疗却积累了丰富的经验,成为治疗脂肪肝的主要手段。于志强教授在治疗脂肪肝方面有独到之处,现总结如下。

1 隶属范围

中医学没有脂肪肝的病名,但却有类似脂肪肝的病证。根据其临床表现,于教授认为,脂肪肝应归属于中医学积聚、肥气范畴。《灵枢·邪气脏腑病形》曰:"肝脉微急为肥气,在胁下若覆杯。"说明肝之积块在胁下,其状如覆杯,名曰肥气。唐·杨云操在注释《难经》时认为:"肥气者,肥盛也。言肥气聚于右胁下,如覆杯突出,如肉肥盛之状也。"描述了人体肥胖的特征。《重订严氏济生方·癥瘕积聚门》亦云:"夫积有五积,聚有六聚……故在肝为肥气,在心曰伏梁,在脾曰痞气,在肺曰息贲,在肾曰奔豚。"亦明确指出肥气的病位在肝。由此可见,肝之积,古称肥气,与西医脂肪肝颇为一致。

2 临床表现

于教授在多年的临床实践中,观察到脂肪肝患者主要的临床表现为:形体肥胖,右胁下不适或疼痛,肝大,压痛,肢体沉重或水肿,痞满纳呆,腹胀便溏,神疲乏力,恶心欲呕,口黏无味或口苦口干,烦躁易怒,头晕目眩,面垢或面色黑滞,舌淡黯或紫黯,或舌体胖大,边有齿痕,或有瘀点、瘀斑,舌苔薄白、白腻、黄腻,脉弦滑、弦缓或弦细。

3 病机分析

于教授认为，脂肪肝主要由情志内伤，或过食肥甘厚味，饮酒过度，身体肥胖或久坐少动，损伤脾（胃），造成了肝脾的功能失调，气血津液运行障碍。久之则气结，血凝、湿浊（脂质）积聚于肝而成。其病位在肝，与脾（胃）的关系密切。

肝主疏泄，脾主运化，肝藏血，脾统血。脾得肝之疏泄则升降协调，运化功能健旺。脾气健运，水谷精微充足，输送滋养于肝，肝才能发挥正常的作用，即所谓"土得木而达"，"木赖土以培之"。若情志内伤，肝气不得疏泄条达，气机升降失调，影响水液代谢及血液运行，而复生痰瘀，形成积聚。正如清·周学海在《读医随笔》中说："故凡脏腑十二经之气化，皆必借肝胆之气鼓舞之，如能调畅而不病。凡之气结、血凝、痰饮、跗肿、臌胀、惊厥、癫狂、积聚、痞满、眩晕……皆肝气不能疏畅也。"《医林绳墨》亦云："气也，常则安……逆则祸，变则病，生痰动火，升降无穷，燔灼中外，血液稽留，为积为聚。"

脾为仓廪之官，主司水湿、水谷精微的运化与输布，凡饮酒过度，嗜食肥甘厚味，或久坐少动，皆能损伤脾（胃），影响"脾气散精"的功能，聚湿成痰，成为脂质，积于肝内，而形成脂肪肝。正如缪希雍在《神农本草经疏》中云："饮啖过度，好食油面猪脂，浓厚胶固，以致脾气不利，壅滞为患……皆痰所为。"《温热经纬》也云："过逸则脾滞，脾气困滞而少健运，则饮停湿聚矣。"

4 证治经验

脂肪肝在临床上主要是通过肝脏 B 超检查予以确诊，其次应做血脂、肝功能测定。于教授根据脂肪肝的基本病机，结合治疗经验及现代中药药理研究，认为常见证型有二。

4.1 肝郁脾虚型 证候：性情郁闷，两胁肋胀满或疼痛，形体肥胖，神疲乏力，腹胀便溏，面部或双下肢水肿，面色萎黄，或纳少嗳气，舌质淡红或胖大，边有齿痕，脉弦细或弦缓（肝功能检查多属正常）。治则：疏肝健脾，活血化积。治予疏肝降脂煎（自拟）：柴胡10g，三棱10g，莪术10g，郁金10g，炒白术15g，泽泻15g，枳壳10g，制鳖甲12g（先煎），炙甘草10g，茯苓15g，生山楂10g，荷叶10g。方解：方中柴胡、郁金、枳壳疏肝解郁；白术、茯苓、炙甘草健脾利湿；三棱、莪术、山楂破血化瘀；泽泻、荷叶利湿泄热；鳖甲软坚化积。临证加减：若肝气郁滞明显可加延胡索10g、川芎10g以增理气活血之力（二药均为血中之气药）；脾虚明显，便溏，酌加莲子肉12g、炒扁豆12g以健脾止泻；腹胀明显酌加厚朴10g、大腹皮10g以理气除胀；水肿明显酌加车前子30g（包煎）、益母草30g活血利水；肝硬化腹水明显可酌加水红花子12g、半枝莲12g、半边莲12g以增强活血利水之功；若痰湿明显酌加苍术10g、半夏10g以燥湿祛痰。

4.2 湿热瘀血型

证候：右胁下疼痛或不适，肝大压痛，口黏口苦，烦躁易怒，恶心欲呕，头晕目眩，面垢或面色黑滞，舌质紫黯或有瘀点瘀斑，舌苔黄腻，脉弦滑或弦滑数。治则：清肝利湿，破血软坚化积。治以清肝降脂煎（自拟）：柴胡10g，茵陈15g，虎杖15g，鸡骨草15g，三棱10g，莪术10g，制鳖甲12g（先煎），决明子15g，川楝子10g，生牡蛎12g，泽泻15g，炒白术10g。方解：方中柴胡、川楝子疏肝解郁；茵陈、虎杖、决明子、鸡骨草、泽泻清肝利湿；三棱、莪术破血化瘀；鳖甲、生牡蛎软坚化积；白术健脾化湿，取"见肝之病，知肝传脾，当先实脾"之意。临证加减：湿热明显并大便干可酌加生大黄6~10g（后下）；瘀血明显酌加水蛭12g、五灵脂10g破血化瘀；眩晕明显可酌加夏枯草10g、天麻10g以增清肝祛火、平肝熄风之功；舌质黯红血分有热加牡丹皮10g、赤芍药10g活血凉血。

5 结语

脂肪肝是临床常见、多发病，根据其临床表现应归属于中医学积聚、肥气范畴。于教授认为，其病位在肝，病机为气结、血凝、湿浊（脂质）久积聚于肝而成。于教授匠心创立的疏肝降脂煎和清肝降脂煎是治疗脂肪肝的有效方剂，其机制尚需进一步观察和研究。

发表于河北中医，2009，31（7）：965-966.

于志强教授治疗甲亢经验总结

周祺　刘长玉　于志强

甲状腺功能亢进，简称"甲亢"，是指由多种病因导致甲状腺功能增强，分泌甲状腺激素过多所致的临床综合征。其临床表现以甲状腺弥漫性肿大（颈部增粗）、突眼、双手震颤、恶热多汗、心悸易怒、多食消瘦为主要证候特征，属于中医瘿病之范畴。现将导师于教授治疗甲亢经验总结如下，以飨同道。

一、病机分析

肝为风木之脏，主疏泄，开窍于目，主藏血，在志为怒。具有疏通、畅达全身气机，促进精血津液的运行输布，促进脾胃之气的升降，促进胆汁的分泌排泄以及情志的舒畅等作用。

足厥阴肝经起于足大趾大敦穴，沿大腿内侧，绕阴器，抵少腹，布两胁，沿喉咙的后部（《灵枢》称此部位为"颃颡"），上行连接目系，与督脉会于头顶部。

于教授认为，忧思恼怒等情志内伤是引起甲亢的重要因素，尤其是怒（郁怒或暴怒）更为重要，怒则伤肝，肝失疏泄条达，肝气郁结，气机失畅，影响水液、血液的运行，水液停留，聚而生痰；血行不畅，瘀血内停。气、痰、瘀壅结在肝经循行之颃颡，则为瘿病。故甲亢的病位在肝，其病机要点为气滞、痰凝、血瘀。正如《诸病源候论·瘿候》云："瘿者，由忧恚气结所生。"《济生方·瘿病论治》亦云："夫瘿病者，多由喜怒不节，忧思过度，而成斯疾焉。大抵人之气血循环一身，常欲无滞留之患，调摄失宜，气凝血滞，为瘿为瘤。"

二、治疗方法（自拟甲亢煎）

1. 方药组成　白芍 15g，乌梅 15g，木瓜 12g，白术 10~15g，茯苓 15g，沙参 15~30g，玉竹 15~30g，麦冬 15g，柴胡 10g，桑叶 10g，钩藤 30g（后下），莪术 10g。

2. 方解　该方以白芍、乌梅、木瓜为君药，酸泻肝木；以白术、茯苓为臣药，培土荣木（体现"见肝之病，知肝传脾，当先实脾"之义）；玉竹、麦冬、沙参亦为臣药，强金治木（体现五行相克理论）；以柴胡、莪术疏肝理气，破血化瘀；以钩藤、桑叶平肝熄风。

全方以酸泻肝木为主，并根据五行生克制化的理论熔强金制木、培土荣木、理气化瘀、平肝熄风为一炉。全方组方严谨，丝丝相扣，为治疗甲亢的一剂良方。在临床中治疗甲亢灵活加减化裁，取得较好疗效。

3. **临床加减**

（1）若见肝火亢盛，便不溏泻者，酌加栀子10g、夏枯草10g，以清泻肝火。

（2）若见心悸明显者，酌加紫石英15g、生龙齿15g，以镇心定悸。

（3）若见消瘦乏力、便溏明显者，去沙参、玉竹、麦冬，加太子参30g、炒扁豆15g、莲子肉15g，以益气健脾止泻。

（4）若见突眼、甲状腺肿大明显者加白蒺藜15g、海浮石15g、三棱10g，以增强活血化痰、软坚散结之力。

（5）若见心烦少寐者，酌加酸枣仁50g、知母12g、夜交藤30g，以增强养血安神、清热除烦之功。

（6）若见足膝无力，腰酸腰痛者，酌加生熟地各15g、炒杜仲15g，以滋水涵木，补肾壮腰。

（7）若汗多者，加浮小麦30g、麻黄根12g，以养心止汗。

（8）若兼见瘀血闭经者，酌加泽兰叶10~15g，以活血通经。

（9）若消谷善饥明显者，酌加生石膏15g，以清胃热。

4. **服法与疗程** 每日一剂，水煎取汁300mL，分两次口服，待病情稳定后，可按上述处方配制成水丸或蜜丸，每次服10g，每日2~3次，2个月为1疗程。

三、典型病例

张某某，女，35岁，干部。于2008年11月1日就诊。患者甲亢病史3年。3年前因生气郁怒出现颈部增粗，于天津总医院经检查诊为甲状腺功能亢进症。后口服西药他巴唑等药治疗，病情反复发作。就诊时见：性情急躁，心悸而烦，汗出怕热，眼球突出，颈部增粗，双手震颤，大便不成形，一日2~3次，舌质红，苔薄黄，脉弦数。查：心率98次/分，突眼征（+），甲状腺Ⅱ°肿大，T3、T4、FT3、FT4均高于正常，TSH低于正常。西医诊断：甲亢，中医诊断：瘿病。故运用自拟甲亢煎加减治疗，处方如下：柴胡10g、白芍12g、乌梅15g、木瓜15g、桑叶10g、钩藤30g

（后下）、白蒺藜 12g、莪术 10g、紫石英 30g（先煎）、白术 15g、茯苓 15g、浮小麦 30g、莲子肉 15g，水煎服，每日一剂。

上药连续服用 3 周，诸症大减，大便已成形，日行一次。再进四周，症状基本消失，唯甲状腺 I°肿大，稍觉气短乏力，舌质淡红，苔薄白，脉弦细少力。复查甲状腺功能均正常，故将本方加玉竹、太子参、海浮石配成水丸，巩固疗效。

四、结语

甲亢煎是于教授治疗甲亢的经验方。20 多年来，验之于临床，每每奏效。分析其方，具有以下三个特点。

其一，匠心独创酸泻肝木法

于教授在长期临床实践中发现，甲亢的患者在临床表现上往往有肝旺（性情急躁，怕热口苦）与脾虚（乏力消瘦、大便溏泻）证同见的情况，此时在治疗上，若用栀子、夏枯草，苦寒直折肝火则伤脾；若以党参、白术甘温健脾则助火（气有余便是火）。故其研读经典，遵《内经》："肝苦急，急食甘以缓之，以酸泻之"之明训，并从清代医家王泰林《肝病论治》书中，选出白芍、乌梅、木瓜酸泻肝木为君药，结合五行生克制化的理论，配以沙参、麦冬、玉竹强金制木，以白术、茯苓培土荣木，柴胡、莪术疏肝理气，破血化瘀，桑叶、钩藤平肝熄风。组合成甲亢煎，随证加减，灵活运用。

其二，突破组方思路，少用含碘药物

中医治疗甲亢，历来采用海藻、昆布等含碘丰富的软坚散结药，然而，随着现代医学的影响和渗透，现已不再主张应用。现代医学认为，甲亢是甲状腺素分泌过多所致的疾病，而碘为合成甲状腺素的物质，故含碘丰富的软坚散结药应为其戒。因此，于教授在甲亢煎的组方中少用含碘的中药是有其科学道理的。

其三，疗效确切，安全可靠

甲亢煎是于教授学习运用中医经典理论并结合现代医学药理研究，创立的一首治疗甲亢的有效方剂，其方在临床上加减运用达 20 多年，未发现对患者有任何毒副作用，安全可靠，从而弥补了西药抗甲亢药物（他巴唑、赛治等）对肝脏的损害大和减少白细胞等毒副作用的缺点。笔者认为，此方值得在临床上推广运用，并从科研方面证明之。

发表于中华实用中西医杂志，2010：15（2）：67-68.

于志强从痰论治高血压病经验

刘长玉　周祺

于志强教授在临床实践中积累了丰富的经验，尤其是在心、脑血管疾病的诊治方面疗效显著，兹将于教授从痰论治高血压病经验介绍如下。

1　从痰论治高血压病的理论基础

高血压病属中医学眩晕范畴，历代医籍对"因痰致眩"的论述颇多。汉代张仲景以痰饮立论，并创用泽泻汤及小半夏加茯苓汤治疗痰饮眩晕，《金匮要略》指出"心下有支饮，其人苦冒眩，泽泻汤主之"，又指出"卒呕吐，心下痞，膈间有水，眩悸者，小半夏加茯苓汤主之"。元代朱丹溪倡导痰火致眩学说，提出"无痰不作眩"，《丹溪心法·头眩》指出"头眩，痰挟气虚并火，治痰为主，挟补气药及降火药。无痰则不作眩，痰因火动。又有湿痰者，有火痰者"。明代秦景明不仅将眩晕分为外感眩晕和内伤眩晕辨治，还将痰饮眩晕之症描写得十分详尽，《症因脉治》指出"痰饮眩晕之症，胸前满闷，恶心呕吐，膈下漉漉水声，眩悸不止，头额作痛，此痰饮眩晕之症也"。

2　因痰致眩形成的原因

因痰致眩形成的原因，概括起来有3个方面：①情志所伤。凡抑郁恼怒，情志不舒，肝气郁结，则湿邪中生，因湿生痰；痰又火动化风，上扰清窍，发为眩晕。②饮食不节。嗜食肥甘，饮酒过度，伤于脾胃，脾失健运，聚湿生痰；痰湿中阻，清阳不升，引发眩晕。③劳逸过度。过于劳累，阳气耗伤，津液运行不利，凝聚生痰；或久坐少动，过于安逸，人体气机失于畅达，痰自内生，皆可发为眩晕。

3　高血压病证治经验

根据历代医家对因痰致眩的论述，我们结合临床经验认为，高血压病从痰论治最常见的证型有3种。

3.1　风痰上扰型

可见眩晕，头重如裹，胸闷恶心或时吐痰涎，食少多寐，形体肥胖或兼见口黏，心悸，头痛，舌苔白厚或白腻，脉滑或弦滑。治宜燥湿健脾，熄风化痰，降逆和胃。方用半夏白术天麻汤加减。药物组成：半夏12g，天麻12g，白术10g，陈皮10g，茯苓10g，炙甘草6g，生姜3片，大枣5枚，代赭石15g（先煎）。方中半夏燥湿化痰，降逆止呕；天麻熄风止眩，共为君药。正如李东垣云"足太阴痰厥头痛，非半夏不能疗；眼黑头旋，风虚内作，非天麻不能除"。白术为臣，燥湿健脾，正如朱丹溪云"治痰法，实脾土，燥脾湿，是治其本"。佐以茯苓健脾渗湿，陈皮理气化痰，乃"治痰先理气，气行痰自消也"；代赭石下气祛痰，镇肝降逆；生姜、大枣调和脾胃；甘草和中，调和药性。诸药合用，风熄痰清，眩晕自愈。临证加减：纳呆、腹胀明显加炒莱菔子、厚朴各10g理气消食除胀；肢体沉重、多寐加砂仁10g、苍术10g、石菖蒲10g醒脾燥湿；头痛明显加蔓荆子10g疏风燥湿止痛。

3.2 痰火上扰型 可见头晕目眩，头重如裹，头痛且胀，胸闷灼热，恶心呕吐，心悸多惊，口苦溲赤，舌苔黄腻，脉弦滑或滑数。治宜清热化痰，平肝熄风。方用自拟天苓温胆汤加味。药物组成：天麻10g，陈皮12g，半夏10g，竹茹10g，枳壳10g，茯苓10g，生姜3片，大枣2枚，炙甘草6g，苦丁茶10g，夏枯草12g，黄连10g，钩藤30g（后下）。方中黄连温胆汤清热化痰，天麻、钩藤平肝熄风止眩，夏枯草、苦丁茶清肝泻火。临证加减：肝火亢盛明显，头痛如裂、易怒者，加羚羊角粉0.3g（冲服）、栀子10g增清热泻火之功；肝阳上亢明显，眩晕如坐舟车者，酌加玳瑁15g、牛膝15g平肝潜阳，引血下行；风痰流窜经络，兼见肢体麻木，或如蚁走感者，加姜黄12g、桑枝30g、乌梢蛇12g、蜈蚣2条、豨莶草15g增搜风通络之功；舌质黯，瘀血内停者，酌加土鳖虫12g、水蛭12g痰瘀并治，以增活血化瘀之功；兼心动悸、脉结代为主者，可选用自拟参英温胆汤（黄连温胆汤＋苦参10g、紫石英10~15g）；兼失眠严重者，加半夏、夏枯草各15g。

3.3 痰饮内停型 可见头晕目眩，头重头痛，昏昏沉沉，或兼耳鸣，其形如肿，舌体异常胖大且淡，舌苔水滑或白厚，脉沉或弦。治宜渗利水饮，健脾祛痰。方用泽泻汤加味。药物组成：泽泻30g，炒白术12g，茯苓10g。方中泽泻气味甘淡，利水渗湿，泄热通淋；白术气味甘温，培土制水，以防水气下而复上；茯苓甘淡渗湿，助泽泻通利水道。临证加减：兼水肿明显者，酌加猪苓15g、冬瓜皮15g利水消肿；兼咳喘不得平卧者，酌加葶苈子30g、大枣10枚、枳壳30g泻肺下气平喘；兼腹胀中满者，酌加厚朴10g、大腹皮10g理气消胀。

4 典型病例

初诊（2010/04/04）：袁某，女，77岁。间断头晕2年，加重3日。既往高血压病史2年，最高血压24/12 kPa（180/90mmHg），平素未规律服用降压药物。刻下：血压22.6/12.0 kPa（170/90mmHg），头晕目眩如坐舟车，心悸多惊，急躁易怒，口苦，舌质黯，苔黄腻，脉弦滑。西医诊断为高血压病。中医诊断为眩晕，证属痰火上扰。治宜清热化痰，平肝熄风。方用自拟天茶温胆汤加味。药物组成：天麻10g，陈皮12g，半夏10g，竹茹10g，枳壳10g，茯苓10g，生姜3片，大枣2枚，炙甘草6g，苦丁茶10g，夏枯草12g，黄连10g，钩藤30g（后下），玳瑁15g（先煎），牛膝15g，土鳖虫12g，水蛭12g。日1剂，水煎2次取汁300mL分早晚2次服，7剂。

二诊（2010/04/11）：患者血压20.0/10.6 kPa（150/80mmHg），头晕、心悸减轻，诉夜寐欠安，多梦心烦，舌质黯，苔黄腻，脉弦滑。初诊方去玳瑁、黄连，加酸枣仁40g，知母10g以养心除烦安神，半夏、夏枯草加量至各15 g以安神催眠。日1剂，水煎2次取汁300 mL分早晚2次服，7剂。

三诊（2010/04/18）：患者血压平稳在18.6/10.6kPa（140/80mmHg）左右，睡眠好转，诸症减轻，二诊方按比例共1200 g配水丸，每次10丸，每日3次，服2个月，以巩固治疗。2个月后随访头晕未再发作。

5 体会

高血压病属中医学眩晕、头痛范畴。眩晕的病因病机，历代医家各说不一，《素问·至真要大论》指出"诸风掉眩，皆属于肝"，《灵枢·海论》指出"髓海不足，则脑转耳鸣"，朱丹溪云"无痰不作眩"，张景岳言"无虚不作眩"，孙思邈在《千金要方》中提出"风热痰致眩"，清代医家陈修园将眩晕病机概括为"风火痰瘀"4个字。于志强教授在长期的临床实践中总结，痰是高血压病发生的重要因素，痰为风痰、热痰，肝郁气滞，气滞痰阻，令肝火旺，火热之邪灼津成痰，痰浊上扰清窍而至眩晕。高血压病患者多形体肥胖，平时喜食膏粱厚味，伤脾生痰化热，痰浊中阻，清阳不升，浊阴不降，蒙蔽清窍发为眩晕；或肝木乘脾，加重脾虚。正如《丹溪心法·头眩》所言"头眩，痰夹气虚并火，治痰为主……无痰不作眩"，治疗上当以健脾祛痰为要。于志强教授依此辨证治疗轻中度高血压病痰瘀型患者，收效良。

于志强治疗高血压病经验方介绍

刘长玉　周祺

天津中医药大学于志强教授擅长治疗高血压病，他认为临床上本病实证居多，虚证较少；实责之于肝，多为风、火、痰、瘀上扰清窍；虚责之于肾，肾精不足。治疗上本着"急则苦辛酸降以治标，缓则甘咸滋阴以治本"的原则，实证重在治肝，虚证重在治肾。创立了降压护心煎Ⅰ号、降压护心煎Ⅱ号分治实证与虚证高血压病，兹介绍如下。

1　降压护心煎Ⅰ号

组成：天麻12g，苦丁茶10g，泽泻12g，生石决明30g，地龙10g，水蛭12g，车前子15g，制南星10g。

功效：平肝熄风，清热泻火，活血化痰利湿。

适应证：由风火痰瘀引起的高血压病。临床表现：形体肥胖，头晕目眩，头胀头痛，急躁易怒，心烦口苦，胸闷伴呕，耳鸣耳聋，肢体麻木，舌暗红或有瘀点瘀斑，脉象弦滑或弦滑数。

加味法：肢体麻木明显者加桑枝30g、姜黄12g、豨莶草15~30g、蜈蚣2条以增加活血通络之功；若白睛红赤，加青黛3~6g、黄芩10g以增清肝泻火之力；若胁肋疼痛乳房胀痛，加川楝子10g、橘叶10g以疏肝活血通络；若见口臭便秘，苔黄腻，加生大黄6~10g以通腑泄热；若见心悸明显，加紫石英15~30g、生龙齿15~30g以镇心定悸；若心烦不得眠，加酸枣仁50g、知母12g以清心除烦安眠；若症见痰多，恶心欲呕等，加黄连10g、黄芩10g、竹沥水20g、苏叶6g以降逆止呕。

方解：天麻味甘性平，乃肝经气分之药，主治眩晕眼黑，头风头痛；苦丁茶味甘而性大寒，入肝胃肺经，能清热疏风，清头目，化痰除烦止渴，二药为君。泽泻味甘性寒，入肾膀胱经，利水渗湿泄热；制南星味苦辛，性温，归肺肝脾经，燥湿化痰，祛风止痉；水蛭味咸苦而性平，入肝经血分，功善破血逐瘀，三药为臣。地龙咸寒，入肝脾肺经，功善清热化痰，平肝通络；车前子味甘性寒，入肾膀胱经，利痰湿；生石决明咸寒入肝经，平肝潜阳，清肝明目，三药为佐药。

2 降压护心煎Ⅱ号

组成：天麻12g，白芍15g，玄参15~30g，制龟板15g，生地黄15g，苦丁茶10g，旱莲草15g，石斛15g，玳瑁15g，生石决明30g，水蛭12g，黑芝麻10g。

功效：滋补肝肾，平肝潜阳，活血熄风。

适应证：由于肝肾阴虚，肝阳上亢，并挟瘀而引起的高血压病。临床表现：头目眩晕，两目干涩，腰膝酸软，面赤口干，心烦少寐，耳鸣或耳聋，肢体麻木，或肢体震颤，舌质暗红少苔，脉象弦细或弦细数。

加味法：若见耳鸣耳聋明显，加磁石30g、炒麦芽12g；若见小便频数多，加桑螵蛸30g，薏苡仁12g；若见头痛明显，日久不愈，加芥穗10g，蜈蚣2条；若大便秘结，加肉苁蓉15~30g、郁李仁30g；若见腰痛明显，加炒杜仲15g、牛膝15g。

方解：白芍苦酸微寒，入肝脾二经，养血柔肝；龟版味咸甘而性平，入肝肾二经，功善滋阴潜阳，补养肾阴；旱莲草、石斛滋补肾阴，四药为君。玄参味苦咸入肺肾二经，功善滋阴降火除烦，并能直入血分而通血瘀；黑芝麻味甘，性平，专善补肝肾，润五脏；天麻味甘性平，乃肝经气分之药，主治头风、头痛、眩晕、眼花；石决明味咸性平，入肝肾二经，功善平肝潜阳，清热明目；玳瑁、钩藤平肝潜阳，均为臣。水蛭味苦而性平，入肝经血分，功善破血逐瘀；苦丁茶味苦甘性大寒，功专清热散风，清头目，均为佐药。

在此二方基础上，临证中可根据患者年龄和性别的不同、体质禀赋的差异、兼夹病证的多寡，知常达变，灵活加减，以应对错综复杂的病情。

发表于江苏中医药，2011，43（2）：74.

于志强论治带状疱疹经验简介

周祺　刘长玉　于志强

于志强教授根据经络辨证的理论，从肝胆论治带状疱疹，取得了较好的疗效，现总结如下。

1　证治经验

带状疱疹是西医病名，但在历代中医文献中对本病早有记载。如明代王肯堂在《证治准绳·疡医》中云："或问绕腰火丹，累累如贯珠，何如？曰：是名火带疮，亦名缠腰火丹。"又如清代祁坤在《外科大成》中曰："缠腰火丹，一名火带疮，俗称蛇串疮，初生于腰，紫赤如疹，或起水泡，痛如火燎。"由此可见，带状疱疹应属于中医腰缠火丹、蛇串疮之范畴。

带状疱疹多由情志内伤，郁久化热化火，热毒内郁，循经外发，相搏于肌肤，或外感热毒之邪，阻于经络，气血凝滞而成。正如《医宗金鉴·外科心法要诀》云："痈疽原是火毒生，经络阻隔气血凝。"由于带状疱疹病毒多侵犯肝经循行所过的胸胁部（肋间神经支配区）及胆经循行所过的颞颊部（三叉神经和颈部神经支配区）。所以于教授认为：带状疱疹的病位在肝胆，病机关键不越热（火）、毒、湿三个方面。其中以火毒最为重要。

对于带状疱疹的治疗，于教授认为以经络辨证为纲，以发病部位辨证为目，以清肝泻火解毒、活血通络止痛为总的治疗大法，并分期论治。

1.1　发作期

1.1.1　头部带状疱疹　好发于一侧的颞颊部，疱疹鲜红，灼热刺痛，疱型紧张，密集成群，伴发热恶寒，或往来寒热，口苦咽干，或耳鸣眩晕，口渴溲赤，舌质红、苔黄，脉象弦滑或弦滑而数。此证多因平素肝火亢盛，又兼外感风邪热毒，郁于经络，外发而成。治法：疏风解郁，泻火解毒止痛。方用疱疹合剂Ⅰ号，药用：柴胡24g，黄芩12g，银花15~20g，连翘、夏枯草各9~12g，大青叶、蒲公英各15~30g，僵蚕、蝉蜕、野菊花、丹皮各10g，黑芥穗6~10g，生甘草6g。加减：若兼咽痛明显者，酌加牛蒡子6~12g，板蓝根10~15g，以清热利咽；若兼血疱者，酌加水牛角粉1.5~3g，紫草10g，以凉血解毒；若灼热刺痛明显者，酌加赤芍10g，三七粉1.5~3g（冲服），以凉血活血；若兼大便秘结者，酌加大黄6~10g，芒硝6g，以通腑泻热。

1.1.2 **躯干带状疱疹** 多好发于胸胁部。疱疹深红，密集成群，灼热刺痛（胸痛），伴性情急躁，心烦口苦，口干口渴，小便短赤，舌质红、苔黄，脉象弦数或弦滑而数。此证多为肝郁化火，热毒之邪外达肌肤，郁阻于肝经所致。治法：清肝泻火解毒，活血通络止痛。方用疱疹合剂Ⅱ号，药用：大青叶、蒲公英各15~30g，夏枯草、柴胡、路路通各12g，栀子、丹皮、元胡、川楝子、生甘草各10g，三七粉1.5~3g（冲服），蜈蚣2条。加减：若舌苔黄腻挟湿者，酌加龙胆草10g，滑石10~15g，以清热利湿；若连及上肢痛者，酌加片姜黄12g，桑枝30g，以活血通络止痛；若兼两目红赤，酌加木贼草10g，苦丁茶30g，以清肝热明目。

1.1.3 **下肢带状疱疹** 好发于一侧下肢。疱疹密集，疹色深红，疱液混浊，多破溃渗液，皮疹局部灼热刺痛，烦躁高热，小便黄赤或混浊，口苦且黏，或胸闷纳呆，舌苔黄厚或黄腻，脉象弦滑。此证多由肝郁化火，挟脾湿流注于下而发病。治法：清热利湿解毒，活血止痛。方用疱疹合剂Ⅲ号，药用：大青叶、蒲公英、车前子（包煎）、泽泻各15~30g，虎杖、白花蛇舌草各10~15g，龙胆草9~12g，夏枯草6~12g，栀子、赤芍各10g，柴胡6~10g，生甘草6g，三七粉1.5~3g（冲服）。加减：若疱疹溃破渗液较多者，酌加苍术、黄柏各6~10g，以清热利湿；若兼大便溏泄者，酌加白术、茯苓、白扁豆各10~15g，以健脾淡渗利湿而止泻。

1.2 后遗症

于教授十分重视带状疱疹后遗症的诊治，根据观察，此阶段主要临床表现为顽固性神经痛，属中医本虚标实证，本虚在于肝肾阴虚或气虚不能濡养肌肤，不荣则痛；标实者在于气滞血瘀，阻滞经络，不通则痛。治疗时，应标本兼治。多运用一贯煎加减（沙参、麦冬、生地黄、当归、枸杞、蜈蚣、水蛭、土鳖虫、王不留行）治疗肝肾阴虚兼有血瘀型神经痛；运用补阳还五汤加减（生黄芪、赤芍、当归、地龙、川芎、蜈蚣、水蛭、土元）治疗气虚兼血瘀型神经痛，并随症化裁，灵活运用，往往收到较好疗效。

2 典型病例

初诊（2010/02/10）：王某，女，66岁，胸胁部疱疹2天。患者2天前遇事，情绪激动，突发胸胁部疱疹，伴有疼痛。临床表现：右侧胸胁部疱疹，颜色深红，灼热刺痛，疱壁紧张，密集成群，性情急躁，心中烦闷，双目红赤，口渴口干，小便短赤，舌质红、苔黄腻，脉弦数。证属肝火郁阻，气血凝滞。治以清肝泻火解毒，活血通络止痛。主方以自拟疱疹合剂Ⅱ号加减治疗。药用：大青叶、苦丁茶各30g，蒲公英15g，柴胡、夏枯草、路路通各12g，栀子、丹皮、元胡、生甘草、龙胆草、滑石、川楝子各10g，三七粉1.5g（冲服），蜈蚣2条。7剂，每日1剂，水煎服。

二诊（2010/02/17）：疼痛减轻，疱疹颜色变浅，疹形缩小，舌质黯红、苔薄黄，脉仍弦滑。故前方苦寒之品减量为大青叶15g，蒲公英、夏枯草各10g，栀子6g，余药同前，再服7剂。

三诊（2010/02/24）：诸症明显好转，大便不成形，日行2次，舌质红、苔薄白少津，脉弦细。故于前方去栀子、蒲公英，加白扁豆15g，甘淡健脾。继服7剂。

四诊（2010/03/03）：口干口渴，胸胁部稍有疼痛，舌质黯红、少苔，脉弦细无力，方宗一贯煎加路路通12g，蜈蚣1条，桃仁、红花各10g。再进10剂而愈。

发表于山西中医，2011，27（10）：4.

于志强教授从肝论治女子面部痤疮的经验

周祺 刘长玉 于志强

我的导师于志强教授在从医数十余年时间里，对很多疾病有独到的见解，也取得了很好的疗效。我有幸跟师学习，受益匪浅，现将导师治疗女子面部痤疮经验总结如下，以飨同道。

一、中心证候

面部痤疮反复发作，颜色鲜红或暗红，散在脓疱小结节，女性多于月经前加重，并常伴有性格急躁，胸胁胀满，月经提前，口干口苦，大便干结，小便黄赤，舌苔黄或黄腻，脉象弦滑或滑数。

二、病机关键

患者情志内伤或素体热盛，以致化热化火，肝郁火热移于肺胃，上蒸颜面（肺主皮毛，阳明主面），血热瘀滞而成。

三、治疗方法

自拟方痤疮合剂，水煎服，每日一剂。

四、药物组成

柴胡 10g	夏枯草 10g	生栀子 10g	丹皮 10g
生地黄 10g	薄荷 10g（后下）	枇杷叶 10g	天花粉 10~15g
白花蛇舌草 10~15g	白芷 6g	皂角刺 10g	生甘草 6g

五、方解

痤疮合剂是在丹栀逍遥散的基础上加减化裁而成。方中柴胡、夏枯草、栀子、薄荷清肝泻火，疏肝解郁。正如《本草新编》云："夫柴胡可解郁热之气……"《本草思辨录》云："子解郁火，故不治胆而治肝。"夏枯草苦辛寒，归肝胆经，能散郁结，清肝火，治痈结肿毒；薄荷辛凉，归肺肝经，能助柴胡疏肝清热解郁。丹皮、生地黄，功专清热凉血散瘀。枇杷叶苦凉，归肺胃经，功专降逆下气，具有驱除上蒸颜面郁热火毒之邪的作用。《食疗本草》云："煮汁饮之，止渴。治肺气热嗽及肺气疮，胸面上疮。"天花粉甘微苦微寒，归肺胃经，除善治消渴外，《医学衷中参西录》又云："善通行经络，解一切疮家热毒。"白花蛇舌草苦甘寒，归心肝肺经，功专清热解毒，活血消肿。白芷辛温，归肺胃经，为足阳明胃经之引经药，能治阳明经一切头面诸疾。皂角刺，辛温，归肝肺胃经，主治痈疽肿毒，活血散结。生甘草甘平，清热解毒并调和诸药。全方合用，共奏清热解毒开郁，凉血活血散结之功效。

六、临床加减

1. 面部痤疮瘙痒甚者，可酌加蝉蜕10g、白鲜皮10~15g，以增清热疏风利湿止痒之功。

2. 平素喜食肥甘辛辣之品，大便秘结者，可酌加生大黄6~10g（后下），以增清热通便之力，使热从大便而出。

3. 脓疱明显者，可酌加蒲公英10g、冬瓜子10g，以增清热解毒、渗湿排脓之功。

七、典型病例

初诊（2010/09/10）：王某某，女性，34岁。主诉：面部痤疮反复发作一年。近一年，患者面部反复出现痤疮，颜色鲜红，可有脓疱，经西医抗炎等治疗后可好转，但反复出现。刻下：颜面痤疮，颜色鲜红，瘙痒明显，散在脓疱小结节，性格急躁，胸胁胀满，月经提前，口干口苦，大便干结，小便黄赤，舌质红苔黄腻，脉象弦滑。证属肝经郁热，血热瘀滞。治法：清热解毒，凉血活血散结。处方：痤疮合剂加减。方药：柴胡10g、夏枯草10g、生栀子10g、丹皮10g、生地黄10g、薄荷10g（后下）、枇杷叶10g、天花粉15g、白花蛇舌草15g、白芷6g、皂角刺10g、生甘草6g、蝉蜕10g、白鲜皮15g、冬瓜子10g。7剂水煎服。

二诊（2010/09/17）：痤疮减少，颜色变浅，脓疱消失，舌质红，苔黄微腻，脉弦滑。继服原方7剂。

三诊（2010/09/24）：痤疮明显减少，无胸胁胀满，无口干口苦，二便调，舌质红，苔薄黄。继服前方7剂。

四诊（2010/09/31）：本周患者月经经期正常，痤疮发作明显减少，颜色鲜红，无瘙痒，略有心烦，二便可，舌质红，苔薄黄。继服前方7剂。

五诊（2010/10/07）：患者月经结束，痤疮基本消退，无心烦，舌质淡红，苔薄黄，药以去冬瓜子、白鲜皮水泛为丸，每日3次，每次10g，以巩固疗效。

三月后随访未再复发。

八、讨论

中医将痤疮称为"粉刺"、"酒刺"，认为多由肺胃蕴热，上蒸颜面，血热瘀滞而成，亦与过食膏粱厚味有关。寻常痤疮是一种毛囊及皮脂腺的慢性炎症性皮肤疾患，主要发生于青年男女的面部及胸背部，形成粉刺、丘疹、脓疱、结节、囊肿等损害，部分遗有瘢痕。调查研究结果显示，在青春发育期，痤疮的发病率在90%左右。本病能影响容貌，降低生活质量，且发病率高，因此成为现代人十分关注的疾病之一。现代医学认为，痤疮的病因病机复杂，主要原因是体内雄激素水平升高，导致皮脂腺功能亢进，皮脂分泌增强，为痤疮丙酸杆菌的大量繁殖提供了有利的条件，加之皮脂腺导管角化，毛囊口被阻塞，引起局部炎症反应，形成炎症性丘疹、脓疱及结节等。治疗痤疮的西医疗法主要有抑制局部炎症、抗雄激素、抑制皮脂腺分泌等，具有一定疗效，但存在着耐药及毒副作用，停药后病情易复发。中医治疗痤疮有一定优势，而辨证论治是取得疗效的关键，只有辨证准确，才能正确立法、处方。根据我们临床所见，虽然寻常痤疮发病原因不同，但多表现出湿热蕴毒，热久成瘀之证，故可见粉刺、红丘疹、脓疱、结节等皮损。临床上很多患者常因工作紧张、睡眠不足、生活不规律等心理社会因素引发月经及内分泌功能失调而起。所以我们以清热解毒开郁，凉血活血散结为法，以于教授自拟痤疮合剂治疗，随证加减，取得良好疗效，值得在临床上推广。

发表于医药前沿，2011，9：135-136.

于志强教授从肝论治糖尿病经验

周祺　刘长玉　于志强

糖尿病属于中医消渴之范畴，根据本病三多症状的孰轻孰重分为上、中、下三消。传统的观点认为其发病机理为阴虚燥热，阴虚为本，燥热为标，主张上消治肺，中消治胃，下消治肾，从肺、胃、肾三消论治。于志强教授通过长期的临床实践发现，许多2型糖尿病患者或早期患者的临床表现无典型的三多症状，追溯其病史，多数有情志内伤史。因此，导师遵经立旨，在结合临床的基础上，提倡辨病与辨证相结合、宏观与微观相结合，提出糖尿病"从肝论治"新思路，用之于临床，分为四法辨证治疗，收到满意的疗效。

一、理论依据

在《内经》中就有消渴发病与肝的关系。《灵枢·本脏篇》云："肝脆则善病消瘅易伤。"情志不遂，气机郁结，血脉不畅，郁而化热，而为消渴，《灵枢·五变篇》曰："怒气上逆，胸中蓄积，血气逆流，髋髀充肌，血脉不行，转而为热，热则消肌肤，故为消瘅。"而后刘河间在《三消论》中云："消渴者……耗乱精神，过违其度，而燥热郁盛之所成也。此乃五志过极，皆从火化，热盛伤阴，至今消渴。"叶天士《临证指南医案》云："心境愁郁，内火自然，乃消渴大病。"也明确指出消渴与情志因素有关。清·黄坤载在《素灵微蕴·消渴解》中云："消渴之病，则独责肝木而不责肺金。"清·黄元御在《四圣心源》中云："消渴病，足厥阴之病也，厥阴肝木与少阴相火为表里……凡木之性，专欲疏泄……则相火失其蛰藏。"通过上述两位医家的论述，认为糖尿病与肝关系密切。

纵观历代医家论述，足以证明，消渴之病，病位在肝，但与肺、脾（胃）、肾三脏密切相关，其病机关键为七情内伤，肝失疏泄条达，郁久化火，肝火或刑肺金，或乘脾（胃）土，温热内生，或下灼肾水（子病及母），津伤液涸，则三消乃作，变证丛生。

二、分型证治

1. 肝郁化火，灼伤阴液

主证：烦渴多饮或多食，口苦易怒，面赤眩晕，溲黄便秘，或胸闷胁痛，或嗳气反酸。舌苔薄黄少津，脉象多弦滑或滑数。

治则：酸泻肝木，清热生津。

方药：消渴煎Ⅰ号。

柴胡 10g	木瓜 15g	白芍 15g	乌梅 15g
天花粉 30g	黄连 10g	栀子 10g	生甘草 6g
麦冬 12g	黄芩 10g		

方解：本方是在《类证治裁》的"乌梅木瓜汤"合《丹溪心法》"川黄连丸"的基础上化裁而得，方中以乌梅、木瓜、白芍三药酸泻肝木为君，乌梅、木瓜又有酸甘化阴之功。以柴胡、黄芩、栀子，疏肝清热为臣，佐黄连清心泻火，"实则泻其子"，以天花粉、麦冬清热止渴生津，甘草调和诸药。

加减：

（1）如消谷善饥明显者，加生石膏清泻胃火。

（2）若肝阳上亢，眩晕明显者，加天麻、钩藤、玳瑁平肝熄风。

（3）若大便秘结者，加番泻叶或生大黄通腑泻热。

（4）若胸胁痛明显者，加之以川楝子、郁金疏肝理气止痛。

2. 肝郁土壅，湿热内生

主证：形体肥胖，口渴多饮，易怒口苦，胸闷纳呆，头沉身重，四肢乏力。舌体胖大，苔黄腻，脉象弦滑。

治则：疏肝清热，燥湿健脾。

方药：消渴煎Ⅱ号。

苍术 12g	黄连 12g	柴胡 10g	荷叶 10g
枳壳 10g	葛根 10g	蚕砂 10g（包煎）	鸡内金 10g
栀子 10g			

方解：本方是在朱丹溪"越鞠丸"的基础上加减化裁而得，方中以柴胡、枳壳疏肝解郁，升降气机，以苍术、蚕砂、栀子、黄连清热燥湿，以葛根、荷叶升胃中清

气，生津止渴。

加减：

（1）若见双下肢水肿明显者，加泽泻、冬瓜皮、车前草利水消肿。

（2）若兼舌暗瘀血者，加三棱、莪术活血化瘀。

（3）若见湿热瘀血积于胁下（脂肪肝）者，加决明子、鳖甲、茵陈，以增清热化湿、软坚散结之力。

（4）若见呕恶厌油明显者，加竹茹、生山楂，消食化积、降逆止呕。

3. 肝郁脾虚，脾津不摄

主证：情志抑郁，面色萎黄，神疲乏力，尿频尿甜，口渴多饮，形体消瘦，少气懒言，腹胀便溏。舌淡暗有齿痕，舌苔薄白，脉弱或虚弦。

治则：疏肝解郁，健脾升清。

方药：消渴煎Ⅲ号。

柴胡 6g	枳壳 6g	黄芪 30g	党参 15g
白术 15g	当归 12g	茯苓 15g	葛根 12g
陈皮 10g	炙甘草 10g	山药 10g	

方解：本方是在"钱氏七味白术散"的基础上加减化裁而成，方中以党参、黄芪、白术、茯苓、山药、炙甘草补气健脾，以葛根升发脾胃阳气、升降气机，以当归养血活血，以陈皮理气行气，旨在补而不滞。

加减：

（1）若腹胀明显者，可加厚朴理气除胀。

（2）若腹泻便溏明显者，加莲子肉、白扁豆淡渗健脾止泻。

（3）若兼四肢麻木者，酌加桑枝、姜黄、蜈蚣、牛膝活血通络。

（4）若兼尿如浮脂者，乃肾不约制，加服金匮肾气丸。

4. 肝肾阴亏，燥热津伤

主证：烦渴多饮，尿频量多，浊如脂膏，形体消瘦，腰膝酸软，五心烦热，或视物模糊，或耳聋耳鸣。舌质红，舌体瘦而少苔，脉象弦细而数。

治则：滋补肝肾，清热生津。

方药：消渴煎Ⅳ号。

熟地黄 24g　　制龟版 15g（先煎）　　知母 10g　　山萸肉 12g

白芍 15g　　沙苑蒺藜 10g　　菟丝子 10g　　玉竹 15g

天花粉 15g　　枸杞 15g

方解：本方是在朱丹溪"大补阴丸"的基础上加减化裁而成。方中以熟地、枸杞、制龟版、菟丝子滋补肝肾，以白芍、山萸肉、沙苑蒺藜收敛肝肾、补肾固精，以天花粉、知母、玉竹清热除烦、止渴生津。

加减：

（1）若视物模糊明显者，加夜明砂、密蒙花养肝明目。

（2）若夜尿频多者，加桑螵蛸、补骨脂补肾缩泉。

（3）若耳聋耳鸣者，加磁朱丸以治之。

（4）若心烦不寐明显者，加酸枣仁、夜交藤以养血安神。

三、典型病例

初诊（2011/01/14）：刘某某，女性，60岁。主因糖尿病史1年，口干口渴，乏力2周就诊。患者素体肥胖，1年前无明显原因及症状，体检时发现血糖略高，经多次复查血糖及胰岛素激发试验，诊断为糖尿病，但并未系统治疗，血糖控制不理想。近2周来自觉口干，口渴，饮水较多，身重乏力，故而就诊。临床表现：口干口苦，饮水较多，呕恶纳呆，烦躁易怒，头沉身重，四肢乏力，形体肥胖，双下肢水肿。舌体胖大，苔黄腻，脉象弦滑。实验室检查：空腹血糖7.9mmol/L，尿常规：尿糖+。西医诊断为糖尿病。中医诊断为消渴，证属肝郁土壅，湿热内生。治宜疏肝清热，燥湿健脾。方选消渴煎Ⅱ号加减。处方：苍术12g、黄连12g、柴胡10g、荷叶10g、枳壳10g、葛根10g、蚕砂10g（包煎）、鸡内金10g、栀子10g、泽泻10g、冬瓜皮15g、车前草10g、竹茹6g、生山楂10g。7剂，水煎服。

二诊（2011/01/21）：服用前方后，患者病情好转，口渴减轻，纳呆减轻，双下肢水肿减轻，无口苦，无胸闷。仍有头身沉重，呕恶，四肢乏力。舌体胖大，质淡红，苔薄黄腻，脉弦滑。仍守原方，去泽泻、冬瓜皮、车前草，再服7剂巩固疗效。

三诊（2011/01/28）：服用前方后，患者病情好转，无口渴，饮水量减少，无呕恶，饮食量可，感觉头身沉重四肢乏力略有好转，舌质淡红，苔薄白，脉弦滑。复查空腹血糖：6.3mmol/L。前方去竹茹、山楂，继服7剂，巩固疗效。

四诊（2011/02/04）：服用前方后，患者病情好转，饮水量可，无口渴，体力可，舌质淡红，苔薄白，脉弦滑。继服前方巩固疗效，将上方制成水丸，每次10g，每天3次。

病情好转，未再就诊。

四、体会

糖尿病是一种以糖代谢紊乱为主要表现的慢性内分泌疾病，属于中医消渴病范畴。然于教授认为糖尿病不只是与肺、胃、肾三脏有密切的联系，还与肝脏有着密切的联系，故应注重从肝论治。于教授从肝论治糖尿病，应用消渴煎系列取得较好疗效，为我们开拓了思路，提出了新的辨证理论，值得验证推广。

发表于医药前沿，2011，9：130-131.

于志强教授临床应用越鞠丸的经验

周祺 刘长玉 于志强

越鞠丸源自金元四大家之一——朱丹溪所著《丹溪心法》，功善行气解郁，主治一切郁证。全方由苍术、川芎、香附、栀子、神曲组成，以苍术、川芎疏解诸郁，故又名"芎术丸"。于志强教授在临床上经常运用此方加减治疗因郁而发的诸多内伤杂病，效果显著。

一、治疗带下证（黄带）

证候：妇女带下过多，色黄有异味，伴胸胁痞满胀痛，每因生气恼怒而诱发或加重，口苦口黏，纳呆嗳气，舌苔薄腻，脉弦滑或弦滑而数。

治则：疏肝解郁，清利湿热。

方药：越鞠丸合易黄汤加减。

川芎 15g	苍术 10g	香附 10g	栀子 10g
六神曲 10g	黄柏 10g	龙胆草 10g	白果 10g
芡实 10g	山药 10g	鸡冠花 10g	车前子 15g（包煎）

加减：若纳呆、嗳气明显者，酌加炒莱菔子 10g，鸡内金 10g，以降逆消导；若胁肋疼痛加少腹疼痛者，加川楝子 10g，元胡 10g，以行气止痛。

按语：带下证者多属脾虚，湿热下注，但究其成因，多与肝郁密切相关，正如《女科经论》所云："肝气郁则脾受伤，脾伤则湿土之气下陷……治多开提肝气，辅助脾土为主。"故本证是以土虚木乘为之本，湿热下注为之标，方以越鞠丸治肝郁为主，又以易黄汤治湿热为辅。方中香附行气解郁；川芎活血化瘀；神曲消食导滞；栀子、苍术、黄柏、龙胆草、车前子清热燥湿；山药、芡实补脾益肾，固涩止带；白果、鸡冠花收涩止带。全方使肝郁解、湿热除、黄带清。

二、治疗痰病（高脂血症）

证候：眼睑黄色瘤，形体肥胖，口黏口苦，头沉手重，脘腹痞闷，恶心纳呆，或胁肋胀痛，或善太息，舌苔黄腻，脉弦滑或弦滑略数。

治则：疏肝解郁，清热化湿（痰）。

方药：越鞠丸加味（亦名自拟降脂汤）。

苍术 12g	川芎 12g	栀子 10g	六神曲 10g
香附 6g	泽泻 30g	决明子 15~30g	荷叶 10g
焦山楂 10g	石菖蒲 10g	茵陈 15~30g	虎杖 10g

加减：若兼肝阳上亢，风阳上扰，眩晕明显者，酌加天麻 10g，生石决明 30g（先煎），平肝熄风。若兼脂肪肝者，酌加莪术 10g，鳖甲 10g，鸡骨草 15~30g，以活血化积，清热利湿。若兼胸闷，心胸刺痛，固定不移，瘀血内停者，酌加丹参 30g，土鳖虫 10g，蜈蚣 2 条，以增活血通络行痹之功。若兼痰多，色黄者，加黄芩 10g，瓜蒌 15~30g，以清热化痰。

按语：高脂血症系现代医学之病名。目前，中医对本病的认识尚不统一，辨证分型亦呈多样化，但大多数医家将本病从痰论治，究其病因病机，气郁不畅则津液凝聚而为痰；火热灼液而为痰，唐容川的《血证论》又云："须知痰水之壅，有瘀血使然，然使无瘀血，则痰气自有消溶之地。"可见，瘀血日久必然影响水液代谢，使水湿停聚，复为痰浊。因此可以说"六郁"是导致高脂血症的主要病因。于教授自拟降脂汤正是根据丹溪六郁致病的理论，并结合临床实践及现代医学对高脂血症的病理研究匠心创立而成，验之于临床，疗效显著。越鞠丸行气解郁，气行湿化，则痰郁随之而解。加泽泻、荷叶、茵陈、虎杖、决明子清热利湿；山楂消食化积，行气散瘀；石菖蒲化湿和胃，可醒脾胃，行气滞，消胀满。全方使肝郁解，湿热除，痰浊消。

三、治疗郁证（抑郁症或神经官能症）

证候：精神抑郁，性情不宁，多疑多虑，烦躁易怒，胸胁痞满，口苦纳呆，嗳气欲呕，善太息，心悸少寐，舌质暗红，苔黄腻，脉象弦滑或弦滑略数。

治则：疏肝解郁，清热涤痰开窍。

方药：越鞠丸加味。

苍术 10g	川芎 10g	栀子 10g	六神曲 10g
香附 6g	石菖蒲 10g	远志 10g	郁金 10g
制南星 10g	黄连 10g	丹参 15g	紫石英 15~30g

加减：若失眠明显者，原方去苍术加二夏汤（半夏15g、夏枯草15g）以调和阴阳，使阳入于阴而寐。若火郁明显，兼见大便秘结者加大黄6~10g（后下），以通腑泻热。若气郁明显者，加沉香10g、合欢皮10~15g，以理气开郁。

此外，于教授运用越鞠丸加夏枯草10g、渐贝10g、生牡蛎15~30g、海浮石15~30g、瓜蒌15~30g，治疗淋巴结炎、淋巴结核（痰核、瘰疬），亦有较好疗效。酌加左金丸（黄连12g、吴茱萸3g）、煅瓦楞子15g、乌贝散（乌贼骨10~15g、渐贝12g）治疗反流性食管炎或慢性胃炎反酸明显者，亦有很好疗效。

以上是于教授应用越鞠丸治疗多种杂病的体会，在临床上多应之有效，扩大了越鞠丸的应用范围和主治病证，我们应推广学习。

发表于中国实际中国现代医学杂志，2011，24（9）：24-25.

于志强从肝论治过早搏动的经验

刘长玉　周祺　于志强

过早搏动属中医学心悸范畴。于志强教授根据日本·丹波元坚《杂病广要》"有因怒气伤肝，有因惊气入胆，母能令子虚，因而心血不足，又或嗜欲繁思，思想无穷，则心神耗散而心君不宁，此其所以有从肝胆出治也"的论述，认为心为传病之所，肝为起病之源，过早搏动虽病位在心，但与肝功能失调密切相关，临床从肝论治过早搏动疗效显著。笔者有幸跟师学习，受益匪浅，现将于老从肝论治过早搏动的临床经验介绍如下。

一、肝气瘀滞，心脉痹阻

于老认为，情志抑郁，肝失条达，气机不畅，心血瘀滞，则可见脉结代（过早搏动）。可见心悸阵作，多因生气恼怒诱发或加重；心胸憋闷或心胸刺痛，常伴太息、嗳气、纳呆，舌紫暗或有瘀斑，脉结代或弦或涩。治以疏肝理气，活血定悸。方选抗早复脉Ⅰ号：柴胡10g，当归10g，川芎10g，赤芍10g，生地黄10g，桔梗10g，枳壳10g，牛膝10g，甘松10g，水蛭10g，蜈蚣2条，炙甘草10g。加减：若肝气郁滞明显者，酌加郁金、延胡索（二药均为血中气药，理气疏肝活血）；血瘀明显者，酌加三七，以增活血之力；嗳气明显者，酌加旋覆花，以降胃气；纳呆明显者，酌加生山楂、鸡内金以消食导滞。

二、肝郁化火，木火扰心

于老根据脏腑相关学说、五行学说（母病及子），提出肝郁化火、木火扰心可致心悸怔忡（过早搏动）。可见心悸阵作、易怒而烦、口干口苦、眩晕失眠、溲赤、便干，舌红苔薄黄，脉象弦滑而促。治以清肝泻火，宁心定悸。方选抗早复脉Ⅱ号：柴胡10g，白芍10g，栀子10g，黄连10g，苦参10g，青皮6g，青蒿12g，莲子心3g，生龙齿30g（先煎），生甘草6g，牡丹皮10g。加减：若肝火亢盛，风阳上扰，而眩晕明显者，酌加天麻、钩藤、夏枯草以清肝熄风；心烦不得眠者，酌加朱砂以宁心安神；舌红且暗，兼瘀血者，酌加丹参、生地黄凉血活血。

三、肝郁化火，痰火扰心

王肯堂《证治准绳》中云："郁痰积于心包、胃口而致惊悸、怔忡者有之。"于老提出本证的病机关键为肝郁化火，灼液成痰，痰火扰动心神。临床可见心悸而烦、胸闷呕恶、口苦口黏、眩晕阵作，或纳少痰多，舌红苔黄腻，脉象弦滑而促。治以清肝化痰，镇心定悸。方选抗早复脉Ⅲ号：陈皮10g，半夏10g，茯苓10g，枳壳10g，竹茹10g，川黄连10g，苦参10g，紫石英10g（先煎），生甘草6g，青蒿12g，夏枯草10g，合欢皮10g。加减：若兼见失眠明显者，增半夏、夏枯草各15g（双夏汤）以调和阴阳；眩晕明显者，酌加天麻、钩藤平肝熄风；胸闷明显者，酌加石菖蒲、郁金涤痰行气开结；呕恶明显者，酌加苏叶、黄连（苏叶黄连汤）。

四、肝血不足，心脉失养

该证常见心悸、怔忡、头晕惊惕、面色少华、神疲乏力、失眠易醒，舌淡苔白，脉弦或细、结代。治以养血柔肝，安神定悸。方选抗早复脉Ⅳ号：当归15g，白芍15g，酸枣仁30g，阿胶10g（烊化），柏子仁10g，女贞子12g，旱莲草10g，炙甘草10g，琥珀粉1.5g（冲服），川芎6g，大枣5枚。加减：若心悸、惊惕明显者，加紫石英镇心定悸；兼心气不足，见气短、汗多者，酌加沙参、五味子、浮小麦益气养心止汗；兼心阳不振、畏寒肢冷、脉迟缓者，加桂枝温通心阳；兼心阴不足，舌红苔少、心烦而悸者，加生地黄、知母、麦冬滋阴除烦。

五、典型病例

验案1　初诊（2010/11/02）：女，49岁，因间断性心悸、胸闷2年余，加重10天就诊。患者既往有冠心病、心律失常病史2年，10天前因情绪激动后心悸加重。胸闷时作，偶有胸痛，善太息，嗳气频作，纳呆，舌紫暗，脉结代而弦。查心电图示：室上性期前收缩，ST-T段缺血样改变。中医诊断为心悸，证属肝气瘀滞，心脉痹阻。治以疏肝理气、活血定悸之法。方选抗早复脉Ⅰ号加减：柴胡10g，当归10g，川芎10g，赤芍10g，生地黄10g，桔梗10g，枳壳10g，牛膝10g，甘松10g，水蛭10g，蜈蚣2条，炙甘草10g，旋覆花10g（单包），生山楂12g，鸡内金15g。7剂，水煎服，日1剂。

二诊（2010/11/09）：患者服上方7剂，心悸、胸闷减轻，饮食尚可，嗳气、呃逆明显好转。前方减生山楂、鸡内金、旋覆花，再服 7 剂。

三诊（2010/11/16）：患者心悸症状明显改善，余诸症减轻。再服 7 剂加以巩固。

按语：抗早复脉Ⅰ号由王清任《医林改错》血府逐瘀汤化裁而来。王清任认为，血府逐瘀汤不仅能治疗胸中血府血瘀而致的胸痛，也治疗心悸等 19 种病证。如"心跳心悸，用归脾安神等而不效，用此方百发百中"。中医理论认为，肝主疏泄，条达气机，心主血脉，以通为顺。故心血之运行，有赖于肝气疏泄条达。正如唐容川《血证论》云："以肝属木，木气充和条达，不致遏郁，则血脉通畅。"薛己《薛氏医案》指出："肝气通则心气和，肝气滞则心气乏。"若因情志抑郁，肝失条达，气机不畅，心血瘀滞，则可见脉结代（过早搏动）。方中当归、川芎、赤芍、生地黄养血活血；柴胡、枳壳、桔梗、甘松疏肝理气，调和气机；牛膝引瘀血下行；水蛭、蜈蚣等虫类药物破血通络，以增活血化瘀之力；炙甘草调和诸药，养心复脉。

验案 2 初诊（2011/01/08）：男，67 岁，以心悸、气短 3 年加重伴双下肢水肿 3 天就诊。患者 3 年前无明显诱因出现心悸气短阵作，活动后加重。3 天前因劳累过度心悸心慌、气短喘促加重，伴有双下肢水肿。就诊时见：心悸，头晕惊惕，面色少华，神疲乏力，气短，自汗出，舌淡苔白，脉细、结代。中医诊断为心悸，证属肝血不足，心脉失养。治以养血柔肝、安神定悸之法。方选抗早复脉Ⅳ号加减：当归 15g，白芍 15g，酸枣仁 30g，阿胶 10g（烊化），柏子仁 10g，女贞子 12g，旱莲草 10g，炙甘草 10g，琥珀粉 1.5g（冲服），川芎 6g，大枣 5 枚，沙参 15g，五味子 12g，浮小麦 10g。7 剂，水煎服，日 1 剂，早晚分服。

二诊（2011/01/15）：服用上方 7 剂后，心悸减轻，气短、自汗出症状好转。但仍恶风、恶寒肢冷，舌淡苔白，脉迟缓。前方加桂枝 12g，继续服用 7 剂。

三诊（2011/01/23）：心悸未见明显发作，其他症状均缓解。继续服用 14 剂，巩固疗效。

按语：肝藏血，心主血，二脏在五行学说中为母子相生关系。心之血脉的充足，有赖于肝藏血的不断补充。若肝血亏虚，母不生子，则心脉空虚，心不得濡养，则心悸、怔忡，即所谓"母能令子虚也"。正如《丹溪心法》所云："怔忡者，血虚血少者多。"

发表于山东中医杂志，2012，31（5）：358-359.

于志强教授应用温胆汤治疗心血管疾病的临床观察

周祺　刘长玉　于志强

我的导师于志强教授从事中医理论研究及临床治疗数十年，对很多经典方剂有深入的研究，开拓应用范围，取得很好的疗效。我有幸跟随导师学习，看到导师有很多非常有效的治疗，也开阔了我的思路。导师常用温胆汤，现仅就温胆汤在心血管疾病方面的治疗病例简述如下。

一、高血压病

徐某某，女，78岁，退休，籍贯天津。

初诊（2009/08/28）：主因阵发性眩晕5年，加重5日就诊。患者有高血压病史5年，血压一直在140~160/80~95mmHg之间波动，间断性口服降压药，血压控制不理想，近期查甘油三酯3.88mmol/L。就诊时见：形体肥胖，头晕目眩，晨起干哕，胸闷口苦，惊惕不安，肢体麻木，舌质淡暗，苔黄腻，脉弦滑。查BP：170/100mmHg。西医诊断为高血压病，高脂血症。中医诊断为眩晕，证属痰火上扰。治以清热涤痰，平肝熄风之法。方选天茶温胆汤加减。

处方：天麻12g、钩藤30g（后下）、黄连10g、夏枯草15g、半夏10g、陈皮10g、茯苓10g、竹茹10g、枳壳10g、苦丁茶10g、姜黄12g、桑枝30g、豨莶草15g、甘草10g。5剂，水煎服。

嘱其调畅情志，清淡饮食，注意休息，按时服药，变化随诊。

二诊（2009/09/02）：服用前方后头晕目眩减轻，无干哕，无胸闷，口苦减轻，麻木减轻，舌质淡暗，苔薄黄腻，脉弦滑。查BP：150/80mmHg。此乃治疗辨证准确，治法得当，用药疗效肯定，痰浊较前减轻，故将前方加蜈蚣2条。继服7剂。医嘱调护同前。

三诊（2009/09/09）：服用前方后头晕基本缓解，无口干口苦，无肢体麻木，舌质淡红，苔薄黄，脉弦滑。查BP：140/70mmHg。疗效肯定，继服前方7剂。医嘱调护同前。

按语：该患者以头晕目眩为主证，中医诊断为眩晕。眩晕的病因病机，历代医家各说不一，《内经》"诸风掉眩，皆属于肝"，"髓海空虚，脑转耳鸣"，朱丹溪云"无痰不作眩"，张景岳言"无虚不作眩"，唐代孙思邈在《千金要方》中提出风热痰致眩，陈修园将眩晕病机概括为风、火、痰、瘀四个字。于教授认为，高血压病从临床上来看实证居多，虚证较少，实责之于肝，虚责之于肾，实证多为风、火、痰、瘀上扰清窍，虚证多为肾精不足，《灵枢·海论》"髓海空虚，脑转耳鸣"，"胫酸眩冒，目无所见"而致眩晕。该患者为肝阴不足，肝阳上亢，挟痰上扰清窍所致，治疗以清热涤痰，平肝熄风为主。于教授应用自拟天茶温胆汤［温胆汤+天麻12g、苦丁茶10g、夏枯草15g、钩藤30g（后下）、黄连10g］，方中天麻、钩藤镇肝熄风；黄连、竹茹清热化痰；夏枯草、苦丁茶清肝热；半夏、陈皮、茯苓化痰渗湿；枳壳涤痰下气；姜黄、桑枝、豨莶草疏风通络；蜈蚣搜风通络；甘草调和诸药。夏枯草、半夏为二夏安眠汤，具有清热涤痰作用，也起到安眠作用。全方使痰热清，肝风平，眩晕停。

二、冠状动脉粥样硬化性心脏病（简称冠心病）

张某某，女，58岁，退休，籍贯天津。

初诊（2009/09/28）：主因阵发性胸部疼痛3年，加重2日就诊。患者有冠心病史3年，性情急躁，常于情绪激动时发作胸部灼痛，伴有眩晕，口服速效救心丸可减轻，曾进行输液治疗，近2日再次因情绪激动而发作。就诊时见：心胸灼痛，心情烦躁，口苦呕恶，咯痰量少，黏稠色黄，头晕目眩，双手麻木，舌质淡暗，苔黄腻，脉弦滑。查BP：160/90mmHg。西医诊断为冠状动脉粥样硬化性心脏病，高血压病。中医诊断为胸痹，证属痰热上扰。治宜清热涤痰，开结止痛。方选陷胸温胆汤加减。

处方：半夏10g、陈皮10g、茯苓10g、竹茹10g、枳壳10g、黄连10g、全瓜蒌30g、天麻12g、钩藤30g（后下）、僵蚕10g、天竺黄10g、甘草10g。4剂，水煎服。

嘱其调畅情志，清淡饮食，注意休息，按时服药，变化随诊。

二诊（2009/10/02）：服用前方后胸部灼痛减轻，口苦好转，黄痰减少，眩晕减轻，双手麻木减轻，大便日行一次，便干。舌质淡暗，苔薄黄腻，脉弦滑。此乃治疗辨证准确，治法得当，用药疗效肯定，故前方加大黄6g（后下）通腑泻热。继服7剂。医嘱调护同前。

三诊（2009/10/09）：服用前方后胸痛头晕基本缓解，无口干口苦，无咯黄痰，无双手麻木。舌质淡红，苔薄黄，脉弦滑。疗效肯定，继服前方7剂。医嘱调护同前。

按语：该患者以胸部闷痛为主证，中医诊断为胸痹。胸痹的主要病机为心脉痹阻，病位在心，涉及肝、脾、肾等脏。该患者为情志不遂，郁怒伤肝，肝气郁结，郁而化火，炼液成痰，痰热内扰，胸阳不振而为胸痹。治疗以清热涤痰，开结止痛为主，应用于教授自拟陷胸温胆汤（温胆汤+小陷胸汤），方中黄连、竹茹、天竺黄清热化痰；半夏、陈皮、茯苓化痰渗湿；枳壳涤痰下气；瓜蒌清热化痰，宽胸散结；天麻、钩藤镇肝熄风；僵蚕化痰散结，熄风止痉，甘草调和诸药。全方使痰热清，痹结开，疼痛止。

三、心律失常（过早搏动）

王某某，女，46岁，退休，籍贯天津。

初诊（2009/12/17）：主因阵发性胸闷心悸2年，加重2日就诊。患者平素饮食不节，劳作较重，近2年未有明显原因出现胸闷心悸，心烦少寐，曾查心电图：心肌缺血，偶发房性早搏。间断性口服扩冠药，症状控制不理想。就诊时见：心悸不宁，时作时止，胸闷不畅，心烦失眠，口干口苦，舌质淡暗，舌苔黄腻，脉弦滑略数。西医诊断为冠状动脉粥样硬化性心脏病。中医诊断为心悸，证属痰热扰心。治以清热豁痰，宁心安神之法。方选参石温胆汤加减。

处方：陈皮15g、半夏12g、竹茹10g、茯苓10g、枳壳10g、黄连10g、紫石英15g（先煎）、苦参6g、酸枣仁30g、知母12g。7剂，水煎服。

嘱其清淡饮食，调畅情志，注意休息，按时服药，变化随诊。

二诊（2009/12/24）：服前方后患者心悸胸闷减轻，诉仍心烦，少寐，舌质暗红，苔薄黄，脉弦滑。此乃痰热渐除，心神失养，故将酸枣仁加至50g以养心安神，继服7剂。

三诊（2009/12/31）：服前方后心悸等证消失，睡眠改善，舌红，苔薄白，脉弦滑。继服上方7剂后病情基本平稳，未来就诊。

按语：该患者以心中悸动为主证，中医诊断为心悸。本病病位在心，相关脏腑主要以脾、肾、肝（胆）关系密切。此患者为中年女性，饮食不调，脾不运化，水湿内停，聚而为痰，痰热扰心，心神不宁，而为心悸。治法为清热豁痰，宁心安神。

应用于教授自拟参石温胆汤（黄连温胆汤＋苦参6~10g，紫石英10~15g），方中半夏、陈皮燥湿化痰，理气和胃；茯苓、炙甘草健脾渗湿，补中化痰；竹茹、枳实清热化痰、除烦止呕、破气除痞；黄连增加清热之功；紫石英镇心安神；酸枣仁、知母养心安神；现代药理研究表明苦参有抗心律失常作用。本方可以改善心悸症状，治疗心律失常，可推广使用。全方使痰热清，心神安，悸动平。

四、结语

温胆汤是我们常用的方剂，来源多认为是宋·陈无择所著《三因方》。其组成为半夏、竹茹、枳实各二两（6~9g）、陈皮三两（9~12g）、茯苓一两半（4.5~6g）、生姜5片、大枣1枚。全方具有理气化痰，清胆和胃的功能，多应用于胆胃不和、痰热内扰证，于教授经过对温胆汤的深入研究探讨，将其应用在心血管疾病的治疗中，进行加减应用，扩展治疗领域，取得了很好的疗效，积累了丰富的经验，值得我们学习和推广。

发表于中华实用中西医杂志，2011，31（2）：35-36.

于志强从肝论治失眠的经验

刘长玉　周祺　于志强

失眠证，中医认为其属不寐，历代医家多责之于心，然吾师于志强教授认为其发生又多与肝的脏腑功能失调密切相关，在临床中从肝论治常获良效。笔者有幸跟师学习，受益匪浅，现将于教授从肝论治失眠的临床常见分型证治经验介绍如下。

一、肝郁化火，扰动神魂

于教授认为肝郁化火或暴怒伤肝，肝火内扰，魂神不能守舍可致失眠，可见心烦，少寐，性情急躁，口干口苦，舌质红，舌苔薄黄，脉弦而略数。治宜疏肝解郁，清肝泻火，方选清肝还魂煎：柴胡10g，牡丹皮10g，栀子10g，黄连10g，郁金10g，白芍10g，乌梅10g，苦丁茶10g，合欢皮15g，珍珠母30g（先煎）。加减：若肝郁化火，肝火犯胃，见反酸者，加左金丸以治之；若心火也亢，舌尖红或起泡者加竹叶、莲子心以清心肝之火；若心悸明显者，加生龙齿镇心定悸。

二、肝郁血瘀，魂神不归

于教授认为肝气郁滞日久，入络入血，魂神离舍不归则致失眠。可见顽固性失眠，精神抑郁，胸胁疼痛，善太息，面色晦暗少华，舌暗或有瘀点、瘀斑，脉象弦而涩。治宜疏肝解郁，活血安魂，方选化瘀还魂煎：柴胡10g，当归10g，川芎10g，赤芍10g，生地10g，枳壳10g，桔梗10g，牛膝15g，郁金10g，合欢皮15g，珍珠母30g（先煎），桃仁10g，红花10g。加减：若胸胁疼痛明显者，酌加金铃子散，以疏肝理气止痛；若血瘀明显者，可酌加水蛭、蜈蚣活血通络。

三、肝郁化火，痰阻魂离

于教授认为肝郁化火，灼液成痰，痰火内扰，肝魂离舍则失眠可见。正如唐容川《血证论·卧寐》中说："肝经有痰，扰其魂而不得寐者，温胆汤加酸枣仁治之。"可见失眠少寐，易怒心烦，胸闷口苦，痰多恶呕，舌质红舌苔黄腻，脉象弦滑或弦滑而数。治以清肝泻火，涤痰安魂，方选双夏温胆汤：半夏15g，夏枯草15g，陈皮10g，茯苓10g，竹茹10g，枳壳10g，川黄连10g，珍珠母30g（先煎），远志10g，石菖蒲10g，甘草6g。加减：若肝经郁火明显，心烦懊侬者加生栀子、豆豉以清热除烦；若热盛便秘者，酌加番泻叶或生大黄通腑泻热。

四、肝血不足，血不养魂

肝藏血，血舍魂，于教授还认为肝血不足，不能濡养肝魂可致失眠。可见失眠易醒，多梦惊惕，面色少华，头晕目眩，视物模糊，舌质淡红苔白，脉弦细或弱。治以补肝养血，藏血安魂，方选酸仁安魂汤：酸枣仁50g，白芍15g，当归15g，何首乌15g，熟地黄15g，阿胶12g（烊化），夜交藤15g，柏子仁10g，紫石英30g（先煎），川芎10g。加减：若阴虚燥热，神魂不安，酌加制龟版、知母、生百合以滋养肝阴，安魂定志；若阴虚阳亢，眩晕明显，酌加桑叶、钩藤养肝熄风；若有心气不足，气短，自汗者，酌加太子参、浮小麦、麻黄根以益气养心止汗。

五、典型病例

验案1 初诊（2010/11/09）：患者男性，53岁，以失眠10日就诊。患者近日由于情志不遂，连续失眠十余日，彻夜不寐。临床表现：心烦，失眠，性情急躁，反酸，口干口苦，舌质红，舌苔薄黄，脉弦而略数。中医诊断为不寐，证属肝郁化火，扰动神魂。治以疏肝解郁，清肝泻火，方选清肝还魂煎加减。

处方：柴胡10g，牡丹皮10g，栀子10g，黄连12g，郁金10g，白芍10g，乌梅10g，苦丁茶10g，合欢皮15g，珍珠母30g（先煎），吴茱萸2g。7剂，水煎服，慢火煎取300mL，每日1剂，分早晚两次服用。

二诊（2010/11/15）：服上方7剂，失眠、心烦、反酸减轻，每晚能睡5h。前方减吴茱萸，再服7剂。

三诊（2010/11/21）：患者失眠明显改善，能睡8h，余诸症减轻。

按语：清肝还魂煎以化肝煎加减而成。方中柴胡、郁金疏肝解郁；牡丹皮、栀子、苦丁茶清泻肝经郁火而除烦；黄连主清心经之火，实为"实则泻其子"之意。白芍、乌梅酸泻肝木，止渴生津，以防肝经郁火，耗伤肝阴；合欢皮含皂苷、鞣质等，安神解郁，具有较强的镇静作用；珍珠母咸寒，入肝、心二经，具有清肝潜阳，镇心安神的作用。正如《本草纲目》云："珍珠母，安魂魄，止遗精、白浊。"

验案2 初诊（2011/3/15）：患者女性，57岁，以失眠半月余就诊。半月前，患者因家庭琐事与家人发生矛盾而生闷气，后来逐渐出现失眠，起初不以为然，后发展为彻夜不眠，病重半月始来就诊。临床表现：失眠少寐，心烦懊恼，胸闷口苦，痰多恶呕，舌质红舌苔黄腻，脉象弦滑。中医诊断为不寐，证属肝郁化火，痰阻魂离。治以清肝泻火，涤痰安魂，方选双夏温胆汤加减。

处方：半夏15g，夏枯草15g，陈皮10g，茯苓10g，竹茹10g，枳壳10g，黄连10g，珍珠母30g（先煎），远志10g，石菖蒲10g，甘草6g，生栀子15g，豆豉15g。4剂，水煎服，每日1剂，分早晚两次服用。

二诊（2011/3/18）：服上方4剂后睡眠明显改善，心烦懊恼症状好转，前方减生栀子、豆豉，再服7剂。

三诊（2011/3/24）：患者失眠明显改善，余诸症减轻。继续服用上方7剂，巩固治疗。

按语：本方是在温胆汤的基础上化裁而成。方中黄连温胆汤清热和胃，理气化痰；半夏与夏枯草相须为用，不仅清肝化痰，其交通阴阳之力更甚；远志与石菖蒲涤痰开窍，宁心安神；珍珠母平肝潜阳，镇心安神；甘草调和诸药。

参考文献

[1] 于志强.痰瘀并治法在心血管疾病中的应用举例[J].天津中医药大学学报，2000，19（4）：29.

[2] 刘长玉，周祺.于志强从痰论治高血压病经验[J].河北中医，2011，33（2）：172-173.

[3] 刘长玉，于志强，曹旭焱，等.降压护心煎Ⅱ号治疗老年收缩期高血压40例疗效观察[J].河北中医，2005，27（11）：819-819，864.

[4] 杜武勋，于志强，宋和文，等.降压护心煎Ⅰ号治疗高血压病42例[J].陕西中医，2003，24（6）：510-511.

[5] 杜武勋，于志强，刘梅，等.苦丁降压液治疗高血压病的临床研究[J].天津中医药大学学报，2001，20（1）：13-14.

[6] 刘长玉，周祺. 于志强治疗高血压病经验方介绍 [J]. 江苏中医药，2011，43（2）：74.

[7] 周祺，刘长玉. 于志强论治带状疱疹经验简介 [J]. 山西中医，2011，27（10）：4，8.

[8] 周祺. 于志强治疗脂肪肝的经验 [J]. 河北中医，2009，31（7）：965-966.

[9] 周祺，刘长玉，于志强，等. 于志强教授从肝论治女子面部痤疮的经验 [J]. 医药前沿，2011，01（17）：135-136.

[10] 周仲英. 中医内科学 [M]. 北京：中国中医药出版社，2003：154.

发表于天津中医药，2013，30（12）：761-762.

脂肪肝的中医研究概述

田东昌 黄明 于志强

当肝细胞内脂质蓄积超过肝湿重的5%，或组织学上每单位面积见1/3以上肝细胞脂变时，称为脂肪肝[1]。近些年来，脂肪肝的发病率因人们生活习惯发生的变化而呈逐年上升趋势，并且该病的发病年龄越来越小[2-4]。由于脂肪肝起病隐袭[4]并可导致肝纤维化、肝硬化、肝癌[5]等严重后果，故对该病的早发现早治疗就显得尤为重要。现代医学对脂肪肝的发病机制仍存争议。西医的治疗方法主要是降脂保肝，但因目前尚缺乏理想的针对性药物，所以疗效较低，副作用较大，并且停药后易出现反弹。而中医药对脂肪肝治疗具有多向调节，疗效平稳等优势则逐渐凸显出来[6]。现就近年来中医药对脂肪肝的相关论述综述如下。

1 中医病名溯源

潘丰满等[7]认为根据脂肪肝的临床特点，多将其归为"胁痛"、"积证"等范畴。郭伟[8]认为脂肪肝的形成与痰、湿、瘀、毒、积等病理产物及肝气郁滞有关，多属"胁痛"、"积聚"范畴。孙建光[9]认为脂肪肝属于气血津液病变范畴，与"肥气"、"痰浊"、"肝积"证相似。

祖国传统医学中无脂肪肝这一病名，根据脂肪肝的发病特点和临床表现，现代医家普遍认为"积聚"、"癥瘕"、"肥气"是脂肪肝最常见的3个中医病名[10]。我们可以在古代文献中找到相应的论述，《中藏经》指出："积聚癥瘕杂虫者，皆五脏六腑，真气失而邪气并，逐乃生焉。"《诸病源候论·积聚病诸候》则强调了积聚的形成有一个渐积成病的过程："诸藏受邪，初未能为积聚，留滞不去，乃成积聚。"《难经·五十六难》明确地将肥气作为肝之积的名称："肝之积名曰肥气，在左胁下，如覆杯，有头足。"而国标给脂肪肝定义的中医病名"肝癖（痞）"未能得到众多医家学者的认可，并且现代国标中的"肝癖"与古籍中的"肝癖"属于同名异病[11]。

2 病因病机

2.1 饮食不节　湿浊中阻

2.1.1 嗜食肥甘　脾失健运　曹建春[12]认为营养过剩等因素容易诱发脂肪肝。并指出恣食肥甘，酒食不节损伤脾胃，健运失司，聚湿生痰，阻滞中焦；脾胃损伤日久，脾气虚弱；湿阻气滞日久，血行不畅，而成气滞血瘀之征。谭远忠等[13]认为本病多因过食辛辣肥甘厚味，痰湿内生，痰浊中阻导致肝失疏泄，脾失健运，湿浊或痰浊内蕴，瘀血阻滞而形成痰瘀互结，痹阻肝脏脉络而形成脂肪肝。

2.1.2 饮酒过度　湿热内蕴　赵钊等[14]认为过量饮酒之后，湿热毒邪蕴结体内，损伤肝脾，致肝之疏泄与脾之运化功能失职，肝郁脾虚，气血不和，痰浊内生，气血痰湿相互搏结，停于胁下，形成积块。潘文斌[15]认为过量饮酒，湿热酒毒直接损伤肝脏，肝脏受损，木不疏土，肝郁气滞，湿热酒毒壅滞中焦，影响脾胃运化功能，脾胃受损，酒毒浊邪不化，气血郁滞，交互凝结，日久滞于肝络而发病。

2.2 情志失调　肝失疏泄

胡美兰[16]认为情志失调与情志过激均可影响肝脏功能，"暴怒伤阳，暴喜伤阴。厥气上行，满脉去形"，肝气郁结，气滞血瘀，肝郁乘脾，脾运失健，痰浊内生，终成痰浊瘀血，流注于肝则成脂肪肝。郑春风[17]认为痰证中的七情抑郁等表现多与脂肪肝患者的证候有相似之处，并指出肝气郁结，疏泄失常，以致气机阻滞，横逆犯胃，气病及血，而致血流不畅诱发本病。

2.3 起居无常　劳逸失度

刘吉善[18]认为生活不规律、操劳过度、过度安逸等可致肝脾不调，气机失常，进而导致精微不布，聚湿生痰，日久渐积，而致脂肪肝。缪伟峰等[19]认为脂肪肝患者多由于过度安逸少劳，致筋骨懈堕，气血不畅，壅遏不行，久不活动，脾失健运，水谷之气堆积不行，进而痰饮、水湿内停而致病。

2.4 命门亏虚　痰湿乃生

李卫民等[20]认为肾阳不足，藏精与主气化功能失调，不能助脾蒸化津液，清浊不分，液积脂凝，聚于肝脏则成脂肪肝；肾精亏虚，膏脂不藏，化浊入血，痰瘀互结以致血脂升高，沉积于肝形成脂肪肝。胡美兰[16]认为肝肾同源，肾阴受伐，不能涵养肝阴，肝之阴血愈亏，阴虚火旺灼津成痰成瘀，或阴损及阳，气化失司，脾失健运，浊瘀停聚于肝而发病。

脂肪肝不是一个独立的疾病，其发病常与多种因素相互作用有关。除上述病因外，一些医家还认为脂肪肝的发病与肥胖[21]、浊毒[22]等有关。无论病因如何，吴茂林[23]、周福生[24]认为肝失疏泄、脾失健运共同成为脂肪肝形成的病理基础，肝郁、脾虚、痰湿、血瘀是形成本病的主要病理变化。由此可知，脂肪肝属本虚标实之证，在本主要为肝脾气虚，肝肾阴虚等，正所谓"壮人无积，虚人有之"；在标则为湿浊、痰饮、瘀血等，正如《关少怀医案》所述："积是由于气郁而湿滞，湿郁而生热，热郁而痰结，痰郁而血凝，血郁而食不化，食积而积成也，此六者相互而致病。"

3 治疗方法

3.1 分型论治

韩加强等[25]提出将脂肪肝分为3型进行治疗：以燥湿化痰法治疗痰湿内积型患者，方选导痰汤合泽泻汤加味；以疏肝健脾法治疗肝郁脾虚型患者，方选柴胡疏肝散合四君子汤加减；以化痰散结，祛瘀消积法治疗痰瘀交阻型患者，方选导痰汤合活络效灵丹、失笑散加减。

郭秀珍[26]将脂肪肝分为4型论治：气郁湿阻型治以疏肝理气、健脾化湿，方选香砂六君子汤、平胃散等加减；痰气互结型治以理气化痰、消痞散结，方选六磨汤加味；气滞血瘀型治以行气活血、通络软坚，方选膈下逐瘀汤加减；正虚瘀结型治以温肾健脾、活血化瘀，方选河车大造丸加味。

韩树颖[27]认为脂肪肝可分5型进行论治：肝气郁滞型，治以疏肝理气以条达肝木，佐以化瘀通络法，用柴胡疏肝散、香砂六君子汤合失笑散加减；湿热内蕴型，治以调理肝脾，清热利湿，理气通下为主，兼以和血化瘀通络，用柴平汤、二陈汤合五苓散加减；气滞血瘀型，治以扶正祛邪为主，活血化瘀通肝络，配养血柔肝以软化肝质，条达肝木，益气健脾以助气血生化之源，用血府逐瘀汤合失笑散、一贯煎、养肝汤加减；肝阴不足型，治以补益肝肾，化瘀以通肝络，健脾以助气血生化，用六味地黄丸合一贯煎加减；阴虚浊阻型，治以温补脾肾，柔肝疏肝化瘀，用实脾饮、真武汤、济生肾气丸加减。

林艳等[28]治疗脂肪肝112例：肝气郁滞型选用柴胡疏肝散加减；湿热内蕴型选用龙胆泻肝汤加减；痰湿内阻型选用平胃散加减；瘀血阻滞型选用膈下逐瘀汤加减；肝肾阴虚型选用一贯煎加减，总有效率为92.86%。

杨凯等[29]将89例脂肪肝患者随机分为治疗组53例，对照组36例。治疗组进行辨证治疗：肝气郁结型用柴胡疏肝散加减；痰湿内阻型用柴胡疏肝散加二陈汤加减；湿热内蕴型用加味柴胡汤加减；瘀血阻络型用复元活血汤加减；阴虚肝郁型用滋水清肝饮加减。对照组采用肌醇片、护肝片、维生素、复方丹参片等药物治疗。结果显示治疗组总有效率96%，对照组总有效率72%。

3.2 经验方治疗

于志强[30]治疗湿热瘀血型脂肪肝患者常用自拟清肝降脂煎加减，清肝降脂煎基本方：柴胡、三棱、莪术、川楝子、炒白术各10g，制鳖甲（先煎）、生牡蛎各12g，茵陈、虎杖、鸡骨草、决明子、泽泻各15g。方中柴胡、川楝子疏肝解郁；茵陈、虎杖、决明子、鸡骨草、泽泻清肝利湿；三棱、莪术破血化瘀；鳖甲、生牡蛎软坚化积；白术健脾化湿，并取其"见肝之病，知肝传脾，当先实脾"之意。

符思[31]治疗脂肪肝早期重视疏肝健脾，常用自拟加味三香汤加减治疗，药用木香、香附、藿香、柴胡、白芍、郁金、陈皮、白术、山药、焦槟榔。方中香附、木香疏肝理气止痛，藿香化湿和胃，三者相配，其气芳香，善行胃气，以此调中；臣以柴胡条达肝气而散瘀结，白芍柔肝缓急止痛；佐以陈皮理气和胃，郁金活血止痛、行气解郁，山药、白术健脾益气。

张炜娟等[32]用虎藻脂肝消（虎杖、海藻、黄芪、决明子、泽泻、郁金、赤芍、茵陈各15g，丹参、白芍、生山楂、全瓜蒌各30g，炒白术20g，柴胡10g，荷叶12g）治疗脂肪肝60例，总有效率为96.67%，结果显示该方剂可有效缓解患者的症状，使患者转氨酶、甘油三酯、胆固醇等明显下降或降至正常范围。

李凤[33]采用化瘀祛痰法治疗脂肪肝患者50例，化瘀祛痰基本方：苍术、茯苓、半夏各10g，当归、川芎各8g，丹参、赤芍、白芍、山楂、决明子、泽泻各15g。伴肝郁气滞加柴胡、郁金各10g，气虚加党参、黄芪各15g，湿热尿黄加茵陈、虎杖各20g，血瘀较重加泽兰10g、三七粉3g，胁肋胀痛加延胡索15g、青皮10g，转氨酶较高者加垂盆草20g、五味子10g，总有效率92%。

3.3 针灸治疗

罗开涛[34]取脐周八穴（水分、阴交、滑肉门、外陵、天枢等）、肝俞、期门、足三里、丰隆、曲池、三阴交等穴，用1.5~2.0寸毫针快速刺入，根据患者的虚实情况，施以提插捻转补泻手法，得气后接电子针疗仪，选择连续波，以患者能耐受为度，留针30分钟。治疗32例，治愈18例，显效8例，有效4例，无效2例。

焦琳等[35]取中脘、天枢、期门、带脉、阳陵泉、丰隆、三阴交、太冲为主穴，脾虚湿阻型加水分、阴陵泉，胃热湿阻型加内庭、上巨虚、腹结，肝郁气滞型加气海、血海，脾肾两虚型加关元、太溪。操作时取0.32mm×40mm毫针，针刺深度15~30mm。四肢穴位进针后行提插捻转手法，患者有酸麻胀重感后停止手法。腹部穴位用苍龟探穴法，最后将针垂直置于腹部肌层，以术者感觉针下有阻挡感、患者有明显的胀感为度。带脉斜刺，针尖指向肚脐，患者有酸胀感后停止进针。手法完毕后用光电治疗仪置于双侧天枢、带脉，选用疏密波脉冲，电流强度以病人能耐受为度，留针30分钟。总有效率80%。

钱静娟等[36]将55例脂肪肝患者随机分为对照组25例，治疗组30例，对照组单纯口服水林佳片，70mg/次，3次/日，总有效率64%。治疗组选用1.5寸毫针，关元、足三里用提插补法，中脘、合谷、太冲、丰隆、内关用提插泻法，体质壮实病变较深者多用泻法，一般患者用平补平泻法，留针30分钟，中间行针2次，总有效率90%。

3.4 中成药治疗

杨立志等[37]用决明山楂燕麦胶囊治疗脂肪肝82例，临床症状改善、有效者67例，有效率81.7%。有效者均自觉全身乏力症状明显减轻，右上腹隐痛和腹胀不明显，原有的皮肤瘙痒、食欲减退、恶心呕吐等临床症状较服药前明显缓解。

黄方正等[38]将180位脂肪肝患者随机分为两组，对照组口服非诺贝特和肝泰乐，总有效率64.44%。治疗组选用自拟加味越鞠丸治疗，基本方药：川芎、苍术、香附、栀子、神曲、山楂、当归各10g，白术20g，党参、黄芪各30g。胁肋疼痛者加白芍、元胡各15g，上腹胀满者加陈皮10g，转氨酶较高者加垂盆草20g，有黄疸者加茵陈20g。肝郁气滞合柴胡疏肝散；气血瘀阻合膈下逐瘀汤；痰浊内阻合导痰汤；气血虚衰合八珍汤。总有效率92.22%。

尚学瑞[39]认为治疗脂肪肝患者，肝郁脾虚型可选逍遥丸或香砂六君子丸；痰瘀互结型可选山楂内消丸或大黄䗪虫丸；气滞血瘀型可选血府逐瘀胶囊或丹参片；湿热内蕴型可选胆宁片、茵胆平肝胶囊或龙胆泻肝胶囊；肝肾阴虚型可选杞菊地黄丸或六味地黄丸；无症状脂肪肝患者可酌选宁脂片、白金丸、康灵合剂、降脂片、月见草油胶丸、首乌冲剂、绞股蓝总甙片、大黄胶囊等。

3.5 中西医结合治疗

倪京丽[40]等治疗脂肪肝115例，总有效率90.4%。治疗方法：给予患者口服甘利欣胶囊150mg，每日3次；护肝片4片，每日3次；对血清总胆固醇增高明显的病例予口服辛伐他汀20mg，每日1次；对甘油三酯增高明显的病例予口服非诺贝特100mg，每日1次。在此基础上，加用自拟化浊理肝汤：陈皮10g，柴胡、郁金各12g，生白芍、生白术、泽泻各15g，丹参、荷叶、制首乌、绞股蓝各20g，生山楂、草决明各30g。胁肋疼痛明显加延胡索、川楝子；乏力明显加生黄芪、明党参；伴见黄疸加茵陈、虎杖；转氨酶升高明显加垂盆草、六月雪；大便溏加山药、炒扁豆；酗酒者加葛花；合并糖尿病者加苍术、玄参。

李金福等[41]将60例脂肪肝病人随机分成实验组35例，对照组25例，两组均给予西药治疗，用0.9%生理盐水注射液250mL，加注射用还原型谷胱甘肽1.8g静滴。除上述治疗外，实验组还给予口服当飞利肝宁胶囊及针灸治疗（穴位为天枢、肝俞、脾俞、命关、期门、太冲、关元、复溜、足三里、三阴交、合谷、太溪、内关）。经治疗对照组总有效率80%，实验组总有效率94.3%。

王剑等[42]将133例脂肪肝患者分为西医治疗组和中西医结合治疗组。西医治疗组65例，给予口服多烯磷脂胆碱胶囊、熊去氧胆酸片和维生素E胶丸，总有效率83.08%。中西医结合治疗组68例，在西医治疗方案的基础上按中医辨证分型治疗：湿浊内停型治以祛湿化浊为主，方选胃苓汤加减；肝郁脾虚型治以疏肝健脾为主，方选逍遥散加减；湿热蕴结型治以清热化湿为主，方选三仁汤合茵陈五苓散加减；痰瘀互结型治以活血化瘀、祛痰散结为主，方选血府逐瘀汤合二陈汤加减，总有效率为94.12%。

1992年中国中医药学会肝病委员会制定的脂肪肝辨证分型标准[43]将脂肪肝分为湿热中阻、肝郁脾虚、肝肾阴虚和瘀血阻络4型。可以看出，仅仅这四型已不能全面准确地反映当今脂肪肝患者的发病特点。在中医理论的指导下，一些医家采用辨病与辨证相结合的方法对脂肪肝患者的治疗以基本方进行辨证加减或针灸治疗。一些医家则结合自己的治疗经验总结出许多新的有效方剂，使得脂肪肝的治疗有向专病专方的中成药发展的趋势，这充分体现了中医药治疗脂肪肝的优势与特色。另外，中西医结合治疗的发展也使得中医治疗脂肪肝的临床疗效有了进一步的提高。

4 讨论

近年来，中医药对脂肪肝的治疗取得了良好的效果，但也存在一些问题：①脂肪肝的中医病名划分尚未统一，这为脂肪肝在中医理论与临床的研究都带来了诸多不便。②一些中医学者对脂肪肝病因病机的论述从"内分泌障碍"、"药物性肝损害"等西医学角度出发，不利于中医基础理论的传承与发展。③脂肪肝的治疗缺乏统一的分型标准和疗效评定标准，各医家对脂肪肝辨证分型各抒己见，选用方药繁多，且临床疗效多限于个人经验总结。④对单味药及有效方剂进行的药物作用机理研究缺乏深度，大量研究多以重复验证为主，这不利于有效筛选、系统评价治疗脂肪肝的方药。但同时也需注意，运用中药治疗脂肪肝要在中医理论的指导下辨证施治，不可过分依赖现代药理研究而将降脂降酶的单味药进行堆砌。

参考文献

[1] 范建高，曾民德. 脂肪肝的研究进展 [J]. 胃肠病学和肝病学杂志，1999，8（2）：149-155，160.

[2] 魏国华，范建高. 脂肪性肝病的流行现状与自然转归 [J]. 肝脏，2006，11（6）：438-439.

[3] 脂肪肝发病率5年增加50倍 [J]. 中国社区医师，2010，20（10）.

[4] 王雁翔，王灵台，高月求，等. 脂肪肝中医证型流行病学调查及其中医病因病机初探 [J]. 中国中西医结合杂志，2005，25（2）：126-130.

[5] 倪燕君，王吉耀. 脂肪肝与肝硬化肝癌 [J]. 现代消化及介入诊疗，2009，14（4）：246-249.

[6] 李玉红，张伯礼，徐宗佩，等. 脂肪肝中医药辨治系统评价 [J]. 辽宁中医杂志，2002，29（11）：657-659.

[7] 潘丰满，杨钦河，沈英森. 脂肪肝中医病因病机特点探讨 [J]. 陕西中医，2004，25（9）：823-825.

[8] 郭伟. 消脂汤为主治疗脂肪性肝病47例临床观察 [J]. 安徽中医学院学报，2005，24（5）：24-25.

[9] 孙建光. 脂肪肝中医病因病机探析 [J]. 中医临床研究，2011，3（5）：15-17.

[10] 程华焱，曾斌芳. 脂肪肝中医病名的文献研究 [J]. 新疆中医药，2008，26（6）：12-14.

[11] 程华焱，王家平. 脂肪肝命名"肝癖（痞）"质疑 [J]. 中医药临床杂志，2012，24（8）：801.

[12] 曹建春. 辨证治疗脂肪肝60例疗效观察 [J]. 浙江中西医结合杂志，2002，12（8）：490-491.

[13] 谭远忠，魏文斌. 中西医结合治疗非酒精性脂肪肝的临床观察 [J]. 湖北中医杂志，2007，29（2）：25-26.

[14] 赵钊，陈道云. 酒精性脂肪肝的中医辨治研究概况 [J]. 光明中医，2012，27（1）：191-193.

[15] 潘文斌. 降脂保肝汤治疗酒精性脂肪肝30例 [J]. 中国中医药现代远程教育，2009，7（11）：112-113.

[16] 胡美兰. 脂肪肝的中医病因病机探讨 [J]. 浙江中西医结合杂志，2003，13（12）：754-755.

[17] 郑春风. 脂肪肝的中医治疗进展 [J]. 实用中西医结合临床，2009，9（1）：90-92.

[18] 杨智海，刘吉善. 刘吉善治疗非酒精性脂肪肝的临床经验 [J]. 光明中医，2008，23（12）：1925-1926.

[19] 缪伟峰，金小晶. 脂肪肝中医发病机制的探讨 [J]. 江西中医学院学报，2008，20（5）：5-6.

[20] 李卫民，李晋灵，徐湘江. 从水谷精微化生、代谢探讨脂肪肝的病因病机 [J]. 河北中医，2009，31（3）：455-456.

[21] 韩海涛，邱子津，韦艾凌. 脂肪肝中医辨证客观化研究进展 [J]. 辽宁中医杂志，2010，37：311-313.

[22] 宋新安，张兆航，郭太山. 试述"浊淫三焦"与代谢综合征 [J]. 光明中医，

2011, 26(5): 878-880.

[23] 吴茂林. 脂肪肝中医病机及论治思路浅探[J]. 河北中医, 2007, 29(6): 515-516.

[24] 于丰彦, 周小军, 周福生. 周福生教授治疗脂肪肝经验介绍[J]. 陕西中医学院学报, 2008, 31(6): 19-20.

[25] 韩加强, 孟庆敏. 脂肪肝的辨证论治[J]. 亚太传统医药, 2007, 2: 62.

[26] 郭秀珍. 脂肪肝的中医辨证施治[J]. 基层医学论坛, 2012, 16(5): 607.

[27] 韩树颖. 疏肝化瘀为主治疗脂肪肝[J]. 山西中医, 2008, 24(10): 61.

[28] 林艳, 于敏, 田谧, 等. 辨证治疗脂肪肝112例[J]. 中国中医急症, 2007, 16(8): 1000-1001.

[29] 杨凯, 关广标. 辨证分型治疗脂肪肝临床分析[J]. 中国基层医药, 2006, 13(6): 984-985.

[30] 周祺, 于志强. 于志强治疗脂肪肝的经验[J]. 河北中医, 2009, 31(7): 965-966.

[31] 张喆, 王微, 高敏, 等. 符思教授治疗非酒精性脂肪肝经验[J]. 环球中医药, 2012, 5(1): 43-44.

[32] 张炜娟, 苏娟萍. 虎藻脂肝消治疗脂肪肝60例临床观察. 山西中医, 2009, 25(4): 16-17.

[33] 李凤. 化瘀祛痰法治疗脂肪肝50例[J]. 山西中医, 2010, 26(3): 16.

[34] 罗开涛. 电针治疗肥胖性脂肪肝32例[J]. 江西中医药, 2006, 37(12): 31.

[35] 焦琳, 迟振海. 电针治疗单纯性肥胖病并发脂肪肝[J]. 中国针灸, 2008, 28(3): 183-186.

[36] 钱静娟, 华忠, 刘霞英, 等. 针灸治疗非酒精性脂肪肝疗效观察与护理[J]. 现代中西医结合杂志, 2012, 21(9): 998-999.

[37] 杨立志, 尉杰忠, 刘世芳, 等. 决明山楂燕麦胶囊治疗脂肪肝82例[J]. 中国中西医结合消化杂志, 2012, 20(2): 84-85.

[38] 黄方正, 徐莹. 中成药辨证治疗脂肪肝180例疗效观察[J]. 光明中医, 2008, 23(3): 344-345.

[39] 尚学瑞. 中成药调治脂肪肝[N]. 中国中医药报, 2012-05-23(005).

[40] 倪京丽，罗晓风.自拟化浊理肝汤治疗脂肪肝115例[J].中国中医药科技，2012，19（2）：181-182.

[41] 李金福，潘伟.中西医结合治疗非酒精性脂肪肝60例临床观察[J].中外医疗，2010，11：49，190.

[42] 王剑，蒲江莲，张云.中西医结合治疗脂肪肝68例分析[J].中国医药导报，2012，9（2）：110-112.

[43] 中国中医药学会内科肝病专业委员会.脂肪肝的中医辨证分型[J].中医杂志，1992，33（5）：39.

发表于湖北中医杂志，2013，35（3）：78-80.

于志强教授治疗高血压病之对药浅析

曹旭焱　刘岩　于志强

导师于志强教授在临证中一直主张内伤杂病以开郁为先务、内伤杂病从肝论治。擅长运用中医药治疗心血管疾病、内分泌疾病以及内科疑难杂证，尤其擅长运用中药对药治疗高血压病。匠心创制降压护心煎Ⅰ号、降压护心煎Ⅱ号和高血压病从痰论治三法。现将其常用对药总结如下。

1　天麻　白术

天麻，味甘、辛，性平，无毒，归肝经。功专平肝熄风，故《本草纲目》言："天麻，乃肝经气分之药。"《素问》云："诸风掉眩，皆属于肝。故天麻入厥阴之经而治诸病。"罗天益云："眼黑头眩，风虚内作，非天麻不能治。天麻乃定风草，故为治风之神药。"

白术，味苦、甘，性温，归脾、胃经。功专健脾益气，燥湿利水。故《本草通玄》称白术："补脾胃之药，更无出其右者……土旺则能胜湿，故患痰饮者，肿满者，湿痹者，皆赖之也。"

于教授认为，两药相伍，首推《医学心悟》的半夏白术天麻汤，以此为鉴，提出了高血压病从痰论治三法，在临床上多用二者配伍治疗高血压病证属风痰上扰清窍所致之眩晕证。临床上以眩晕阵作，头重如蒙，胸闷恶心或时吐痰涎，兼见口黏，舌苔白厚或白腻，脉滑或弦滑为其辨证要点。

2　车前子　益母草

车前子，味甘、淡，性微寒，归肺、肝、肾、膀胱经。功专利水道而消肿，又有清肝中风热之能，正如李杲云："车前子，能利小便而不走气，与茯苓同功。"《药性论》亦云："能去风毒，肝中风热。"

益母草，味辛、苦，性微寒，归肝、肾、心包经。功专活血调经，利尿消肿。《本草求真》言益母草能"消水行血，去瘀生新"。

于教授认为，两药相伍为用，具有明显的活血利水消肿作用（现代药理学研究证明，两药均具有明显的降压作用），适用于治疗肝之风阳上扰，挟痰（饮）瘀互结而致的高血压病，可见形体肥胖，下肢水肿，舌苔腻，舌质紫暗或有瘀点瘀斑，脉弦滑的患者。阴虚火旺之证不宜使用。

3　夏枯草　苦丁茶

夏枯草，味苦、辛，性寒，归肝、胆经。功专清肝火。张石顽谓其"苦能泄降，辛能疏化……善于宣泄肝胆木火之郁窒，而顺利气血之运行"。《本草求真》云："是以一切热郁肝经等证，得此治无不效。"

苦丁茶，味甘、苦，性寒，归肝、肺、胃经。《中国医学大辞典》载其可散肝风，清头目。

于教授认为，眩晕证临床上以肝风、肝热、肝火、肝阳上扰为多见，他告诫我们"巅顶之上，唯风所到""诸风掉眩，皆属于肝""火性炎上"，而夏枯草与苦丁茶配伍，功专清肝泻火，清利头目（现代药理研究证实二者均具有降低血压作用）。适用于肝火上炎、风阳上扰之眩晕证，见头晕目眩，头痛且胀，口苦溲赤，舌红或暗红，脉弦数的患者。如肝热更甚，可酌加羚羊角粉疗效更佳。

4　水蛭　土鳖虫

水蛭，味咸、苦，性平，有毒，归肝经。功专破血逐瘀。《本经》谓"主逐恶血、瘀血、月闭，破血瘕积聚"，《本草汇言》云："水蛭，逐恶血、瘀血之药也。"医圣张仲景用其治疗"瘀血"、"水结"之症，后世张锡纯赞此药："专入血分，于气分丝毫无损……而血瘀默消于无形。"

土鳖虫，味咸，性寒，有小毒，归肝经。功专破血逐瘀。《神农本草经》谓其"主心腹寒热洗洗，血积癥瘕，破坚，下血闭"。

于教授认为，眩晕一证，其病机概括为五个字：风、火、痰、虚、瘀。而挟瘀者在临床上尤为多见，原因有三：其一，情志不遂，怒则伤肝，是眩晕证的主要致病因素，肝主疏泄，调达气机，气机失畅，瘀血自生；其二，病程较长，"久病入络入血也"，渐成血瘀一证；其三，肝经之火热之邪，灼伤阴液，炼液成膏。而治疗肝之瘀血最佳的药物就是水蛭、土鳖虫的配伍，因为二者皆入肝经，破血逐瘀之力最强

（现代药理研究显示其有效成分均具有溶栓的作用）。临床适用于高血压合并脑梗塞，眩晕兼有血瘀证，见头晕兼有舌暗或有瘀斑瘀点等表现者。水蛭宜生用，常用量以6~10g水煎服为宜，或可1~2g研末装入胶囊服用，效果更佳。

5 泽泻 白术

泽泻，味甘、淡，性寒，归肾、膀胱经。功专利水渗湿。《本草纲目》言其"利水而泄下。脾胃有湿热，则头重而目昏耳鸣，泽泻渗去其湿，则热亦随去……治头旋，聪明耳目"。《本草正义》称泽泻"最善渗泄水道，专能通行小便"。

白术，味苦、甘，性温，归脾、胃经。功专健脾益气，燥湿利水。

于教授认为，泽泻与白术配伍，首推仲景之泽泻汤，主治因痰饮内停、清阳不升所致的眩晕证，见头晕目眩，头重昏沉，其形如肿，舌体异常胖大且淡，舌苔水滑或白厚，脉沉或弦的患者。其经验用量为泽泻30g，白术12g，务必保持二者用量比例5∶2，方可达到最佳配伍效果。

6 龟版 白芍

龟版，味甘、咸，性平，归肝、肾、心经。功专滋阴潜阳，补养肾阴。《本草纲目》云"其甲补心、补肾、补血，皆以养阴也"。《本草蒙筌》谓"专补阴衰，善滋肾损"。

白芍，味苦、酸，性微寒，归肝、脾经。功专敛阴平肝。《滇南本草》有载："收肝气逆疼，调养心肝脾经血，舒肝降气，止肝气痛。"

于教授认为两药相伍，共奏滋补肝肾、平肝潜阳之效，在其研制的降压护心煎Ⅱ号方中，即以此二者作为君药。龟版质重而潜降，滋阴潜阳，芍药敛阴可柔肝，宗内经"热淫于内，治以咸寒，佐以苦甘"之旨，用于治疗高血压病证属肝肾阴虚、肝阳上亢型，见头目眩晕，两目干涩，腰膝酸软，舌暗红少苔，脉弦细或弦细数的患者。

7 桑枝 姜黄

桑枝，味苦，性平，归肝经。功专祛风通络，利关节。《本草备要》言其"利关节，养津液，行水祛风"。

姜黄，味辛、苦，性温，归肝、脾经。功专活血行气，通经止痛。《本草经疏》

言姜黄"总其辛苦之力,破血除风热,消痈肿,其能事也"。《本草纲目》云"治风痹臂痛"。

于教授认为,桑枝与姜黄配伍,功专祛风通络止痛,尤其具有引诸药直达病所之作用,专治高血压病兼见上肢肩臂麻木者,无论虚实,皆可用之,若酌加豨莶草、蜈蚣则祛风活血通络的疗效更佳。

8　僵蚕　蜈蚣

僵蚕,味咸、辛,性平,归肝、肺经。功专熄风止痉。《玉楸药解》云:"活络通经,祛风开痹。"《本草汇言》载其"凡诸风、痰、气、火、风毒、热毒、浊逆结滞不清之病,投之无有不应"。

蜈蚣,味辛,性温,有毒,归肝经。功专熄风止痉,通络止痛。《医学衷中参西录》云:"蜈蚣,走窜之力最速,内而脏腑,外而经络,凡气血凝聚之处皆能开之……其性尤善搜风,内治肝风萌动,癫痫眩晕……外治经络中风,口眼歪斜,手足麻木。"

于教授认为,白僵蚕气味俱薄,升多降少,功善熄风解痉,化痰止痛;蜈蚣走窜之功最速,功善搜风,临床上主要用于高血压病属风痰入络所致的头面部麻木或如蚁走感,偏正头痛,或面肌痉挛者。

发表于云南中医中药杂志,2013,34(10):10-11.

于志强教授变化运用温胆汤之经验总结

刘岩 曹旭焱 于志强

于志强教授对于温胆汤应用心得颇多，治疗诸多内科杂病此方皆效，加减掇酌，变化无穷。现就于教授变化运用温胆汤经验总结如下。

1 眩晕——痰火上扰，天荼温胆

对于肝火挟痰上扰清窍所致眩晕症，临床见：头眩昏蒙，头目胀痛，烦扰郁怒，胸闷呕恶，肢体麻木等，舌红苔黄腻，脉弦滑。治以清热涤痰、平肝熄风。方用天荼温胆汤，即黄连温胆汤加天麻、苦丁茶、钩藤、石决明、夏枯草。组方如下：天麻12g，黄连10g，陈皮10g，茯苓10g，半夏10g，夏枯草12g，炙甘草10g，竹茹10g，枳壳10g，苦丁茶10g，钩藤30g，石决明30g。本方以苦丁茶、半夏为君，苦丁茶甘、苦、寒，《中国医学大辞典》云其可入肝经，有散肝风、清头目之功；半夏味辛性温而燥，为燥湿化痰之要药，兼有降逆和胃之功，二药相须为用，清肝火，化痰湿，共为君药。天麻、钩藤平肝熄风；夏枯草祛肝风，行经络，行肝气，开肝郁；石决明味咸性平，功善平肝潜阳，除热明目，四者共助苦丁清肝火，平肝风，使风止火消目眩自停；黄连、竹茹清热化痰，共为臣药。佐以陈皮理气化痰，枳壳涤痰下气，使气顺而痰自消；茯苓健脾渗湿，杜生痰之源；生姜、大枣调和脾胃，防方中苦寒药之碍胃，生姜尚可兼制半夏毒性。甘草调和诸药为使药。诸药合用，使痰热得清，肝风得平，眩晕自停。

2 胸痹——痰热结胸，陷胸温胆

对于痰热互结，胸阳不展之胸痹，临床见：心胸痞闷灼痛，心烦易怒，咳痰黄稠，纳呆呕恶，便干，舌红苔黄腻，脉弦滑。治以清热涤痰、开结止痛。方用陷胸温胆汤，即黄连温胆汤合小陷胸汤加减。组方如下：全瓜蒌30g，半夏10g，茯苓10g，陈皮10g，竹茹10g，枳壳10g，黄连10g，石菖蒲12g，炙甘草10g。本方以瓜蒌为君，清热化痰，理气宽胸，通胸膈之痹。半夏辛燥，降逆化痰，散心下之结；黄连苦寒，清热降火，开心下之痞，二者共助瓜蒌清热涤痰，开结宽胸之功；竹茹清胆和胃，止呕除烦，涤痰开郁；石菖蒲除痰消积，开胃宽中，共为臣药。佐以陈皮理气化痰，枳壳涤痰下气，使气顺而痰自消；茯苓健脾渗湿，杜生痰之源。甘草调和诸药，作为使药之用。诸药合用，清化痰热，开散痹结，胸痛可止。

3 心悸——痰火扰心，参齿温胆

对于痰火扰心，心神不宁之心悸，临床见：心悸不宁，时作时止，受惊易作，胸闷烦躁，失眠多梦，口干口苦，大便秘结，舌红苔黄腻，脉弦滑。治以清热豁痰、宁心安神。方用参齿温胆汤，即黄连温胆汤加苦参、龙齿。组方如下：陈皮10g，半夏10g，竹茹10g，茯苓10g，枳壳10g，黄连10g，龙齿30g，苦参10g，炙甘草10g。方中龙齿镇惊安神，清热除烦；《药品化义》言"竹茹，轻可去实，凉能去热，苦能降下，专清热痰，为宁神开郁佳品，主治惊悸怔忡，心烦躁乱，睡卧不宁，此皆胆胃热痰之症，悉能奏效"，二者共为君药。半夏清化痰热，和胃降逆；黄连苦寒泻火，清心除烦；苦参有清热燥湿之功，《名医别录》中记载苦参"养肝胆气，安五脏，定志益精"，现代药理研究有抗心律失常作用，三药共为臣药。佐以陈皮理气化痰，枳壳涤痰下气，使气顺而痰自消；茯苓健脾渗湿，杜生痰之源。甘草调和诸药，作为使药之用。诸药合用，使痰热得清，心神安宁，悸动复平。

4 不寐——痰热扰神，双夏温胆

对于湿食生痰，郁痰生热，扰动心神之不寐，临床见：心烦不寐，胸脘痞闷，泛恶嗳气，伴口苦、头重、目眩，舌偏红苔黄腻，脉弦滑。治以清热化痰、和中安神。方用双夏温胆汤，即黄连温胆汤加双夏汤加减，组方如下：半夏15g，夏枯草15g，陈皮10g，竹茹10g，茯苓10g，枳壳10g，黄连10g，珍珠母30g，远志10g，石菖蒲10g，炙甘草10g。方中半夏清化痰热，和胃降逆，《本草纲目》记载其"治腹胀，目不得瞑"，《本草从新》云"半夏能和胃气，而通阴阳，灵枢曰阳气满不得入于阴，阴气虚故口不得腹，饮以半夏汤，阴阳既通其卧立至"；夏枯草为清肝火、散郁结，二者共为君药，共奏清热化痰、安神和中之效。臣以竹茹"清热痰，宁神开郁，主治惊悸怔忡，心烦躁乱，睡卧不宁"；黄连苦寒泻火，清心除烦；珍珠母镇惊安神；远志益脾安神；石菖蒲除痰消积，开胃宽中。佐以陈皮理气化痰，枳壳涤痰下气，使气顺而痰自消；茯苓健脾渗湿，杜生痰之源。甘草调和诸药，作为使药之用。诸药合用，使痰热得清，阴阳和平，目亦得瞑。

5 验案举隅

赵某，男，37岁，2012年9月就诊。主诉：头晕2年，加重半个月。患者近2年来间断发作头晕头沉，未予诊治，今年3月患者体检时发现血压升高，达190/120 mmHg，此后间断服用寿比山（吲达帕胺片）降压，血压控制不平稳。近半个月来，患者自觉头晕头沉加重，胸闷呕恶，遂就诊。就诊时见：形体偏胖，头眩昏蒙，头目胀痛，晨起干哕，胸闷口苦，心烦易怒，左手麻木，舌红苔黄腻，脉弦滑。脉症合参，证属肝火夹痰，上扰清窍。治以天茶温胆汤加减。组方如下：天麻12g、黄连10g、陈皮10g、茯苓10g、半夏10g、夏枯草12g、炙甘草10g、竹茹10g、枳壳10g、苦丁茶10g、钩藤30g（后下）、石决明30g、姜黄12g、桑枝30g、豨莶草15g、甘草10g。6剂后，患者头晕目眩减轻，无呕恶，无胸闷，心烦口苦减轻，麻木减轻，舌质暗，苔黄略厚，脉弦滑。查血压150/80 mmHg，前方加蜈蚣2条，继服7剂。

方义：本方以天茶温胆汤为主方，清热涤痰，平肝熄风，患者兼见肢体麻木，属风痰流窜经络，加姜黄12g、桑枝30g、豨莶草15g以增疏风通络之功。温胆汤是临床常用方剂，化裁自唐·孙思邈的《备急千金要方》，全方具有理气化痰、清胆和胃的功能，全方虽无治胆之药，但有清痰利气、调畅气机之功，气机调和则胆之痰热自去，邪去则正安。于教授进一步总结，本方所治诸病，在痰热基础上，尚具有另一共同的发病特点：情志因素，故在临床上多见情志异常表现。于教授经过对温胆汤的深入研究探讨，进行加减应用，扩展治疗领域，取得了良好疗效。

发表于实用中西医结合临床，2013，13（8）：71-72.

甲状腺功能亢进症的中医药治疗进展

黄明　田东昌　于志强

甲状腺功能亢进症（简称甲亢），是指甲状腺呈现高功能状态的一组疾病，其共同特征为甲状腺激素分泌增加而导致的高代谢、基础代谢增加和交感神经系统的兴奋性增加。目前西医治疗甲亢应用最广，但治愈率仅约50%，且可发生粒细胞减少、药疹、肝损害等不良反应[1]。中医对本病的诊治积累了丰富的经验，具有一定的治疗优势，现就近年来甲亢的中医药诊治进展综述如下。

1　病名病证

甲亢属于现代医学病名，中医没有该病名的记载，关于此病对应的中医病名，各医家意见不一。黄仰模[2]认为甲亢相当于瘿气。于世家[3]则认为甲状腺功能亢进症属祖国医学瘿病、瘿瘤范畴。左新河[4]认为属中医学瘿病的范畴，根据其临床表现心悸心慌、纳亢、手足颤抖、周围神经麻痹等，又属于中医学心悸、中消、颤证、痿症等病的范畴。倪青等[5]认为，根据甲亢临床表现不同，其应纳入中医学不同病症范畴讨论。如瘿病、瘿气、瘿瘤、心悸、自汗、消渴等。但是李彤寰[6]认为长期以来，现代中医界已经习惯于将甲亢与瘿病相对应，以瘿病代指甲亢。她则阐明"甲亢"和"瘿病"之间有一定联系但又有本质不同，不能混为一谈。梁平茂等[7]从流行病学、病因学、治疗学等方面得到这样的结论：中医古籍记载的瘿病大多不是甲亢，因此在一般情况下甲亢不能按瘿病辨证治疗。

2　病因病机

关于甲亢的病因和病机，中医各医家有丰富的阐述。于志强[8]认为，忧思恼怒等情志内伤是引起甲亢的重要因素，尤其是怒（郁怒或暴怒）更为重要。黄祥武[9]认为甲亢病因为情志异常、环境因素，病机是气滞、肝火、痰凝、血瘀、阴虚，病位在肝、心、脾、肾等脏。邵荣世[10]认为病因多为长期精神抑郁、情志不遂，或卒暴恐怒，致使肝失疏泄、肝气郁结，然肝郁、肝火仅为甲亢一过性表现，阴虚火旺才是甲亢的基本病机。黄仰模[2]则认为甲亢病因为结气劳伤，主要的病机是火盛阴虚，气阴两虚。李赛美[11]认为甲亢病机为阳虚、阴虚、气虚与气、血、痰、火郁虚实共见。段富津[12]认为本病以气滞、痰凝、血瘀为主要病理变化，但究其根源，气郁为其发病之本。陈俊等[13]认为禀赋不足、肝肾阴亏是发病的基础。陈招娣等[14]认为甲亢是多因素作用的结果，遗传、免疫、情绪和感染因素相互作用，甲状腺失去与机体的正常的反馈调节，从而引起功能改变。从社会心理学方面佐证了中医的情志致病学说。

3 治疗进展

3.1 中药治疗

3.1.1 辨证分型 辨证论治为中医治病之本，但目前关于甲亢的辨证分型缺乏统一的标准，各医家根据自己的治病经验各有分型。周铭[15]将甲亢分为6型论治：肝郁气滞型、肝胃郁热型、阴虚火旺型、气郁痰阻型、气阴亏虚型、脾肾阳虚型。林兰[16]则将该病分为4个证型：气滞痰凝、阴虚阳亢、阴虚动风和气阴两虚，强调应灵活辨治，不能拘泥病变顺序，并研究发现甲亢患者中阴虚阳亢证型最为多见，故将滋阴潜阳、化痰散结法定为甲亢的基本治疗大法。刘娇萍等[17]用中医象思维，以"气"作为甲状腺功能亢进症中医证候分型的切入点，可将其分为6型：心肝火旺型、胃火炽盛型、肝肾阴虚型、气阴两虚型、气滞痰阻型、痰瘀互结型。黄祥武[9]辨证为3型：气滞痰瘀型，治当理气化痰、活血散结，方取四海舒郁丸和海藻玉壶汤化裁；肝火旺盛型，治当清肝泻火、养心安神，方用龙胆泻肝汤化裁；心肝阴虚型，治以养心安神、滋阴柔肝，方用天王补心丹合一贯煎化裁。

3.1.2 分期治疗 目前也多有医家按甲亢发展分期论治。陈俊等[13]将甲亢分为三期：初期治则以疏肝解郁、理气化痰为主，兼以滋阴清热，方选柴胡疏肝散合滋水清肝饮化裁；中期治则以清热化痰、理气活血与滋养阴液并重，方选消瘰丸合血府逐瘀汤化裁；后期治则以益气养阴、宁心安神为主，兼以化痰活血，方选天王补心丹合牡蛎散化裁。路志正[18]强调分期治疗：①早期，证属肝郁胃热，治以理气解郁、清肝泻火，方用逍遥散和龙胆泻肝汤之类；②中期，证属气阴两虚，治以益气养阴、软坚散结，常用生脉散；③后期，病机虚实相兼，复杂不一，治疗上宜分清标本轻重缓急而兼顾正邪两面，治以健脾补肾、化痰祛瘀散结，方选参苓白术散。

3.1.3 专方专药

于志强教授[8]治疗甲亢提出从肝论治，采用"酸泻肝木"法，创立"甲亢煎"（白芍15g，乌梅15g，木瓜12g等），应用于临床取得很好疗效，该方具有突破组方思路，少用含碘药物，疗效确切，安全可靠的特点。张曾譻[19]也自拟经验方，药用：黄芪30g，枸杞子15g等，全方可达健脑宁心、柔肝滋肾目的。马建[20]临床总结出治疗瘿病的经验方——玄夏消瘿汤，此方由玄参、夏枯草、青皮等11味中药组成，以达到消瘿散结之效。范华等[21]以益气养阴、滋阴降火为法，拟甲亢汤（黄芪、淫羊藿、当归等）为基本方加减。结果临床总有效率达93.3%。并且对治疗前后的血清甲状腺激素和TGAb、TMAb经统计学处理有显著性差异（$P < 0.01$），说明甲亢汤有免疫调节作用。张振榆等[22]采用自拟消瘿汤（海藻、昆布、夏枯草等）加减治疗甲亢100例。结果：治愈60例，有效36例，无效4例，总有效率为96%。

3.2 针药治疗

刘公望[23]治疗甲亢采用针药并施，能在短时间内起到显著效果。其针灸采用远近配穴法，近取以颈部穴位为主，如天容穴，同时采用甲状腺周围局部透皮浅刺法，远端多采用肝胆经穴位，如丘墟、阳陵泉等。何金森[24]治疗甲亢，穴位取内关、间使、合谷、足三里、三阴交、太溪，若甲状腺肿大，加气瘿、丰隆，临床治疗甲亢有效率达到95.74%。孙六合[25]治疗采用针药并用，以疏肝理气解郁为大法，并配合祛瘀散结、滋阴清热之法，补虚泻实，注重经络辨证，处方选穴以五腧穴、八会穴、八脉交会穴相结合，以及以局部和远端配穴相结合为主，在注重调理脏腑功能的同时注意调理经络气血，使其重归条达与平衡。

3.3 中西医结合治疗

朱丹等[26]将52例患者随机分为两组，观察组（30例）予以甲亢宁（酸枣仁20g，黄连15g，知母10g等）联合他巴唑治疗，对照组（22例）予以他巴唑治疗。治疗6个月后观察组总有效率96.67%，显著高于对照组86.36%（$P < 0.05$）；而且观察组患者临床症状和体征改善也优于对照组，尤其是降低甲亢指数积分明显优于对照组（$P < 0.05$）。张丹等[27]将100例患者随机分为两组，观察组（50例）采用抗甲协定方（夏枯草30g，生地12g等）加减合丙基硫氧嘧啶治疗，对照组（50例）单用丙基硫氧嘧啶治疗。结果：治疗组有效率94.00%，对照组有效率80.00%，治疗组优于对照组（$P < 0.05$）；不良反应发生率治疗组少于对照组（$P < 0.05$）。

3.4 其他疗法

胡方林等[28]采用甲亢平膏（蒲公英、雷公藤、夏枯草、玄参、浙贝母、黄药子、莪术等）外敷甲状腺，每日1次，疗效较好。乐少燕等[29]采用壮医针挑术治疗原发性甲亢症50例取得良好效果。

4 含碘中药的研究

现代医学认为Craves甲亢属于自身免疫疾病，不是缺碘所致，长期过度摄碘反而会加重疾病，因为大剂量碘可以在短时间内抑制甲状腺激素的释放，使症状缓解，而长期服用后，甲状腺内激素积存到一定程度，会大量释放入血，引起碘的"脱逸"现象，导致甲亢症状加重或病情反复。但在历代治瘿方中，含碘中药海藻、昆布类占的比例很大，如《外台秘要》31首治瘿方含海藻、昆布类占27首，其中海藻玉壶汤等方剂流传甚广，影响较大，疗效较好。这与西医研究相矛盾。崔鹏[30]研究认为高剂量的碘进入人体后未出现明显副作用，可能是富碘中药大多在复方中使用，有其他成份佐制所致。毕晓娟等[31]查阅近10年文献，从实验、临床研究总结富碘、适碘中药复方治疗甲状腺功能亢进症的有效性，从而证实含碘中药在治疗中的合理性，并主张临床上根据病情适当选择含碘中药。徐蓉娟[32]认为大多数学者也主张根据病情适当选择含碘药物，强调以整体观念、辨证论治为原则，不能单纯以各药物含碘量的多寡来评价药效及不良反应，其关键在于掌握使用的适应症。

综上所述，近十年来甲亢的中医诊治有了较大的进展，总结、开发出了较多新的治疗方剂，治疗方法不断完善，在改善症状、调节人体免疫机制等方面都显示出了独特的优势，临床疗效有了进一步提高，且毒副作用小，复发率低，并在一定程度上揭示了中医药治疗甲亢的作用机理。但是甲亢的中医病名归属和辨证分型各异，疗效判定上也未有统一标准，不利于疗效评价；中药煎服不方便，口味难以接受，长时间服药大大降低了患者的依从性；中医药治疗本病的报道多为临床观察，基础研究较少；对含碘复方治疗甲亢争议较大。所以，笔者认为应进一步开展中医药治疗甲亢的规范化研究，制定出统一的中医病名、辨证分型标准和疗效评定标准，同时加强在中医理论指导下开展含碘中药复方治疗甲亢的合理性研究，以便于更好地继承和发扬中医精华，造福更多患者。

参考文献

[1] 陈灏珠. 实用内科学 [M]. 第12版. 北京：人民卫生出版社, 2005：12-31.

[2] 田黎. 黄仰模教授治疗甲状腺功能亢进症经验 [J]. 河南中医, 2010, 30（10）：961-963.

[3] 周琳. 于世家教授中西医结合治疗甲状腺功能亢进症经验 [J]. 中华中医药学刊, 2007, 25（8）：1557.

[4] 左新河. 甲状腺功能亢进症 [M]. 北京：中国医药科技出版社. 2010：1-6.

[5] 陈惠, 倪青. 甲状腺功能亢进症中医病因病机探讨 [J]. 辽宁中医药大学学报, 2013, 15（3）：76-78.

[6] 李彤寰. 正确认识中医对"瘿病"的定义范畴——"甲亢"不等同于"瘿病" [J]. 内蒙古中医药, 2009, 9（5）：72.

[7] 梁平茂, 黄梦哲, 刘倩, 等. 瘿病原道说解 [J]. 中华中医药杂志, 2011, 26（9）：1943-1945.

[8] 周祺, 刘长玉. 于志强教授治疗甲亢经验总结 [J]. 中华实用中西医杂志, 2010, 23（7）：61-62.

[9] 黄江荣, 黄蔚, 黄文惠. 黄祥武治疗甲状腺功能亢进症经验介绍 [J]. 中国中医药信息杂志, 2008, 15（10）：80-81.

[10] 宣建明, 王家鹜. 邵荣世论治甲状腺功能亢进症阴虚内热型思路探讨 [J]. 上海中医药杂志, 2005, 39（11）：22.

[11] 简小兵. 李赛美治疗甲状腺功能亢进症经验 [J]. 四川中医, 2006, 24（11）：1-2.

[12] 段凤丽. 段富津教授治疗瘿病效案探析 [J]. 中国中医药现代远程教育, 2011, 9（9）：10-11.

[13] 陈俊, 肖万泽. 甲状腺功能亢进症的病机特点及其证治规律初探 [J]. 湖南中医杂志, 2012, 28（2）：78-79.

[14] 陈招娣, 刘春文, 牛娟, 等. 甲状腺功能亢进症与社会心理学因素的关系 [J]. 齐鲁医学杂志, 2011, 26（5）：466-467.

[15] 周铭. 甲状腺功能亢进症的辨证论治体会 [J]. 河北中医, 2008, 30（3）：

262-263.

[16] 郭小舟, 魏军平, 孟庆杰. 林兰治疗甲状腺功能亢进症经验 [J]. 上海中医药杂志, 2010, 44 (11): 9-10.

[17] 刘娇萍, 曹继刚, 邹小娟, 等. 浅议象思维在甲状腺功能亢进症中医证候分型中的应用 [J]. 湖北中医杂志, 2012, 34 (9): 27-28.

[18] 魏华, 路洁. 路志正教授治疗甲状腺机能亢进症的用药经验 [J]. 广州中医药大学学报, 2004, 21 (5): 407-409.

[19] 王权. 张曾譻治疗甲状腺功能亢进经验 [J]. 中医杂志, 2011, 52 (19): 1638-1639.

[20] 赵富民, 刘颖哲, 栗明. 运用玄夏消瘿汤加减治疗瘿病经验总结 [J]. 中医药信息, 2012, 29 (6): 66-67.

[21] 范华, 黄祥武. 甲亢汤治疗甲状腺功能亢进症 30 例 [J]. 福建中医药, 2006, 37 (6): 33-34.

[22] 张振榆, 张伟. 消瘿汤治疗甲状腺机能亢进 100 例 [J]. 陕西中医, 2008, 29 (3): 307-308.

[23] INGA SPATA R I, 刘公望. 甲状腺功能亢进的中医辨证施治 [J]. 天津中医药, 2006, 23 (3): 255-257.

[24] 崔花顺. 何金森教授针灸临床经验辑略 [J]. 上海针灸杂志, 2005, 24 (2): 1-2.

[25] 孙国胜, 张京峰. 孙六合教授针药并用治疗甲亢的经验 [J]. 中医药学刊, 2005, 32 (11): 1948.

[26] 朱丹, 董宁翔, 叶会香. 复方甲亢宁联合他巴唑治疗甲状腺功能亢进的疗效观察 [J]. 中国地方病防治杂志, 2010, 25 (1): 74-75.

[27] 张丹, 杨宏杰. 抗甲协定方联合西药治疗甲状腺机能亢进的临床研究 [J]. 辽宁中医杂志, 2009, 36 (7): 1168.

[28] 胡方林, 刘鹏, 罗长青, 等. 中药内外合治毒性弥漫性甲状腺肿临床观察 [J]. 中国中医药信息杂志, 2008, 15 (3): 62-63.

[29] 乐少燕, 陈日兰, 汤献忠, 等. 壮医针挑疗法治疗原发性甲状腺功能亢进症 66 例 [J]. 广西中医药, 2004, 27 (1): 29-30.

[30] 崔鹏. 常用软坚散结中药及复方碘含量的测定[J]. 中华中医药学刊, 2007, 25（7）: 1396-1398.

[31] 毕晓娟, 唐红. 含碘中药治疗甲状腺功能亢进症的研究进展[J]. 上海中医药大学学报, 2012, 26（5）: 109-111.

[32] 徐蓉娟. 临床应用含碘中药治疗甲状腺疾病的思考[J]. 上海中医药大学学报, 2009, 23（6）: 1-3.

发表于湖北中医杂志, 2013, 35（11）: 78-80.

于志强教授运用血府逐瘀汤之经验

刘岩 曹旭焱 于志强

血府逐瘀汤,出自清代大医家王清任所著《医林改错》一书,是王清任所创活血祛瘀诸方中应用最为广泛的一首。导师于志强教授临床擅用此方,对于此方的理解及运用均有独到之处,分享如下。

1 组方特点

王清任所创血府逐瘀汤作为治疗"血府血瘀证"之名方,具有行气活血、祛瘀止痛之功效。方中桃仁、赤芍、红花、川芎活血祛瘀,配以当归、生地黄活血养血,使瘀去而不伤血;柴胡、枳壳疏肝理气,使气行则血行;牛膝破瘀通经,引瘀血下行;桔梗入肺经,载药上行,使药力达于胸中血府;甘草缓急,通百脉而调和诸药。于教授认为,本方制方精妙之所在,主要在于药物的配伍:其一,桔梗配枳壳,出自《苏沈良方》之枳壳汤,二者相伍,升降气机,有"通肺利膈下气"之效,以加强"气为血帅"之功,使气行则血行;其二,柴胡配牛膝,清阳得升,瘀血得下,气血并调,升降得宜,使气和血顺,瘀血自去。本方名为"逐瘀",而血药中无一峻品,祛邪之中而扶正意存,体现了气血同治、升降协调、去瘀生新、上下兼顾的指导思想。

2 临证举隅

依据以上理论基础,多年来,于教授加减运用血府逐瘀汤治疗迁延不愈,久治不效,久病入络,瘀血内阻之胸痹、不寐、心悸等证,效验堪神。

2.1 胸痹心痛(冠心病)

患者王某,女,68岁,2013年2月14日初诊。主因间断胸闷胸痛10年余,加重2周就诊。患者10年前因情志不遂致胸闷憋气,偶发胸背痛,平素含服速效救心丸、硝酸甘油后症状可缓解,曾于某医院就诊,诊为冠心病、心绞痛。近2周来,患者胸闷胸痛再次发作,遂来就诊。刻下:胸闷憋气,心胸刺痛,入夜尤甚,烦郁太息,舌暗苔薄白,边有瘀斑,脉弦。心电图示:心肌缺血。血压130/85mmHg。中医诊断为胸痹心痛，证属气滞血瘀，心脉痹阻。治宜理气解郁，化瘀通痹，方用冠心煎Ⅰ号，处方：柴胡10g，当归10g，川芎10g，赤芍10g，生地黄10g，枳壳10g，桔梗10g，牛膝10g，水蛭10g，土鳖虫10g，蜈蚣2条。水煎服，每日1剂，分早晚2次服用，服药10剂后，症状大减，继服15剂，诸症皆除，后以此方水泛为丸，巩固疗效。

按语：冠心煎Ⅰ号主要是针对气滞血瘀以瘀为主的胸痹心痛证而设，其辨证要点有三：其一，病程较长；其二，典型瘀血证：心胸刺痛、固定不移、昼轻夜重；其三，舌质紫暗，有瘀斑或瘀点，脉象或弦或涩。本方组方是在血府逐瘀汤基础上，去原方中桃仁、红花，而酌加虫类药水蛭、蜈蚣、土鳖虫而成，旨在加强活血祛瘀之功。于教授指出：方中水蛭及土元如生用为末1g，装入小胶囊中，以汤水送服，疗效更佳。正如《医学衷中参西录》所言："水蛭味咸专入血分，于气分丝毫无损。且服后腹不觉疼，并不觉开破，而瘀血默消于无形""其味咸为水味，色黑为水色，气腐为水气，纯系水之精华生成，故最宜生用，甚忌火炙。"

2.2 不寐（顽固性失眠）

患者杨某，男，52岁，2013年3月19日初诊。主因顽固性失眠10余年就诊。患者严重失眠10余年，每晚服舒乐安定3片，睡眠3~4小时。间断服用中药，失眠改善亦不明显，经人介绍求诊于于教授。刻下：失眠多梦，胸闷憋气，善太息，心中懊恼，面色晦暗，舌暗有瘀点，苔薄黄，脉弦滑。中医诊断为不寐，证属肝郁血瘀夹火，魂神被扰不归。治宜清肝解郁，活血安魂，予化瘀还魂煎加减，处方：柴胡10g，当归10g，川芎10g，赤芍10g，生地黄10g，枳壳10g，桔梗10g，牛膝10g，桃仁10g，红花10g，合欢皮15g，栀子10g，淡豆豉10g，珍珠母30g（先煎），琥珀粉1.5g（冲服）。水煎服，每日1剂，分早晚两次服用。服上方7剂后复诊，睡眠情况有所改善，每晚能入寐5~6小时，舌暗，瘀点消失，脉弦滑，前方再服7剂，患者失眠明显改善，余诸症减轻。又服用上方7剂，巩固治疗。

按语：王清任言"夜不能睡，用安神养血药治之不效，此方若神"，"夜睡梦多，是瘀血，此方一两剂全愈，外无良方"。其理论依据源于《内经》，"病久入深，荣卫之行涩，经络时疏"、"邪客于皮毛，入舍于孙络，留而不去，闭塞不通，不得入于经，流溢于大络而生奇病也"；清代叶天士秉承其旨，进一步提出"久病入络"、"久痛入络"理论，言"经主气、络主血"，"初为气结在经、久则血伤入络"。

导师依据前人理论,结合多年临床经验,自拟化瘀还魂煎治疗久治不愈之顽固性失眠疗效显著。本方组方以血府逐瘀汤为基础,合用栀子豉汤,同时酌加合欢皮、珍珠母、琥珀等安神之品而成。方中以血府逐瘀汤行病久而入络之血瘀;栀子豉汤,《伤寒论》中论其可治"身热不去"、"虚烦不得眠"、"心中懊恼"等证,其中栀子味苦性寒,泄热除烦,降中有宣,香豉体轻气寒,升散调中,宣中有降,二药相合,共奏清热除烦之功;合欢皮疏肝解郁,养阴安神;珍珠母平肝潜阳,镇心安神;琥珀散瘀止血,镇惊安神。诸药合用,瘀血得除,火郁得清,神魂自安。

2.3 心悸怔忡(过早搏动)

患者李某,女,47岁,2012年12月20日初诊。主因间断性心悸、胸闷4年余,加重1周就诊。患者既往冠心病、心律失常病史4年,1周前因情绪激动后心悸加重。刻下:阵发心悸,时有胸闷,郁怒太息,嗳气频作,舌紫暗,苔白,脉结代而弦。心电图示:室上性期前收缩,ST-T段缺血样改变。中医诊断为心悸,证属肝气瘀滞,心脉痹阻。治以疏肝理气,活血定悸之法,方选抗早复脉Ⅰ号加减,处方:柴胡10g,当归10g,川芎10g,赤芍10g,生地黄10g,桔梗10g,枳壳10g,牛膝10g,桃仁10g,红花10g,甘松15g,旋覆花10g(单包),炙甘草10g,生龙齿30g(先煎)。水煎服,日1剂。服上方7剂后,心悸胸闷、太息嗳气等诸症减轻,前方去旋覆花,再服7剂,患者心悸症状明显改善,余诸症减轻。再服7剂加以巩固。

按语:抗早复脉Ⅰ号是于教授治疗过早搏动的经验方,主要针对因瘀致悸而设。于教授强调:临证应用此方所治之心悸,均具有病史较长、久治不愈、反复发作的特点,结合舌脉,舌紫暗有瘀斑,脉结代而弦,此方即可应用,且屡用屡效。方中以血府逐瘀汤活血祛瘀,行气解郁;加用生龙齿,味甘性凉,入肝心经,具镇惊定悸,安神除烦之功;甘松,理气解郁,醒脾胃,现代药理研究证明,本品中所含缬草酊具有较好的抗心律失常作用;患者嗳气明显,酌加旋覆花,以降胃气。诸药合用,使瘀血得祛,气郁得舒,心脉得安,悸动得除。正如王清任所言"心跳心悸,用归脾安神等而不效,用此方百发百中"。

参考文献

[1] 李白中. 关于柴胡药理研究的探讨[J]. 中药通报,1983,8(2):39.

[2] 王德山. 柴胡解热作用的研究进展[J]. 辽宁中医杂志,1984,8(2):38.

[3] 孙云, 朱燕. 柴胡古今应用概述 [J]. 山东中医学院学报, 1994, 18 (6): 421-423.

[4] 朱晟. 试述柴胡的应用 [J]. 实用中医药杂志, 2000, 16 (2): 43.

发表于光明中医, 2014, 29 (4): 696-697.

于志强教授运用逍遥散加减临床经验

刘长玉　周祺　杜武勋　冯利民

　　于志强教授临床运用逍遥散加减治疗内伤杂病及妇科疾病常获良效，现将其运用逍遥散的临床验案列举如下。

1　胃脘痛

　　初诊（2011/02/06）：张某，女，56岁，胃脘胀痛2周。患者2周前因情绪激动后出现胃脘胀痛，昼轻夜重。伴两胁作痛，善太息，恶心，纳呆，倦怠乏力，舌质黯红有瘀斑，苔薄白，脉弦细。中医诊断为胃脘痛，证属肝郁脾虚，肝气犯胃，瘀血内停。治宜疏肝解郁，健脾和胃，活血止痛。方选逍遥散加减。药物组成：柴胡10 g，当归15 g，白芍药15 g，薄荷3 g（后下），茯苓10 g，白术10 g，炙甘草10 g，煨生姜3片，五灵脂10 g，草果12 g，延胡索10 g，丹参30 g，檀香10 g，砂仁6 g。7剂，日1剂，水煎取汁300 mL，分早、晚2次温服。

　　二诊（2011/02/12）：胃脘、两胁胀痛减轻，纳食渐增，饭后时有胃胀，大便时溏，舌黯红有瘀斑，苔薄白，脉弦细。一诊方加鸡内金10 g，白术增至15 g，继服7剂。

　　三诊（2011/02/19）：诉诸痛减轻，腹胀好转，大便正常而停药。

　　按：胃脘痛是脾胃病的常见证候。胃为五脏六腑之大源，主受纳腐熟水谷，其气以和降为顺。素体脾虚，劳倦过度，内伤饮食，情志失调皆可损伤胃腑，使胃气失和，气机郁滞而胃脘作痛。于教授认为，本病系因患者平素情绪不畅，易于急躁，导致肝气郁结。而肝主疏泄，脾主运化，脾的运化有赖于肝疏泄功能的正常，肝郁可致脾虚，日久气滞血瘀，肝胃失和。故以逍遥散加减组方，以疏肝解郁养脾；且患者病久，气滞血瘀，故加延胡索行气活血止痛；五灵脂通利血脉，行血止痛；草果理气散寒；丹参饮（丹参、檀香、砂仁）活血通络止痛。诸药合用，共奏疏肝和胃、理气活血止痛之功，故痛可止。

2 吞酸

初诊（2011/01/10）：张某，男，62岁，吞酸5日。患者平素性情急躁，5日前出现吞酸，烧心，灼热，嘈杂，甚则呕吐酸水，口干，口苦，纳呆，大便干结，舌质红，苔薄黄，脉弦数。中医诊断为吞酸，证属肝郁化火犯胃。治宜清肝泻火，和胃降逆。方用逍遥散合左金丸加减。药物组成：柴胡10g，当归15g，白芍药15g，薄荷3g（后下），茯苓10g，白术10g，炙甘草10g，黄连12g，吴茱萸2g，海螵蛸12g，瓦楞子15g，牡丹皮10g，栀子10g。7剂，日1剂，水煎取汁300 mL，分早、晚2次温服。

二诊（2011/01/16）：诉服上方后吞酸、烧心等诸症减轻，大便调，偶有进食不慎诸症反复，舌质黯红有瘀斑，脉弦细，苔薄白。一诊方去栀子继服6剂。

三诊（2011/01/22）：诉无吞酸，大便正常。嘱患者饮食宜规律，进食易消化食物，近期忌食辛辣。

按：酸水由胃中上逆泛吐而出的病症称为吞酸，常与胃痛兼并或单独出现。多因肝火内郁，胃气不和而发，或脾胃虚寒，不能运化所致。本例患者性情急躁，易肝气郁结，肝郁日久化火，肝火内郁，胃气不和，终致吞酸。于教授治以逍遥散加味合左金丸加减。方中逍遥散合用左金丸（黄连、吴茱萸）疏肝泻火，和胃止痛；并予瓦楞子、海螵蛸制酸敛阴；牡丹皮、栀子清热泻火。诸药合用，清肝泻火，和胃降逆，相得益彰，故吞酸停。

3 脏躁

初诊（2010/12/12）：高某，女，48岁，多汗、心烦不得眠2个月。患者平素性情急躁，本次发病见多汗，心烦不得眠，善太息，舌红少苔，脉弦细。中医诊断为脏躁，证属肝郁血虚，阴虚内热。治宜疏肝理气，养血和营安神。方用逍遥散合甘麦大枣汤加减。药物组成：柴胡10g，当归15g，白芍药15g，茯神15g，薄荷3g（后下），炒酸枣仁50g，知母12g，首乌藤30g，制龟版15g（先煎），龙骨30g（先煎），浮小麦30 g，炙甘草10g，大枣7枚。14剂，日1剂，水煎取汁300 mL，分早、晚2次温服。

二诊（2010/12/26）：诉服用上方后汗出、心烦、失眠减轻，舌质红，苔薄黄，脉弦细。一诊方去制龟版，继服14剂。

三诊（2010/12/10）：诸症减轻，上方按比例配成丸药，继续服用。随访2个月未见复发。

按：于教授认为，该女子已近七七之年，肝失所养，精血不足，五志火动，上扰心神，故症状百出。病机为肝郁血虚，肝郁日久化火，火盛伤阴，火扰心神。以逍遥散合甘麦大枣汤加减组方，因白术性燥故去而不用。甘麦大枣汤（炙甘草、小麦、大枣）养心安神，补脾和中；炒酸枣仁、首乌藤养血补肝，宁心安神；茯神宁心安神；知母滋阴清热；龙骨镇惊安神，除烦热，治心悸、失眠；制龟版育阴潜阳，养血补心。诸药合用，疏肝理气，养血和营安神，故脏躁得除。

4 心悸

初诊（2010/11/15）：任某，男，74岁，间断心悸1个月。诉近1个月心悸时作，每于恼怒后加重，性情急躁，失眠多梦，偶伴胸闷、胸痛，时有汗出，口干口苦，纳食尚可，大便秘结，舌质黯红，苔薄黄少津，脉结代。中医诊断为心悸，证属肝火扰心。治宜疏肝解郁，养血清热，宁心定悸。方用丹栀逍遥散加味。药物组成：柴胡10g，当归15g，白芍药15g，牡丹皮10g，栀子15g，茯神15g，炙甘草10g，薄荷3g（后下），生姜3片，甘松10g，苦参15g，紫石英30g（先煎），生龙齿30g（先煎），炒酸枣仁30g。7剂，日1剂，水煎取汁300 mL，分早、晚2次温服。

二诊（2010/11/22）：服用上方后心悸、口干、口苦诸症减轻，仍见失眠多梦，大便2日一行，舌质黯红，苔薄黄，脉弦。一诊方去甘松，炒酸枣仁加至50g，加首乌藤30g、远志10g，继续服用7剂。

三诊（2010/11/29）：诸症减轻，心悸偶见，夜寐尚安，舌黯红，苔薄黄，脉弦细。继服上方7剂。

四诊（2010/12/06）：诸症减轻，上方按比例配成丸药，继续服用。

按：于教授认为，该患者平素性情急躁，肝气郁结，累及心子，心肝气机不利，故而心悸；肝失疏泄，气机郁结，不得条达，则情志抑郁；气郁日久化火，扰动心神，故而失眠多梦。故以丹栀逍遥散加味，去性燥之白术疏肝理气，清肝泻火；炒酸枣仁、首乌藤养血补肝，宁心安神；茯神宁心安神；生龙齿、紫石英镇惊安神，除烦热，治心悸、失眠；甘松理气止痛，醒脾健胃；苦参清热燥湿。诸药合用，使肝郁得疏，肝火得清，心悸、失眠自除。

5　体会

逍遥散是宋代《太平惠民和剂局方》中的名方，由柴胡、当归、白芍药、炒白术、茯苓、炙甘草、薄荷（后下）、煨生姜组成。其立法要旨是治疗肝郁、脾虚、血虚之证，为疏肝解郁、健脾养血、调和肝脾常用方，可使肝之气机升降复其常态，脏腑功能恢复常态。《知医必辨》言"《内经》治肝有三法，辛以散之，酸以敛之，甘以缓之。后人立方，合三法为一方，谓之逍遥散，用柴胡以辛散，用白芍以酸敛，用炙草以甘缓。因肝气必有肝火，又加丹皮、栀子，谓之加味逍遥散，再不应则束手无策矣"。

于教授认为，逍遥散立方寓"木郁达之，疏其气血，令其条达而致和平"及"见肝之病，知肝传脾，当先实脾"之意，故能广泛应用于临床，并常获良效。谓临证应用逍遥散不可缺薄荷，去之则不称逍遥散，因薄荷入肝经，少酌之可疏散透达肝经郁热，且当归、白芍药为君药，故二者量必大于他药。总之，于教授认为逍遥散作为肝郁证代表方剂，主治肝郁脾弱血虚证，广泛用于治疗内伤杂病及妇科疾病，须谨守病机，加减组方，异病同治，亦多获良效。

发表于河北中医，2014，36（1）：5-6.

于志强应用柴胡经验

刘岩　曹旭焱　于志强

秦汉时期，柴胡已广泛应用于临床。马王堆汉墓帛书《五十二病方》中，即有单味柴胡治头痛的记载。《神农本草经》将柴胡列为上品，并较早阐述了柴胡之功用，言其"主心腹肠胃结气，饮食积聚，寒热邪气，推陈致新，久服轻身明目益精"。汉代张仲景《伤寒论》论柴胡升发之性，以柴胡组方治疗伤寒发热、疟疾、黄疸，以及肝郁气滞所致痞积肿块等病证，创立小柴胡汤、大柴胡汤、四逆散等经典方剂。自此，柴胡以其和解少阳之功，得到历代医家广泛使用。

金元时期，柴胡的功用被进一步阐发。张元素在《医学启源》中论"柴胡，少阳、厥阴引经药也"。李东垣则独辟蹊径，以柴胡"能引清气而行阳道，又能引胃气上行，升腾而行春令者"之特性，创立补中益气汤等诸多补气升阳之名方，至今仍广为流传。

至明清时期，柴胡功用阐述日臻完备。李时珍编著《本草纲目》，收集整理历代医家的用药经验，谓柴胡"平肝胆、三焦、包络相火"，可用治头痛、眩晕、目昏、赤痛障翳、耳聋鸣、妇人热入血室等症。《本草经解》载"柴胡轻清，升达胆气，胆气条达……则肝能散精，而饮食积聚自下矣"。《本草正义》高度概括柴胡功用："柴胡主治，止有二层：一为邪实，则外邪之在半表半里者，引而出之，使还于表，而外邪自散；一为正虚，则清气之陷于阴分者，举而升之，使返其宅，而中气自振。此外则有肝络不疏之症……少入柴胡，以为佐使而作向导，奏效甚捷。"

于志强教授临床擅用柴胡治疗内科杂病，现将其应用柴胡经验总结如下。

1　柴胡用量

于志强教授根据柴胡古今论说，结合自身多年临床经验，总结出柴胡虽兼"和解退热、疏肝解郁、升阳举陷"等多种功效，但依其用量轻重不同，其配伍的药物不同，其发挥功用各不相同，临证应用有重剂、中剂、轻剂之分。

1.1　重剂柴胡，和解退热

柴胡长于疏散少阳半表半里之邪，治外感发热，邪在少阳，寒热往来者，常与黄芩相须为用，《本草纲目》称："柴胡行手足少阳，以黄芩为佐。"临床代表方：小柴胡汤、柴葛解肌汤之类。此类方剂总的目的是用于退热，宣解外邪，要达到这些目的，柴胡用量宜大。根据发热的轻重，病人体质的强弱，临床常用15~25g为宜。

1.2 中剂柴胡，疏肝解郁

东垣论柴胡"有散诸经血结气聚之功"，善条达肝气，调和肝脾，宣畅气血，常与白芍相须为用，意在"白芍之平肝，柴胡之开郁"。临床代表方：逍遥散、柴胡疏肝散之类。此类方剂均取柴胡疏肝解郁之功以达到治疗之目的，柴胡宜取中量，一般用量为8~12g。如用量过大，则肝气疏泄太过，反劫肝阴，于病者不利。

1.3 轻剂柴胡，升举阳气

柴胡具升举阳气之功，常与升麻相须为用，《本草经解》云："柴胡同升麻、葛根等，能升阳散火。"《本草纲目》亦云："升麻同柴胡，引生发之气上行。"对于柴胡升阳之功，于教授还着重强调，必须与大剂量的芪参术（三君药）同用其效方能彰显。临床代表方：补中益气汤、完带汤之类，凡气虚下陷、清浊不分，以致泄泻、脱肛、遗尿、崩漏、带下、胃下垂等病症皆可应用。此类方剂中所用柴胡并非主药，而用为佐使，此时柴胡的用量宜轻，一般用3~5g即可。从中药理论来说，是药少质轻有利于升浮之故。若用量过大，反伤阳气，减弱主药功效，影响益气升阳之效果。

2 验案举隅

验案1 于某，女，24岁，2013年2月就诊。主诉：恶寒发热4日。患者4日前感寒后，出现恶寒发热症状，最高体温39℃。就诊时见：寒热往来，咽干咽痛，无汗身痛，关节疼痛，纳呆呕恶，舌红苔白，脉弦数。脉症合参，证属邪在少阳，故拟小柴胡汤加减治之。方药如下：柴胡24g，黄芩10g，半夏10g，甘草10g，党参10g，大青叶20g，金银花20g，荆芥穗6g，生姜3片，大枣5枚。3剂，水煎服。患者服2剂后，热退身轻，诸症皆除，停服。

方义：本方重用柴胡24g，配伍黄芩为君，和解退热；党参、甘草、大枣，益气健脾，其一助柴芩发散透解，其二防病传变，其中党参用量仅10g，有防其闭门留寇之意；半夏、生姜，相杀为用，降逆止呕；再加大青叶、金银花、荆芥穗，加强疏风清热之力。诸药合用，和解退热之效神验。

验案2 王某，男，50岁，2013年1月就诊。主诉：上腹坠胀不适1年余。患者形体瘦长，平素饮食不节，饥饱无常，一年前出现腹胀有下坠感症状，于某医院就诊，诊为胃下垂。就诊时见：上腹坠胀，甚则疼痛，食欲不振，食后呕恶，平卧减轻；乏力懒言，大便时溏，舌淡苔白滑，脉弱。脉症合参，证属脾胃气虚，中气下陷证，治以益气健脾，升提阳气。方用补中益气汤加减。方药如下：黄芪30g，党参30g，白术20g，升麻6g，柴胡5g，陈皮10g，鸡内金10g，枳壳30g，当归10g，炙甘草10g。服药5剂后，症状大减，巩固治疗1个月，症状好转停药。

方义：本方轻用柴胡5g，配伍黄芪补中益气、升阳固表为君；人参、白术、甘草甘温益气，补益脾胃为臣；陈皮调理气机，当归补血和营为佐；轻剂升麻、柴胡协同参、芪升举清阳为使；加用枳壳30g，与柴胡一升一降，脾气得升，胃气得降，各安职守。综合全方，一则补气健脾，使后天生化有源，脾胃气虚诸证自可痊愈；一则升提中气，恢复中焦升降之功能，使下脱、下垂之证自复其位。

综上，于教授临床应用柴胡灵活多变，辨证论治，辨病分析，斟酌权衡，巧妙配伍，才能使柴胡达到最大的疗效。

发表于河南中医，2014，34（9）：1670-1671.

图书在版编目（CIP）数据

于志强临证经验辑录/杜武勋主编. -- 北京：华夏出版社，2018.5
（全国名老中医传承系列丛书）
ISBN 978-7-5080-8839-6

Ⅰ. ①于⋯ Ⅱ. ①杜⋯ Ⅲ. ①中医学－临床医学－经验－中国－现代 Ⅳ. ①R249.7

中国版本图书馆 CIP 数据核字（2016）第 124762 号

于志强临证经验辑录

主　　编	杜武勋
责任编辑	梁学超　杨　帅
出版发行	华夏出版社
经　　销	新华书店
印　　刷	三河市万龙印装有限公司
装　　订	三河市万龙印装有限公司
版　　次	2018 年 5 月北京第 1 版 2018 年 5 月北京第 1 次印刷
开　　本	787×1092　1/16 开
印　　张	15.5
插　　页	2
字　　数	266 千字
定　　价	69.00 元

华夏出版社　地址：北京市东直门外香河园北里 4 号　邮编：100028
网址：www.hxph.com.cn　电话：（010）64663331（转）
若发现本版图书有印装质量问题，请与我社营销中心联系调换。